当代育儿读物第一品牌 0~5个月（随身装）

[定本]育儿百科 上

[日] 松田道雄/著 王少丽/主译

成焕吉 曹锦丹 张新东 王小英 郭 华 陈 灵/译

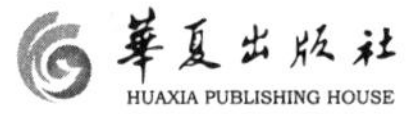

華夏出版社
HUAXIA PUBLISHING HOUSE

图书在版编目(CIP)数据

定本·育儿百科.(随身装)上/(日)松田道雄著;王少丽译.
-北京:华夏出版社,2011.1
ISBN 978-7-5080-5895-5

Ⅰ.①定… Ⅱ.①松… ②王… Ⅲ.①围产期-妇幼保健
②围产期-妇幼保健 Ⅳ.①R715.3 ②R174

中国版本图书馆 CIP 数据核字(2010)第158560号

华夏出版社出版发行
(北京东直门外香河园北里4号 邮编:100028)
新华书店经销
北京建筑工业印刷厂南厂印刷
三河市李旗庄少明装订厂装订
880×1230 1/64开本 8.25印张 233千字 插页1
2011年1月北京第1版 2011年1月北京第1次印刷
定价:18.00元

听听读者怎么说——摘自网友评论

非常实用的一本好书　2008－09－01 22:47:24

losangleslakeman 为此商品评分：★★★★★

第一次做父亲，好多知识还没准备好。有了这样一本好书，可以当作字典来查，育儿真的能变得很简单。该书作者堪称此道专家，而且能把婴儿在各个阶段要出现的问题都详细地罗列出来，总有一个答案能回答新生婴儿父母的问题。我要做的很简单，有不明白的就去翻书，总会找到满意的答案。原来育儿并不是什么难事啊！

我已经把该书推荐给我的好多朋友，相信他们也会有和我一样的感受。

很好的一本书　2008－01－30 10:14:44

董津 为此商品评分：★★★★★

自己买过一本，很有指导性。幼儿急疹和肠套叠我的宝宝都发生了，幸好看了书有所准备，没有因为幼儿急疹高烧不退去医院,因为书上说3天后高烧自己会退;发生肠套叠也没有耽搁,及时到医院做了空气灌肠手术,宝宝少受了很多罪!推荐准妈妈们购买!后来又买了一本送给同事!觉得是一本很好的书!

书评　2008－09－25 08:27:26

沐凡 为此商品评分:★★★★★

书是太太刚刚怀孕的时候买的,现在我儿子都快9个月了!呵呵～～

书中内容写得很好,方方面面都有涉及,我太太也是一直在看,有的章节还看了好几遍!因为太太住在娘家的原因,我一周只能去看他们一次,所以我对此书看得时间比较少,不过儿子刚刚出生那一段看得比较多!也从中理解了好多关于婴儿的事情,很感谢这本书!

给准备生育或者已生小宝宝的朋友们推荐这本书!

绝对向新爸爸妈妈推荐　2008－06－27 09:45:48

lillian 为此商品评分:★★★★★

作者是日本人,育儿观念同中国人挺接近,参考性非常强，实用性非常大；该书内容的最大特点就是详细。基本上每个月新父母可能面临的问题都有描述；宝宝每个月的成长里程碑都有清晰的说明；对新父母绝对可以起到相当大的宽慰作用。

值得推荐的育儿书 2009－05－28 13:45:45

2cities 为此商品评分：★★★★★

这本书，最打动我的是作者在字里行间对孩子的爱。怎么带好孩子，之前我可以说一点头绪都没有，无知到什么程度呢？就是连担心也没有，总觉得孩子来了，是自然而然的事情。其实，当真的有一个孩子，小小的，只会哭泣，出现在面前，而且每时每刻都需要你，这个时候才发现，育儿学问，是多少都不够的呀！

作者提倡尊重孩子的个性，有些看来可能是毛病的现象，其实只是孩子的个性而已，大可不必紧张，而且应该得到尊重。作者还大力提倡对孩子的锻炼，空气浴、室外锻炼等等，一再在各个阶段强调，让我印象深刻。

最让我感动的是关于母乳喂养这部分的介绍。作者提倡母乳喂养，这个可能不用我多说了，现在资讯发达，而且都在大力提倡母乳喂养。但是遇到问题如何解决,以及大家在这些问题面前如何处理好自己的情绪,让家庭更和谐,书里都有涉及。那时由于家里人怕小孩吃不饱,我又坚持要母乳喂养,所以摩擦很大,不好意思说一句,哭都哭了好几场。看了书以后,心里总算释然了,否则还会继续钻在死胡同里出不来。

这本书我已经推荐给身边好几个好友,虽然有人嫌作者啰嗦,但是我更看重此书历时三十年,几经修订,不断进步。作者已经仙逝了,在此还是要感谢他,他对孩子的爱真让我很感动。

非常喜欢的一本书　2010-01-07 14:57:12

sky_fpga 为此商品评分:★★★★★

我相信大家都有遇到宝宝突然异常情况的时候,一般第一次经历的人都会心急如焚;请仔细阅读这本书的异常情况,我相信你看到后会发现很多问题很容易解决!

每位家长都应拜读的育儿书　2007-02-27 10:20:47

michellech99 为此商品评分:★★★★★

我强力推荐将为父母的家长购买此书。它像一本育儿词典一样实用而可靠。我就是每天查阅着这本书走过初为人母的几个月。现在也是一有问题就要查这本书。作者是一位绝对令人尊敬的老人。他已逝去,因此我经常觉得失去这样一位从内心为孩子着想,不断钻研业务,又有如此丰富的临床经验的老人是非常遗憾的事情。如果你还是一位待产的母亲,买这本书就足够了。我待产的时候买了好几本育儿书,只有这本是最贴心实用的,最适合我们亚洲宝宝。我在几个国家生活过,决不盲目崇拜哪个国家的育儿理论。但我彻底被这本书和它的作者松田老先生征服。我是一个母亲,我希望其他的母亲也能像我一样幸运,能拥有这本好书。

很实用　2009－12－15 20:49:15

blossomears 为此商品评分:★★★★★

周围凡有朋友怀孕,我都送一本,当字典翻啊,尤其现在医院动不动都挂针,真要好好学习松田道雄的精神,有些病可以在家痊愈的,不要把孩子送到医院受罪。

精典实用　2009－10－09 08:36:58

shilig1210 为此商品评分:★★★★★

早年买过一本,成功养育了自己的宝宝,感觉特别实用。那本书后来传了7家,养育了8个宝宝。再后来有了网购,每当有亲友怀孕,就送她一本,也算为国家的优生优育作点贡献,呵呵!

这本书对于刚成为妈妈的人们有很大帮助 2009－10－09 13:42:54

YANG 为此商品评分:★★★★★

初为人母,发生在孩子身上的一切都是值得我们关注的问题。这本书在我坐月子时对我的帮助非常大,简直到了不用求医、查书便知的地步。内容面面俱到,非常详细。希望我们中国人也能编写出类似于这本书的如此详细的内容。

经典之作　2009－10－12 17:00:54

maryzhang_365 为此商品评分:★★★★★

几年前朋友给我送了这本书,给了我莫大的帮助。虽然小女现在长大了,但这本书却一直是我手边常备的——送同事、送同学、送朋友,也寄给在国外生活的同学。每一本书都给手忙脚乱、初为父母的人带去帮助,这总让我十分欣慰!

育儿圣经！ 2009-11-10 20:43:06

rollyu 为此商品评分：★★★★★

这是一本育儿圣经，解除了初为人母的我太多的思想压力。每个孩子都是有个性的，都是不同的，很多看似不正常的情况，看过书就知道，只要孩子精神好，吃得香，其实都没有关系。作者的去世是全人类的重大损失！

相当不错的书 2009-11-24 16:29:54

sysfzy 为此商品评分：★★★★★

非常好的一本书，我是在宝宝两个多月的时候买的，唉，有点后悔买晚了。

太专业了！ 2009-12-03 09:09:59

winnie5144 为此商品评分：★★★★★

真不愧是专家！评价来源于生活来源于积累和专业的解决方式～

儿子出生前我就买了此书！尽管市面上有N多的育儿书，我发现很多不同的说法，但是每次出现“状况”的时候，还是这本书帮了我！！

LG开玩笑地说：儿子晚上大哭，她不去抱儿子，去书房翻书……

～～～～哈哈已经买了无数本,给自己,然后给朋友。

挺管用　2009－09－10 19:30:35

qianer519 为此商品评分:★★★★★

很好,质量不错。

作为新手妈妈这书给我吃了不少定心丸,很多不明白的让人担心的情况书上基本都有解释。

非常实用的一本育儿指导书　2009－09－17 15:16:23

caihongfang258 为此商品评分:★★★★★

我是在宝宝出生前一个月买的这本书,看过之后,对于将要出生的宝宝和面临的情况有了大致的了解,少了很多心理上的负担。育儿的各个阶段该书都有详尽的介绍,非常实用。感觉应该把该书先通读一遍,有个大致的印象,然后跟着孩子成长的脚步精读各个阶段的内容,比较好一点。或者保持一个适当的提前量也可以,因为孩子在实际中可能会遇到在书上是下一个阶段的问题。

负责任地推荐一下　2009－07－07 16:00:58

xiaoxiaoyatou 为此商品评分：★★★★★

一直等到现在才来推荐，是因为宝宝现在 9 个月了，在这本书中受益良多，不来说几句，觉得很对不起这本书似的……呵呵。

宝宝刚生下来的时候，没怎么仔细读，遇到的问题也有限，多是由婆婆的经验来处理问题。宝宝慢慢大一点之后，才正儿八经地去读这本书，并且从中比较借鉴，慢慢发现了其中的好。

小区里的其他宝宝动不动就被妈妈带着往医院跑的时候，我就能想起日本的这位育儿大师的好来。他告诉我们要做一个相信自己、相信宝宝的妈妈，我庆幸我已经开始努力在做。

向新手妈妈推荐这本书，相信大家都能建立和宝宝之间的真诚信任，做一个有自信，有主张的好妈妈。

本书的读法

1. 不用1次把全部内容都读完。孩子1个月时，读1个月龄的部分，孩子1岁时，读1岁的部分。

2. 通过读"这个月龄的婴儿"、"这个年龄的孩子"等内容，能事先了解孩子这个时期成长的梗概、个性的表现方法。

3. 在"喂养方法"、"环境"栏中，与您孩子的月龄、年龄相关的内容要全部读。为了补充家庭教育，要认真阅读"集体保育"一栏。

4. 如果孩子有什么异常情况发生，请先读与孩子月龄、年龄相符合的"异常情况"栏。很多时候在母亲看来是"异常"，可对孩子来说往往是个性的表现。在"异常情况"中找不到的内容，到"孩子的疾病"部分查阅。

5. 在"孩子的疾病"部分，除"麻疹"、"水痘"、"腮腺炎"、"风疹"等传染病以外，还收载了一些不常见的疾病。另外，根据本书的结构，把常发生在小学生中的“头痛”、“肥胖症”也列入了“孩子的疾病”部分。

6.“孩子的疾病”部分,要在请医生看过、孩子的病名定下来之后读。因为医生很忙,不能在诊室里与母亲详细谈病情,为了补充这一点,写了这部分。本部分是以请医生看病为前提,故省略了药量、手术方法等内容,但是记载了有关怎样发现疾病的内容。当应用错误的方法作出错误的病名诊断时,要从开始予以纠正。此外还谈到了患重病时是住院治疗,还是在家里治疗的问题。在疾病的治疗上,着重写了医生的意见分歧,这是为了当请了两位以上的医生诊治,意见有分歧时也不必不安。本书也尽量涉及到了遗传问题,供生下一个孩子时参考。

7. 保育园和幼儿园的保育工作者,根据自己所保育的孩子年龄,读了适合这些孩子的“这个月的婴儿”、“这个年龄的孩子”的内容后,再读一下“集体保育”栏,然后再读“喂养方法”和“环境”栏,最后不要忘记读“防止事故”栏。

8. 在保育园、幼儿园里孩子发生了异常情况时,可以在符合这个孩子年龄的“异常情况”栏中寻找到答案,不要一开始就去查阅“孩子的疾病”部分。保育园的保育人员必须读“猝死”这一节。

9. 保健人员在进行育儿指导前，应先阅读符合这个孩子年龄段的“这个月的孩子”、“喂养方法”，以掌握孩子的个性。

10. 无论是母亲还是保育人员，都要事先记住“181 肠套叠”、“226 幼儿急疹”、“280 秋季腹泻”等疾病的内容。

目　录

婴儿诞生之前

出生到生后 1 周

1 周到半个月

◎ 这周的婴儿

◎ 喂养方法

半个月到 1 个月

2 个月到 3 个月

◎ 这个月的婴儿

◎ 喂养方法

4 个月到 5 个月

◎ 集体保育

中卷目录

5 个月到 6 个月

6个月到7个月

7个月到8个月

8个月到9个月

9 个月到 10 个月

10 个月到 11 个月

11 个月到满 1 周岁

1岁到1岁半

下卷目录

1 岁半到 2 岁

2岁到3岁

3岁到4岁

4岁到5岁

5 岁到 6 岁

婴儿诞生之前

1. 能当好妈妈吗？

结了婚就应该当妈妈。因工作或经济等原因，有时也要将做妈妈的时间推迟，但最好选择在30岁之前生育。30岁之后生育的孩子先天愚型的发生率高。另外，抚养孩子也需要体力，所以生育比较适合于20～30岁女性。

有的人因缺乏养育孩子的自信心而放弃生育。这是一种错误的观念。世界上没有一个人，在孩子出生前就对养育孩子有信心，就像没下过水的人，不可能对游泳有信心一样。有关育儿的知识，并不需要全面地掌握。育儿过程中所出现的问题与小儿的月龄有关，有一定的规律性。

个月以内婴儿的母亲只需知道1个月以内婴儿的相关知识就足够了。到了4个月,把发生于1个月以内新生儿的疾病的知识全忘了也没关系。

有人认为自己尚未成熟,不具备养育婴儿的资格。这种观点也不敢苟同。人不能完全成熟,等达到了接近成熟时,也就不能养育孩子了。但是,做父母养育孩子,是人生走向成熟的一个机会。从孩子的角度来说,过于自信的父母并不是好的父母,只有与孩子一起探求人生,与孩子一起共同成长的父母才是好的父母。

也可能存在因患病而不想当父母的人。但目前医学发展日新月异,与过去的观点不同,并不只是完全健康的人才能做母亲。慢性肾炎患者,如尿中只有蛋白,大部分都可以正常生产(见14 有病妇女的妊娠)。糖尿病也是过去认为不宜生产的疾病之一,现在认为只要能使血糖保持正常,母子即可安然无恙。患有遗传性疾病或家族中有类似疾病的人,也可能对是否做母亲犹豫不决,但不必过于悲观,尽管有病,只要不拖累他人,能正常地生活,比起“无”来,“生”的选择应是优先考虑的。摆脱疾病的困扰,享受做母亲的快乐,可以丰富人生。

有的人想做母亲,但有时却难以怀孕。医学上将婚后2年而不能怀孕的情况,称为不孕症。想要孩子,但过了1年还没有怀孕迹象时,应考虑上医院就诊。不孕的原因不只是与女方有关,所以,如就诊时,应夫妇同时进行。尽管原因在男方的还没达到一半的程度,但也为数不少。

很多情况女方不孕的原因查不出来,这时应注意检查双方性生活是否顺利,排卵及黄体功能是否正常,输卵管是否通畅,宫颈黏液是否阻碍精子的通过及激素是否平衡等。以上均无异常而不怀孕者,应考虑男方存在异常,或存在精神方面的原因。由于不能怀孕而收养孩子后不久便怀孕的病例并不罕见。

应避免未经仔细检查,而盲目使用促排卵药的做法。促排卵剂有时可引起多胎的发生。

男性不孕症的原因,多与精子的功能不良或精子的数目过少有关。此时可进行治疗,以使精子的数目增加,再进行人工授精。性无能大部分与精神因素有关,女方如能宽容体贴,早晚能治愈。但必须要考虑的问题是,经仔细检查,证实一方的确存在问题,这对家庭生活未必有利。想要孩子的愿望越强,有缺陷的一方精神负担就越重。为保守秘密,也需做很多的事情。如不清楚原因在哪一方身上,将此作为共同的命运,两人可以不拘泥于孩子的事情,而一起探索人生之路。

2. 常发生的失误

已婚女性如果发现身体状态与以前不同,首先应考虑到是否怀孕了。因半个月左右前来过月经,就认为没有怀孕,是一种错误的观点。有时在停经前即可出现妊娠反应。

因胃痛到内科就诊,拍了好几张胃部 X 线片,或接受了 X 线透视,过了 4 周还不来月经,才知道是怀孕,这样的例子不计其数。对胎儿来说,除非无法用其他检查方法替代,是不能与 X 线接触的,这是世人皆知的医学常识。这是因为妊娠早期接触 X 线可引起胎儿畸形,婴儿出生以后,还有可能发生白血病或其他恶性肿瘤。接受多大剂量的 X 线可能引起胎儿畸形或后天获得性恶性肿瘤,这一点只限于动物实验。对于人类来说,所有的结论均为推测。胎儿拍1次X线片所接受的剂量,随拍片的条件不同而有差异。即使做了200次胸部拍片,胎内所受到的线量与在自然条件下所接触到的宇宙射线的放射能相差无几,所以不必担心。

受X线损伤的程度与胎儿的月龄有关。如过了15周,则不发生损伤。2~8周是危险时期,但接受的量达到多少时需做人工流产,说法不一,需医生来判断。

需要避免的不仅仅是X线检查。上市出售的新药所注明的致畸性(服用后引起胎儿畸形的不良反应)的有无,也只限于动物试验。对人类是否有致畸性,需经多年应用,在全国各地查看畸形儿与药物的销售量是否成比例增多,否则无从知晓。尽管人们不太喜欢使用新药,但因医生认为新药保险系数高,且药商热心推荐,所以使用新药的机会很多。正因为如此,确定自己已经怀孕的人,应少去医院。

从月经开始那天到其后第14天这段时间可以肯定地说自己没有怀孕,但此后已婚妇女为安全起见,最好不要肯定自己没有怀孕。

3. 什么样的药有危险

很早以前人们就知道强力泻药可导致流产。怀孕时经常出现便秘,但决不能随意使用在此之前从未用过的泻药。

反应停曾在社会上轰动一时,现该药已经停止出售。对孕妇以外的病人安全的药物,使用说明书上应注明“孕妇慎用”,在诊所中使用。如不仔细阅读说明书,或没有确认月经的日期,这类药物就会在有怀孕可能的妇女的处方中出现。病人拿到处方后如果到药店买药,有经验的药剂师也许能够检查出来。但有时医生并不把处方交给病人,也不把药名告诉病人,所以,病人并不知道拿的是什么药。因此,为安全起见,病人应详细了解治疗的相关内容。为达到这个目的,医生应将药物的名称告诉病人。患了感冒,出现了咽痛、鼻塞、咳嗽,确定为上感时,最好不去医院就诊。因为对感冒病毒来说,尚无特效药物,另外也不知道医生会给你用什么药。怀孕时最好不要使用阿司匹林。临分娩前服用该药,出生的小儿容易发生出血。

为预防感冒发展成为肺炎,防止发生化脓感染,而常常会使用一些抗生素类药物,因四环素族类药物可使孩子出生后牙齿变黄,所以应避免使用。某些抗组胺类药物在说明书中标有孕妇不宜使用的字样,所以为保险起见,最好不要服用从药店购买的感冒药。

具有致畸可能性的药物中,反应停、卵泡合成激素、抗癌药中的有丝分裂拮抗剂等已为人们所熟悉。反应停现已被停止生产,使用抗癌药的妇女可能不会怀孕(也有报道白血病父亲使用抗癌药后,母亲怀孕生出了正常的婴儿)。卵泡合成激素常被用于预防流产,现已证实无效,一般已不使用。但目前还有的国家仍存在使用该药的现象,据报道此药可引起婴儿性器官畸形。

到目前为止,尚未发明对防止流产确实有效的药物。在出现了要流产的征兆时,如医生让服用卵泡合成激素,应坚决予以拒绝。

可能引起胎儿畸形的药物还有抗惊厥药(常用于癫痫患者)、华法林(常用于心脏瓣膜置换术后的病人)、乙醇、用于躁狂症的锂盐、手术室内应用的挥发性麻醉药等。应用抗惊厥药可引起唇裂(兔唇)及先天性心脏病,华法林可导致鼻骨畸形。乙醇可引起发育迟缓、小头畸形、先天性心脏病、关节畸形等。

手术室内麻醉药发生危险的对象主要是作为手术室工作人员的女医生和女护士,与在那里做手术的患者关系不大。

近来逐渐明确乙醇的量与畸形发生率的关系。每天的饮酒量按纯乙醇计算,如超过60克,则5人中会有1人导致畸形儿,25~60克时10人中有1人,25克以下时也不一定绝对安全。在怀孕的不同时期饮酒所产生的影响也不相同,越接近怀孕时影响越大。每晚必喝1瓶啤酒或1杯白酒才能得到满足的人,应避孕,或只在月经开始后10天内喝酒为好。

除此之外,可能引起畸形的药物有麦角二乙胺(为产生幻觉而服用)、黄体酮类的合成剂(也含在避孕药中)及叶酸拮抗剂(氨甲蝶呤)。

4. 遗传性疾病

众所周知代谢性疾病（如 639 苯丙酮尿症）、血液病（如 558 血友病）、肌肉疾病（如 554 肌萎缩症）等是可以遗传的。

夫妇双方没有上述疾病，但某一方父母的兄弟姐妹患有类似疾病时，也会担心自己的孩子是否会得这类病，产生悲观情绪，而从一开始就决定不要孩子，这是不正确的。决定是否要孩子前应进行遗传咨询。如果相关疾病的诊断尚不明确，则无法考虑。收集病人的详细资料，并绘制家族系谱，调查有无患该病的成员。应尽可能追溯 2 代至 3 代以前的家族史，并带着病历和家谱前去咨询。

女性为致病基因携带者（外表健康，但在其染色体中含有致病基因），而疾病在下一代中出现者并不少见。即使母亲是致病基因携带者，其女儿并非一定是致病基因携带者，血友病、杜兴型肌营养不良、苯丙酮尿症、半乳糖血症等病致病基因携带者已能检测。如不是携带者，则无需担心遗传性疾病出现的问题。

此外,夫妇双方均正常,但生的孩子带有畸形,那么下一个孩子也仍有可能带有畸形。这种情况畸形出现的机率有的已经明确,如脊椎裂为6%,唇裂为4%,腭裂为3%,髋关节脱位为14%。也可采用羊水诊断法检查胎儿的细胞。但这在妊娠16周前是不可能的,而5个月时做人工流产是很危险的,那么能否早期做出诊断呢?取胎盘胎儿的绒毛,应用绒毛诊断法,在妊娠9~11周即可进行。但这两种方法均可损伤胎盘,有引起流产的危险,所以有人发明了检查透过胎盘进入母体中的胎儿红细胞来进行诊断的方法。

导致疾病的基因如存在于特定染色体的一个位点上,可采集胎儿的血液或肝细胞,应用分子生物学技术,进行DNA分析来诊断。通过胎儿诊断可明确的疾病有先天愚型、脊椎裂、苯丙酮酸尿症、血友病、胎儿成红细胞增多症及感染性疾病(风疹、单纯疱疹、巨细胞病毒感染)等。

要不要把带有残疾的孩子生出来,应由承担抚养孩子、兄弟姐妹们的未来及家庭生存责任的父母来决定,无责任或能力的第三者不应干预。

5. 蜜月膀胱炎

结婚后,新郎新娘外出新婚旅行已成为现代的一种时尚。旅行回来时,不少新娘患上膀胱炎,所以有了蜜月膀胱炎这个病名,表现为总有尿意,可又排不出多少尿,有时还伴有尿痛。一般不发热,但下腹部多有不适。这是由大肠杆菌等从外部侵入膀胱所致。如用药治疗可在数天内治愈,但最好是采取预防措施。

与局部接触的物品应清洁。性生活后要马上将膀胱排空。擦局部的纸必须干净。也可准备一些痔疮病人擦拭局部用的消毒棉之类的用品。旅行中应注意按时排尿,不要让尿在膀胱中长时间滞留。另外,大量饮水也有益处。

如去泌尿科就诊,喜欢搞科研的医生或喜欢照相的医生,可能让做尿路造影、X 线拍片,应予拒绝。如做 2 次肾盂拍片,很容易就会超过安全量。

6. 妊娠前保健

应进一步加强妊娠前保健。健康妇女结婚后上医院的目的之一常是检查一下有没有怀孕。确定怀孕后,产科医生给来诊者化验血、尿,此时有的可查出异常。但难于确定这种异常是最近发生的,还是以前就有的。

从血中测到风疹病毒抗体,但不知道此抗体是新近感染后产生的,还是小时候感染后就有的。去产科就诊时大多在妊娠 3～7 周(2 个月)间。如果是在妊娠之后感染上风疹的话,可能已经对胎儿产生了影响。如果在怀孕前已经有了风疹抗体,对胎儿则毫无影响。这是因为有免疫力的母亲不会再次被风疹病毒感染。知道怀孕了才去做检查已为时过晚。所以,决定结婚了,就应该提前在内科将在产科对孕妇所要做的检查做了,把怀孕前的资料收集备好。如查出疾病,事先要把能治好的病医好。

小时候没得过风疹或水痘的妇女,如果知道在怀孕期间患这些病能引起胎儿畸形时,则会产生接种疫苗以预防感染的想法。生身母亲说的小时候没得过风疹或水痘，有时也不准确。这是因为即使感染了风疹或水痘病毒，某些病例也可不出现临床症状。

接种疫苗前应先化验血液，查看有无风疹或水痘病毒抗体。接种疫苗前1个月到接种后2个月期间，应采取避孕措施。

弓形虫抗体在怀孕前检查阳性，说明已经有了免疫力；怀孕的同时才发现者，是否在怀孕后不久感染的无从得知。弓形体在第1次感染时可引起畸形，如为孕前感染则没有影响。在怀孕同时发现抗体阳性时，应在1～2周后做第2次检查，抗体效价呈4倍以上升高，可确定为新近感染，应做人工流产。怀孕前检查弓形虫抗体如呈阴性，应避免接触猫（特别是猫仔）。

另外，最好提前检查乙型肝炎病毒抗原、梅毒反应（注意假阳性率为20%～40%，见624 梅毒）、麻疹病毒抗体的效价。乙型肝炎病毒抗原（HBsAg）阳性时，应做进一步检查。由于这种情况并不容易恢复，可能有的医生主张正常怀孕，只是在分娩时应用抗乙肝免疫球蛋白和灭活的乙肝疫苗,以防止新生婴儿被感染。

妊娠前,应检查治疗疾病(癫痫、高血压病)所使用的药物,治疗所查出的疾病(高血压病、贫血),调整营养失衡,忌烟、酒等。有的国家实行新婚夫妻一起到产科进行孕前检查。最重要的是婚前患有糖尿病、使用胰岛素的病人,应在结婚之前严格控制血糖。怀孕后使血糖保持在正常范围为时已晚,必须将血糖水平控制在良好的状态下怀孕。

初产妇会产生各种各样的不安。为解除这种不安,可采用许多方法(原苏联式无痛分娩、拉马士法)来告诉产妇"生小孩并不可怕"。这是一种精神疗法,不安解除后,可使分娩必需以外的肌肉放松。当然不按上述方法进行,也不一定出现难产。

7. 何时就诊

观察胎儿发育情况及确定治疗方法时,应以胎龄为基准。在产科将最后1次月经开始的那天定为胎龄第1天,以周计算。在宫内的天数大多为 280 天,所以满 40 周时出生。预产期计算为正常最后 1 次月经日加 10,月份数减 3。如孕妇最后 1 次月经开始的日期是 8 月 2 日,她的预产期就为来年的 5 月 12 日。旧式的计算方法将停经的那个月定为第 1 个月,因满 280 天时降生,所以第 10 个月小孩出生。

怀孕后绒毛膜促性腺激素水平升高,这在排卵后 8 ~9 天可得到证实,但产科一般在排卵后 4 ~5 周(第 2 次月经应来之时)才能准确测得该激素。

通常月经比较规律,每 28 天来 1 次,但过了 2 周仍不见月经来潮,则应去医院就诊。月经周期不规律者,如超过最长周期的天数后仍不见月经来潮,也有怀孕的可能。因为妊娠周数及预产期的计算都以月经开始的日子为起点,所以有可能怀孕的人应将每月来月经的日期记好。

结婚前服用避孕药而婚后停用者,应知道中断避孕药时可出现停经现象。由于这种情况是可以自愈的,所以不必担心。

有时在产科尚不能确定怀孕,而先出现妊娠反应表现者并不少见(见 10 妊娠反应)。但也有根本感觉不到妊娠的人。这样的人如两次不来月经,则必须到医院检查。

有时也有怀孕后仍来月经的情况。这时如有妊娠反应的表现,就应到医院就诊。另外,如果出现乳头周围变黑、乳房发胀或出现尿频,则怀孕的可能性较大。市面上销售的诊断试剂能更早、更确切地诊断怀孕。

一直坚持早晨在床上测基础体温的人,过了2周的高体温期后,仍不转为低体温期,就应考虑是否怀孕了。

如想像力过强,认定自已怀孕了,也可能出现停经现象。此时比起想要孩子的心情,考虑怀了孕会很麻烦的心情可能更多一些。

去哪里就医呢?现在绝大多数已经不在家里生孩子,所以,去将来要住院生孩子的医院检查已是常识性的知识了。入院后采用标准护理,如无人伺候单独一人时,最好选择离家近一点的地方为好。回故乡在娘家生孩子时也同样,随着孕期增加,孕妇不愿意总去医院,所以,过远的场所并不理想。未患过肾炎或无糖尿病的孕妇,可不必去综合医院。

第1次检查时,尿化验是必查项目。但由于紧张,孕妇可产生尿意。候诊时如去卫生间排了尿,那么医生检查后,只好再等尿化验。所以在去卫生间时最好先咨询一下护士。

确诊怀孕后,应到市镇乡村政府(城市的保健所)领取母婴保健手册。保健手册中有一栏需要记录妊娠的整个过程,所以应尽早取来。回到故乡生孩子时,该手册对以后接诊的医生将起到很大的作用。保健手册还将记录整个分娩的全过程,所以对儿科医生也有参考价值。母婴保健手册还记录小孩满6岁以前的发育及预防接种等情况。

8. 日常生活

怀孕后没有必要马上改变自己的生活方式。本来妊娠就是一个生理过程,如身体健康,一个人完全能很好地照料自己。

饮食方面,像过去那样用萝卜咸菜和茶水泡饭来应付了事的做法已经不存在了。一般认为中等水平家庭的人,只要不以快餐面当主食,营养上就不会出现问题。以前的妇女营养不好,在怀孕后常需多吃。现在看来如果想吃多少就吃多少,则可引起肥胖,有时还出现难产。

成年女性通常每日摄入的营养大约为1800千卡(1千卡 =4.184千焦),在怀孕的前几个月想每日摄入1950千卡比较困难。按照“食品成分表”,要求进食70克猪肉、15克葱,实际上孕妇不一定将这类食物每日按计量摄入,这无关紧要。与以前一样摄入普通食物,热量可达1800千卡,所以只需增加150千卡就可以了,这相当于增加300毫升牛奶的量。如不喜欢喝牛奶,可选择热量相近的其他食物,如鱼、肉或奶酪等来补充。

妊娠后期,一般每日需要摄入2150千卡的热量。这可在以前饮食的基础上,增加100毫升牛奶和一个半鸡蛋即可得到满足。即使主观上不想增加饮食,但由于腹中的胎儿需要摄取营养,所以易出现饥饿感,进食明显较以前增多。一个人能很好地适应身体所需就是这个道理。

怀孕过程中,孕妇的体重一般可增加10~16千克。体重是衡量营养摄入是否正常的重要指标。如无体重计,应配备1台。妊娠反应较重时,体重因不能进食而不增加。在妊娠反应结束后，体重一般每周增加350克左右，28周后每周增加300克。孕妇应将体重增加的情况在就诊时向产科医生汇报。如突然增加500克或600克，应马上去检查，而不能等到定期就诊日。为防止铁缺乏，可食用鱼干、肝脏、贝类、蛋黄，补钙可食用牛奶、奶酪、鱼干、鱼松及煮小鱼等。可服用复合维生素，含2500国际单位/片，可服3片。超过1万国际单位，则有引起畸形的危险。叶酸摄入量低于0.4毫克时，有可能引起胎儿脊椎裂。菠菜中叶酸的含量丰富。

妊娠后，应停止预防肥胖的节食疗法。咖喱饭、多味辣椒、大蒜等保持原来的服用量，不宜超量食用。能否饮用咖啡的问题一直处于争论之中，现在多数研究认为孕妇不宜饮用咖啡。孕妇常吃花生米，是导致小儿花生过敏症增多的原因之一。

家庭主妇仍可继续做原来的家务。虽说怀孕了，也不必担心搬运装满水的罐子之类的东西。的确，流产多发生在妊娠4～11周，但这不能说是由于过度运动而导致的。流产有流产产生的内在原因。尽管剧烈运动可成为流产的诱因,但如果没有流产的内在原因,则适当的运动是允许的。由于流产的内在原因不易被发现,所以医生认为所有的初产妇从安全角度出发应避免剧烈运动。

提倡出去散步或购物。到了36周,活动过少反而可引起产期滞后。活动量不应根据距离而应根据疲劳感来调节。

坐车的时候,必须系好安全带。只从肩部斜着系一条安全带是非常危险的。在英国一般系两条安全带,一条系在胎儿的上部,一条系在胎儿的下部,禁止系于胎儿的部位,大腿上也应系上安全带,以固定骨盆。安全带的下面不要垫毛巾。

旅行时除距离之外,更要注意的是所受振动的情况。从大城市回故乡生孩子的人逐渐增多了,并且已证实乘坐快速列车或飞机,即使孕期到了32周,也可安全旅行很长距离。如乘坐自家小汽车,缓慢行驶,多休息几次,在安全性方面可能要优于换乘站较多的长途列车。但不宜乘坐夏天无冷气、冬天无暖风的汽车。

休息时间应灵活掌握。怀孕初期一般每天1次,每次休息1小时。妊娠反应重者要多休息一些时间。妊娠后期应每天休息 2 次,每次 1 小时。妊娠反应不重的人,可在休息的时候,给孩子织些袜子之类的东西。总之,感觉到累了就要休息。

洗澡时可用普通的浴盆,最好每日一洗。一般认为临近预产期时,采用淋浴为好,但是,如果孕妇先洗,也没有必要限制用澡盆。

经常骑车的人,对自己的活动能力有信心,也可以骑自行车去购物,但一定要注意不要摔倒。也可以常开开车,只是不要长时间地行驶在凹凸不平的路上。

随着孕期的增加,身体的重心发生变化,像以前一样上台阶就有掉下来的危险。因此,妊娠后期不要穿高跟鞋。衣着方面,应时刻想着腹中有 1 个孩子,不要穿过紧的衣服。何时穿孕妇服主要取决于腹部隆起的程度。腹带的使用不是为了盖住隆起的腹部,而是起到支撑胎儿的作用。以前的观点是小生大养。为达到这个目的而把腹部裹紧,这不好。系腹带并不舒服,但裹上几层对腹中胎儿就有一种安全感。外出的时候,不必改变腰间松紧带的位置。腹带并不是必不可少的东西,腹部隆起不明显、比较稳定的话,不一定非得系上腹带。

性生活只要不影响腹中胎儿,也可正常进行,但不注意卫生可引起膀胱炎。妊娠 33 周后性生活刺激有引起早产的危险。所以曾有过流产史的孕妇要多加注意。

9. 乳头内陷

有些人乳头未能向外突出,担心婴儿出生后不能很好地吮吸乳头。尽管乳头内陷,但只要婴儿的嘴够大,可连乳房一起吸。无论如何也吮吸不了者,可先挤出乳汁后再喂婴儿。尽管这样,在妊娠期应尽可能使乳头突出。简便的方法是用左手按压乳头的周围,使乳头向外突出,用右手拇指和食指向外牵拉乳头,然后轻轻按摩乳头,每日 3 次,每次 3 ~4 分钟。妊娠 4 ~ 11 周时,刺激乳房可引起流产,应在 18 周以后进行相关操作。

更有效的方法是让孩子的父亲模仿婴儿吮吸乳头。也许如此热心的父亲不太多,但也是有的。市面上销售的用塑料制的圈型的胸罩及玻璃制的乳头吸引器,也可以应用。经上述方法仍不能使乳头外突者,有时在婴儿出生后,经其吮吸而向外突出。

10. 妊娠反应

怀孕后大约 5 周左右(有时可能更早)开始出现妊娠反应。清晨或晚上出现恶心、呕吐,而且什么也吐不出来。对以前常吃的东西,仅闻其味,也可能出现恶心。食欲变得很差,不知不觉流口水,体重也下降,不少孕妇出现各种各样的头痛。她们不知这种情况是否会持续到分娩,常会产生不安情绪。但妊娠反应并不会引起胎儿死亡,一般 16 周后消失,也不至于因此而营养不良生出小的婴儿。

尽管不停地呕吐,也不要禁食,可采取少量多餐。可用冰激凌、果子露、冷果汁等补充营养,同时应注意补足水分。早晨起床时如感觉不舒服,可在床上吃些饼干等。什么也吃不下去时,可含吃冰块使胃凉爽些。有称之为妊娠反应时的食谱,但很少有人请他人制定专门食谱。去外面吃饭是在妊娠反应时的一种饮食方法,但要避免闻到其他人食物的气味,就只能去那些好一点的餐厅。

如果确定是妊娠反应,最好不要去看医生。千万不要忘记反应停曾是控制妊娠反应的新药。如果去就诊,医生就有可能给你开一些新药。

11. 小小的变化

所谓小小的变化是指虽有痛苦不适感、心烦等,但并不影响继续妊娠。

站立时头晕目眩 即从怀孕初期开始,时常出现起立时头晕、目眩之感。虽然站起来时感到头晕目眩,但坐下后症状就消失了。有时还可出现呕吐、出冷汗,像要失去意识的感觉。此时无需使用特殊的药物治疗,可自然恢复。随着孕期增加,腹部增大,仰卧睡眠时可引起脑缺血。这是因为增大的子宫压迫大静脉,影响了血液向心脏回流,采用侧卧睡眠即可缓解。

带下 怀孕早期开始常可见到白带。用消毒棉擦拭的时候,如果养成注意观察的习惯,则不容易漏掉出血的情况。只要不出现黄绿色脓样物,清洁局部就可以了。

便秘 在整个妊娠期都很常见。其原因与活动少有关,所以不能懒惰,应常去外面散步。也可吃些新鲜的水果、蔬菜,喝点乳酸饮料等。使用泻剂前,为安全起见,应先咨询产科医生。有时还可出现与便秘相关的痔疮,此时应先治疗便秘,而不要就诊痔疮专科。因为痔疮不影响分娩,而且婴儿出生后肯定会自行痊愈,所以产科医生不主张手术治疗。将痔疮突出部分还纳回肛门,涂上痔疮外用药即可。

失眠 是妊娠初期多见的症状。这主要是由于体内发生了未曾经历过的大变化,适应之后即可自愈。睡眠持续不好也不必担心,对胎儿不会有任何影响。最好不要使用安眠药,尤其是新上市的安眠药,绝对不要使用。

鼻血 也不少见。取坐位让出血部位高出心脏的位置,紧紧地捏住两侧鼻翼即可止住,不必去耳鼻喉科就诊,可将新鲜果汁当药服用。

牙龈肿胀 常常发生牙龈肿胀,使用牙刷时出现出血。这种情况不需给予特殊治疗。有时唾液分泌过多则比较麻烦,往往同时伴有恶心。因害怕呕吐而不吃东西,造成唾液过剩,有时并无恶心,仅唾液不断分泌出来,无需处理,可自行恢复。

静脉瘤 所谓静脉瘤是指由于血液循环不良,静脉明显突出,形成瘤样扩张。这是因为增大的子宫压迫大静脉,静脉壁的肌层受激素的作用变松弛所致,分娩后可缓解。静脉瘤常出现的部位有足背、小腿、大腿的内侧及会阴部等。少站立,睡觉时可用毛巾或被子垫在下面,使脚抬高,伸腿后从下往上进行按摩。这种情况也不宜使用血管收缩药。

水肿 40%的孕妇在妊娠后期出现水肿。这可能是由于增大的子宫使血液回流受阻所致。站立时下肢出现浮肿,手指用力按压胫骨前部可出现凹陷,并持续一会儿,清晨起床时浮肿消退。如浮肿在清晨也出现,难以脱下戒指时,应称量体重。如体重在1周内增加500克以上,则属异常浮肿,应马上就医。轻度浮肿时,可不必处置。浮肿时可能会导致神经受压,有时引起大腿外侧发麻、指尖刺痛,或感觉丧失。

胃部不适感 胃部不适并不少见。一般认为这是由于腹腔内压力增高,胃酸经松弛的贲门返流至食管所致。少量服用碳酸氢钠可缓解。

腰痛、腓肠肌痉挛(腿肚子抽筋) 多发生在妊娠后期,与走路时为了承受增大的子宫,胸部须向前挺而导致腰部肌肉疲劳有关。腓肠肌痉挛也与肌肉负荷过重有关。出现上述症状时,必须减少站立的时间。

皮肤有色素沉着 乳头周围因皮肤色素沉着而变黑,面部、会阴、阴部也可出现色素沉着。从下腹部向肋骨方向出现数条褐色条纹,称妊娠纹。初期由于血管显现而呈紫色,以后变白,产后几乎全部消退。有的人根本不出现妊娠纹。

回到故乡在第 1 次就诊的医院验血时有时会发现贫血。一般情况下,血红蛋白低于 110 克/升时诊断为贫血,在妊娠晚期不少孕妇的血红蛋白可低至 104 克/升。红细胞也可低于 4×10^{12}/升,但经验丰富的产科医生可能并不将其作为病理情况来处理。

12. 大的异常

所谓大的异常是指那些不允许继续妊娠,或

有时可能威胁母亲生命的情况。怀孕前期所有大的异常都伴有出血,所以时时刻刻都必须注意出血症状。此时可出现流产、子宫外孕、葡萄胎等。

流产　多在妊娠4~11周发生。流产从医生的角度看是一种疾病,但从整个人类来说是为了保护人种,避免将不正常的受精卵孕育至出生的自然调节的生理过程。这是因为在检查自然流产物中受精卵的染色体时发现有异常者相当多。这种自我防御性的自然流产占受精卵的15%左右。时间稍许错后,量比平时多的月经可能就是自然流产。所以无论采取什么措施也保不住的流产,就是不正常的妊娠。即使没有流产,也不可能生存,或在宫内死亡,或生后不久死亡。

怀孕4~11周时,如果出现突然出血(量不等),下腹部出现异常感觉(疼痛、发胀),应首先想到流产。此时如宫口已开,则流产难以避免,出血也很多。宫口尚未开放者,如安静休息,则有可能避免流产(并非全部)。以前曾用女性合成激素来治疗流产,但因其可引起婴儿生殖器官畸形、女孩阴道癌、男孩精子数量不足等,目前已很少应用(但庸医仍有应用的)。

孕妇出现出血时怎么办？如同时伴有下腹部疼痛，应马上去产科就诊。即使仅有出血而不伴有疼痛，如做超声波检查能很快查明原因，也应尽早就诊。在知道自己怀孕的时候，应事先向医生了解出现出血症状时应去哪里就诊。如胎儿已经死亡，子宫内膜的一部分出现坏死时，流出物呈褐色。此时安静休息也无济于事。阴道流出物呈新鲜血色者，可能与胎盘部分剥脱有关，此时应绝对安静休息，等待出血停止。

子宫外孕　其发生率只有 0.2% ~0.3%，但由于难于诊断，对孕妇来说危险性较高。确诊妊娠而属子宫外孕者较少。子宫外孕多发生在那些认为自己未怀孕的妇女中，表现为突然剧烈的下腹部疼痛，很快扩展至全腹，伴有恶心、呕吐、面色苍白、突然晕倒，或早或晚出现阴道流血。

受精卵在子宫外着床后，6 ~ 10 周时破裂，即第 1 次停经未加注意的话，在第 2 次月经应来的日子之前破裂。如果本人未意识到怀孕，可能会到内科去就诊。因输卵管破裂可导致腹腔大量出血，需尽早开腹止血。如犹豫不决，则将错失手术良机。应记住已婚妇女随时可能发生这种情况，如剧烈腹痛后出现阴道出血,马上用救护车送到妇产科就诊,否则将危及生命。

当然因月经未来而去就诊,诊断为正常妊娠者并非没有子宫外孕的可能。现在所有产科都用超声波检查胎儿,子宫外孕不易漏诊,而过去只有在出现腹痛和出血时才能被诊断。子宫外孕在过去曾做过中止妊娠手术的妇女中容易发生,如过了10周,则可排除子宫外孕可能。

葡萄胎　是指后期变为胎盘的绒毛细胞发生变化,形成大量葡萄状物的一种疾病,胎儿已经死亡。与普通妊娠不同,腹部突然变大。这种细胞如残留于子宫内,以后可发生恶变,转移至身体的其他部位,可危及生命,所以诊断后应马上吸引从子宫内清除。虽然妊娠反应严重,也会出现蛋白尿、高血压,但不去就医则很难诊断。一般多因子宫出血而去就诊,值得庆幸的是初产妇罕见。出血多发生在8~19周,出血量也多。妊娠后期大的异常导致子宫大量出血者多见。

前置胎盘　发生率为0.6%~0.9%左右。正常情况下受精卵应在子宫的后方着床,但如在入口附近着床,胎盘的一部分或大部分可到达子宫口。28 周以后,或在分娩开始时胎盘剥脱,出血。这种情况没有疼痛等任何表现,突然出现大量出血。过去为危险的情况,现在由于广泛开展了超声波检查,使其能够得到早期诊断,所以在自己家里发生出血的情况已经消失。妊娠后期在医生指定的就诊日时,必须前去就诊。如确诊为前置胎盘,应入院择期进行剖宫手术。初产妇少见。

胎盘早期剥离 也是 28 周以后出血的原因之一。多发生于 35 岁以上、多次生产的妇女。医生也不清楚胎盘何时出现剥脱。大部分因妊娠中毒症(怀孕后血压增高、出现尿蛋白、重度浮肿)所致,所以观察血压、尿及浮肿情况,可早期发现、早期预防。每周定期测量体重,如发现体重增加过快,说明出现了浮肿。体重在怀孕后期一般每周增加 300 克左右,如增加 500 克以上应马上前去就诊。如果医生事先知道血压稍高的话,也许会让家属查一查是否有蛋白尿。由于妊娠中毒症得到了早期诊断和及时治疗,现在基本上见不到从前那样的以全身抽搐、意识丧失为表现的子痫。

妊娠中毒症需住院治疗,如血压有一定程度的升高,尿中蛋白质增加,一般医生多劝其入院。

治疗不见好转时,在36周以后可考虑人工催产,但在此之前则难以判断。如果已发生胎盘剥离,则不能继续妊娠。

胎盘剥离时,常出现纤维蛋白原降低,不容易止血,导致手术难以进行。由于更需要新鲜血,所以一旦诊断了妊娠中毒症,应准备好血源。

正常位置的胎盘剥离与前置胎盘时的不同,它先出现剧烈疼痛,后出现出血,也有不向外流血的情况。因出血而表现为面色苍白、出冷汗、腹肌紧张。近来,在自家中出现这种情况者基本上见不到了。

13. 妊娠期传染病

怀孕初期患风疹时,可引起婴儿眼、耳及心脏等方面的畸形,所以孕妇们都害怕病毒引起的传染病,但并不是所有的病毒都可引起畸形,且危险期大多在18周之前。这一时期是胎儿器官形成阶段,此时病毒侵入将引起畸形。

大多数人在小儿时期患过麻疹,而产生了免疫力。一般认为在1岁3个月以后接种麻疹活疫苗者,成年时仍具有免疫力。在此之前接种者,为了以防万一,最好在怀孕前检查一下血液中是否存在麻疹抗体。有时,兄弟姐妹都患过麻疹,而自己未得。这可能是在生后4~5个月时,家中其他孩子患了麻疹,自己也患上了轻微的麻疹。从母体中获得的抗体在体内的量比较适中,引起了无症状的轻微感染,但产生了免疫力。因为没有症状,所以母亲和孩子都认为自己未曾患过麻疹。这样的人在怀孕初期,即使与麻疹患儿接触,也不会被传染上。对麻疹无免疫力的孕妇,如果在怀孕初期患上麻疹,病毒可使胎儿产生严重畸形,多数可导致流产。

据报道怀孕20周以内患水痘者,2%的婴儿可产生畸形。没得过水痘的孕妇在接触水痘患儿后,应马上注射丙种球蛋白。分娩前后孕妇患水痘者,也可使出生婴儿患上严重的水痘。

流感或感冒流行后未报道有大量畸形儿出现,所以可能关系不大。感冒流行时处于妊娠初期的孕妇曾多次咨询这类问题,但这些孕妇所生婴儿均未出现畸形。

患腮腺炎的孕妇出现流产的报道并不是没

有,但多数人认为腮腺炎不会引起胎儿畸形。

孕妇在做血液化验时,有时可查到乙型肝炎病毒抗原(HBsAg),诊断为乙型肝炎病毒抗原携带者。此时应检查肝功能,以确定有无肝炎。如有肝炎,也许有的医生主张中止妊娠,也有的医生认为应根据肝炎的不同程度来确定能否继续妊娠。肝炎尽管不会引起胎儿畸形,但能将肝炎病毒传给婴儿。虽然孕妇肝功能正常,如已明确血中 HBe 抗原阳性,应接种乙型肝炎疫苗,以防止所生婴儿成为肝炎病毒抗原的携带者。

梅毒螺旋体尽管不是病毒,在妊娠期也可侵入胎儿体内。确诊妊娠时血液检查梅毒反应阴性,也不能保证以后不再感染。绝大多数感染与性接触有关,如丈夫行为不端,妻子妊娠期可能受感染。一般无自觉症状,感染 2~3 周后血清反应呈阳性。阳性者应马上治疗。治疗可预防先天性梅毒的发生。应记住梅毒检查中,血清反应存在“生物学性假阳性”,否则将引起家庭矛盾。可用 TPHA(螺旋体红细胞凝集法)或 FTA(荧光抗体法)确认。

正常情况下,淋病时生殖器出现化脓表现,但也有无症状者。孕妇应在妊娠初期及临分娩前进行细菌培养,阳性孕妇应及时治疗,出生婴儿应用抗生素点眼以防止失明。产道如有疱疹,可行剖腹产,以预防感染。丈夫应行为端正。

14. 有病妇女的妊娠

过去医生不赞成患病者怀孕,是因为当时没有内科医生和产科医生的协作组共同工作至婴儿出生。现在多数孕妇在综合医院生产,医生协作组易于组成,所以患病的妇女生产的情况增多起来。

事先就知道自己有病的人,结婚前应先进行详细检查,以了解所患疾病的情况,怀了孕再检查就有些晚了。

慢性肾炎患者怀孕后检查时,如出现血压升高,则难以确定此高血压是发生在怀孕之前,还是与妊娠有关,这给预后的判断增加了困难。

小儿时期患了肾炎,此后尿中出现少量蛋白,血压不高,怀孕后血压也不升高,可能与正常人一样完成妊娠过程。当然应监测肾脏功能,确认肾脏生理功能正常。怀孕早期开始血压升高者,易发生流产或胎盘剥脱等,所以需要进行严密的监控。妊娠后期应让她住院观察。以前有宁可失去母亲,也想要孩子的人,但也可能母子谁也保不住。

肾脏病恶化,正做透析治疗的病人应劝其不要怀孕。肾移植成功者,顺利分娩者也不少。但由于应用免疫抑制剂,导致胎儿畸形的可能性较大,所以为安全起见,此时不宜妊娠。

患糖尿病的妇女如想生育,必须在血糖正常状态下怀孕。无论是应用单纯饮食疗法者,还是从小开始注射胰岛素控制者,都必须准确检测血糖浓度,并得到医生的确认。有时可根据情况住院治疗使血糖维持正常。在这种状态下怀孕后,也要使血糖保持在正常范围。坚持在家里天天注射胰岛素,验尿,监测血糖,准确称量体重。如能定期到医院测量血压,查眼底,20 周以后用超声波检查胎儿状况,则可能生出正常的婴儿。由于过去没有现代糖尿病的管理技术,所以认为糖尿病的患者不宜妊娠。

孕妇如出现妊娠中毒症或羊水过多,多有胎

盘异常。如血糖控制不严时，为适应孕妇体内高血糖的环境，胎儿分泌大量的胰岛素，变成巨大儿，肩部过大，出现难产。28 周后最好住院，36 周后只要婴儿能在体外正常生长，即应行剖腹产手术让其早些出世。母亲低血糖时，出生婴儿也可能发生低血糖。

怀孕前没有糖尿病，而怀孕后也有可能血糖升高。查空腹血糖和餐后血糖，如发现血糖升高，应按妊娠糖尿病处理，马上用饮食疗法进行治疗，如效果不佳可应用胰岛素。大多数在分娩的同时可自愈。

糖尿病的病史已经很长，尿中出现蛋白或有视网膜异常者，怀孕分娩难度较大。

一说起心脏病，过去多指风湿所致的心脏瓣膜病，现已基本消失。取而代之的先天性心脏病现在多能生存到妊娠的年龄。由于心脏外科的发展，相当严重的先天性心脏病也能治愈。心脏病手术后在妊娠前（更确切地说已决定结婚的时候），应前去为她做手术的医生那里就诊。心脏功能不健全时，容易引起流产或早产，所生婴儿易成为高危儿。能否承受妊娠和分娩，应由心脏病专科医生来决定。

曾被建议手术,而因某种原因未手术者,在想要孩子怀孕前则必须手术。心脏病的专家也应从现在的单纯治疗小儿的角度向治疗母子方面扩展。

怀孕后血液循环的状态很快发生变化,所以,如不在怀孕前检查,则很难正常评估心脏状态。有心脏病的人要想生育,应尽早结婚。年龄越小,耐受力越强。即使这样在怀孕的后期,也必须住院。在家时,也应使体重增加减到最低限度,出现呼吸困难时必须马上住院。

尿中查到细菌,但无自觉症状者称无症状性细菌尿。这类病人应在怀孕后马上治疗呢?还是到出现尿路感染(肾盂肾炎或膀胱炎)时治疗呢?在医学界意见尚不统一。这是因为未治疗者也有不少孕妇可不进展为肾盂肾炎,并顺利分娩。既往已知有细菌尿者,为防止复发,最好在怀孕前先给予治疗。以前未患过尿路感染的人,在怀孕16周以后,发生膀胱炎者并不罕见。疾病本身并不对胎儿产生任何影响,但必须注意所使用的药物产生的影响。

妊娠过程中患结核病时也要应用异烟肼、利福平及乙胺丁醇来治疗。禁用链霉素和吡嗪酰胺。

患哮喘时不应该对生孩子失去信心。妊娠时许多哮喘发作减少,症状减轻。但并非总是如此,所以应同时求助于内科医生和产科医生。不要使用口服的肾上腺皮质激素,可采用吸入疗法。

夫妇一方患有癫痫也不应该成为避孕的理由。这类夫妇所生婴儿患癫痫的机率为 30 对中有 1 个孩子。因怀孕而使癫痫恶化者约占 1/4 左右。抗癫痫药引起畸形的可能性与药物的种类有关。由于不清楚是与癫痫的遗传基因相关,还是与药物有关,所以统计数字各不相同。妊娠时药物在血中浓度降低,所以应每个月做 1 次血液药物浓度监测,血药浓度降低时,应增加用药量,不应因怀孕而停用药物。妊娠时癫痫容易发作的原因似与药量减少有关,婴儿出生后应恢复原来的用量。丙戊酸钠以外的抗癫痫药物或多或少可出现在母乳中,如果婴儿产生异常现象(嗜睡),可适当减少药物用量。

由于检测甲状腺功能技术的发展,使得药物

用量得到很好地控制,目前患巴塞多病(甲状腺功能亢进)的孕妇在坚持用药的过程中可顺利分娩。甲状腺刺激物(抗体)即使通过胎盘进入到胎儿体内,在妊娠中期以前,胎儿的甲状腺对其也不发生反应;中期以后,有时可出现甲状腺功能亢进,但如果母亲的用药量适合,对胎儿也起作用。出生数日后,婴儿可发生甲状腺功能亢进,此时可用药物治疗。产后母亲所服用的药物可出现在母乳中,但常用量对婴儿无影响。

苯丙酮酸尿症患者,应在婴儿期就开始应用饮食疗法,并要坚持 10 年以上。现已知恢复正常饮食的妇女怀孕后,可对胎儿的脑或心脏产生影响,引起畸形。知道怀孕了,才改用低苯丙氨酸的饮食为时晚矣,应在结婚后就马上进行食疗。因母乳中含有大量的苯丙酮酸,所以孩子出生后不应采用母乳喂养(见 639　苯丙酮尿症)。

产科中的高血压是指收缩压(俗称高压)在 140 毫米汞柱(18.7 千帕)以上,舒张压(低压)90 毫米汞柱(12 千帕)以上时的情况。部分人怀孕前血压不高,但在怀孕后出现血压升高,多发生在妊娠 24 周左右。妊娠高血压者如果尿中没有出现蛋白质,不恶心,可在家中治疗。血压很高,但可用降压药使其恢复正常者,同样也可在家中治疗。治疗中最重要的是安静休息。大部分的产科医生都将采用减少食物中的热卡、限制盐的摄入等措施。安静休息,改变饮食后血压恢复正常者,可不服用降压药。使用降压药后血压仍高,尿中时常出现蛋白时,为预防胎盘剥脱、早产或胎儿发育迟缓,应住院治疗。

近来由于多普勒超声的应用,使得胎盘血流的检查成为可能,在妊娠 20 周左右可预测可能要发生的妊娠高血压。另外,应用同一装置,结合高血压、蛋白尿,可预测子痫的发生,同时可观察胎儿的生长情况,适时进行剖腹产手术以挽救母子。

妊娠高血压一般在分娩后 10 天左右可恢复正常。血压轻度升高,高压在 160 毫米汞柱(21.3 千帕)以下,低压在 110 毫米汞柱(14.7 千帕)以下,一般对分娩影响不大,部分医生不主张使用降压药物。

抑郁症患者应将产后计划(做家庭主妇还是边工作边做家务)、丈夫的支持程度等告诉一直给自己看病的医生,并让其帮助决定一下何时妊娠为好。另外,因产后容易病情加重,应继续治疗。

15. 超声波检查

由于超声波的应用,使得产科医生能够很好地了解身体内部的情况,与过去相比,就好像是从失败的境地中被解救出来一样。超声波检查不仅仅用于观察胎儿的成长情况,以前难以判断的双胞胎现在用超声波就很容易做出诊断。一些夫妻了解自己的胎儿有大的畸形后,选择了终止妊娠。胎儿在子宫内变换位置,转为横位或站位,此时医生可根据胎儿的位置,让孕妇采取侧卧位,1 ~ 2 周后即可恢复到正常的位置。

33 周时可测量胎儿的头、腹及大腿的长短,可判断发育是否正常。比较头部与腹部的大小,可得知有无脑积水或是否为无脑儿。如发现泌尿系统有大的异常,可在胎儿时期采取措施预防感染。

了解胎儿与羊水的相对量,对分娩的处置具有重要的参考价值。产科医生如了解了胎盘的位置、大小及成熟度,则在临产时就不必慌张,也能很好地处置。孕妇如果事先知道自己怀了双胞胎，就可及早地准备应对措施。

16. 妊娠期禁忌

孕妇使用药物对腹中胎儿来说，怀孕前 3 个月是最危险的，因为这是胎儿的身体结构形成时期。如作用于成人神经的药物可使胎儿正在形成的神经系统发生紊乱。

许多人在妊娠的早期因不知道自己已怀孕，而服用了药物。有妊娠可能的妇女不要去看医生，因为眩晕、头痛、肩部僵硬等症状并不危及生命，且很少与怀孕有关，所以医生有时未详细询问妊娠的有关情况，开出了针对眩晕、头痛及肩部僵硬的药物。大部分抗共济失调剂、镇静剂及肌肉松弛剂等的说明书中均写着“对孕妇的安全性尚未确定，只能在确定了利大于弊时才可应用”。从孕妇角度看，比起缓解头痛或肩部僵硬来，避免生出 1 个畸形儿更为重要，但医生可能认为解除痛苦更好。因为看完病后没有不开药的医生，所以除非得了可能危及生命的重病，有怀孕可能性的妇女最好不要随便吃药。

当然,经检查确认怀孕的妇女必须忌烟、戒酒,曾有流产史者更应严格控制。“我一直在喝啤酒”之类的姐妹们的话最好不要相信。

33 周过后,预产期前 6 周应避免性生活。性生活刺激可造成早期破水或早产,也有可能将细菌带入产道。母亲龋齿中的细菌可进入婴儿的口中定居,日后使孩子发生龋齿,所以应早期治疗。

17. 回乡分娩

从乡镇到大城市相爱、结婚的青年男女逐渐增多。因为只有两个人,妻子生孩子照顾起来很不方便,所以常常是妻子回到娘家,在娘家附近的医院产科住院分娩。分娩可以说是妊娠的最后一道程序,所以自始至终让一位产科医生完成整个过程是最理想不过的了。但话虽是这样说,如果在妊娠初期就诊的医院住院分娩,尽管住院时能得到标准的护理,照顾得很好,但产妇同孩子一起回到家后无人伺候。当然,如果丈夫能请假,会干些家务活,两个人一道去度过困难期是最理想的了。因为经历了这种辛苦的丈夫,就可以切身体会到做父亲的责任感。如果丈夫工作脱不开身时,最好请妻子的母亲来帮忙。因农村的妇女都很忙,抽不出身时就只好回乡分娩了,但妊娠过程中多少有点异常的人应尽可能在原来就诊的医院分娩。实在没人帮忙,为安全起见,应在 16 ~ 23 周左右回到故乡。此时最重要的是,一直就诊的医院与娘家附近医院间的联络问题。妻子的母亲应先到附近医院的产科说明情况,取得该院的同意,然后将医院的名字通知孕妇,孕妇再到一直就诊的医生那里去拿详细描述妊娠过程的材料。认为拿到大城市医院的介绍证明,回到故乡哪个医院都能接受,这是错误的。

实际上,30 周左右回乡者最多。回乡时间不能单单根据自己的情况来决定,还必须与自己的主治医师商量共同决定。

回乡时大多乘坐飞机,这主要是因为速度快而舒适,不像列车那样颠簸。在换乘车站上下楼梯较多时,不如坐自家车方便,但要注意车速及转弯,途中多休息几次。丈夫在这样的旅途中,会更加强烈地体会到要做父亲的感觉。

回到故乡后妻子分娩住院时,丈夫必须处于一种随时能联络上的状态。因分娩时如出现异常,有的手术必须经过丈夫同意才能做,所以,如联络不上将非常麻烦。目前比较流行丈夫也进产房,握握产妇的手等等。不能在场的丈夫会感到内疚。但更应该感到内疚的是医院,妻子越想让丈夫在身边,医院就越使其孤立无援。

18. 什么时候住院好?

到了36周,孕妇因每周都要去医院检查,所以什么时候住院,应该从医生那里得知。但有时医生会很忙,而问不清楚。

常有在阵发性疼痛之前先破水的情况,像尿失禁的感觉。此时应做好住院的准备。医生可能要在检查胎儿的大小、子宫口张开的程度、有无生产经历后收入院,或让孕妇用抗生素,边预防感染边在家等待入院。

分娩开始时应出现阵发性疼痛。分娩2周前可时常发生子宫收缩,但这只是一种腹部发胀的感觉,算不上什么疼痛。胎儿接近子宫的出口,使产道扩张时,分娩才算开始。胎儿最终到达宫口时,由于对胃或心脏的压迫减轻,孕妇可稍有一种舒适的感觉。与此同时,由于膀胱受压,可变得尿频。因骨盆骨缝松开,步态变得不稳,这时阴道中常出现含血流出物,多已破水。此后腹胀的感觉规律性出现,逐渐变为痛感,间隔时间越来越短,短至10分钟左右时,分娩即将开始,此时必须入院。但也不必过于着急,初产妇可能还需要等10小时左右。大部分初产妇一出现腹痛就会急匆匆地来到医院,被告知还早呢,只好回家等待。

19. 预产期到了还不生怎么办?

确诊怀孕时,医生会告诉你几月几日是你的预产期,但这终归只是推测,并不一定那一天准生。产期一般在预产期前3周到预产期后2周之间,所以预产期过了还不生也不要着急,尤其是初产妇产期常常错后。预产期过了2周还没有出生的迹象,如果产科医生认为正常,则可能仍需等待。通过化验孕妇的尿液证实胎盘功能正常,胎儿发育很成熟时,也可静脉点滴垂体后叶素,使子宫肌肉收缩,促发腹部阵发性疼痛。

近年来,由于产科医院人力不足,许多医院为了使通常发生在夜里的分娩改在白天进行,在确认胎儿已完全成熟的前提下,就采用上述方法进行“计划分娩”。因为这是用人工的手段使子宫收缩,所以有使胎儿头部压迫过度,使子宫(以前做过人工流产而留下伤痕)破裂的危险性,因此要想采用这种方法,必须有监测子宫收缩程度及胎心状况的设备。英国格拉斯哥一家医院报道说,“计划分娩”开始后 10 年间,出生前后婴儿的死亡率下降了 10%。所以似乎没有理由认为“计划分娩”因属非自然分娩而让人讨厌,但这也必须基于胎儿十分成熟的情况下才能进行。

如果产妇年轻,且妊娠过程无异常,那么无论是“计划分娩”、还是自然分娩,都会顺利的。

20. 有工作的孕妇的分娩

对于乘电车或公共汽车通勤的孕妇来说,最担心的是过劳所致的流产或异常分娩。过去的农村家庭主妇们已证实强体力劳动并不引起流产,分娩前与往常一样干农活的妇女不计其数。

另外，乘坐电车或公共汽车通勤者所生的孩子身体也非常健壮，这被现在的工作女性所证实。每年数以万计的妇女边工作边生孩子，边工作边抚养孩子，但这决非轻松的事情。强忍着初期的妊娠反应，与大家一起在职工食堂吃饭，是一件很痛苦的事情。从外表能看出怀孕后，孕妇护着胎儿干活的样子，在同事或上司看来可能会显得慢慢腾腾，或明或暗地劝其休假回家。

这些妇女经受住了上述种种困难，生下了孩子。乘坐 1 个多小时摇晃的电车，挤在满员的车箱里，站肿了脚，回家的路上拿着买来的菜，就是这样证明了劳动并不会引起流产。

当然，她们到家后要比以往睡得早些，星期日休息一整天，吃些稍稍合口的饭菜，消除一下疲劳感。另外，丈夫们在工作之余也要干些力所能及的事情来帮助妻子。

妊娠 4～11 周发生的流产与内因有关，也可以说从医学角度能证明外出劳动不会引起流产是这些夫妇共同努力、互相关心的结果。他们，作为守护孩子的双亲，并没有放弃自己的权力，以自由市民身份,要求雇主方按劳动基本法办事,并取得了成功。日本劳动基本法第六十五条规定:预产期前6周(多胎妊娠者为前10周)内的女性,如提出休假,不允许使用者继续让其工作。不允许使用者让产后8周内的女子上班工作……妊娠妇女如果提出申请调换较轻的工种,使用者必须给予解决。

尽管这样,也并不是所有的孕妇都能继续工作。其原因各不相同,有的因为反应过重,不能出门;有的人是因为胎儿大了,身体变得笨重而不能工作。此时是继续工作还是休假,须由夫妇两人商量决定。决定继续工作时,还应考虑产后婴儿怎么办的问题。如果正与孕妇的母亲在一起生活,而且身体健康,那是最好不过的。

工作的妇女如果决定生孩子,能否找到托儿所也是关键性的问题,应尽早到相关机构说明情况,打好招呼。

21. 父亲的作用

在过去大家庭的时代,生孩子只是女人们的

事情。生过孩子的婆婆会指导儿媳妇如何做。媳妇干不动活时，老人会代替媳妇做些家务。现在大部分的家庭变成了核心家庭。以前由大家庭完成的生育任务如何在核心家庭中顺利进行，是核心家庭喜欢公民自由的新婚夫妇所要面对的时代课题。

由于出现了妊娠反应，女性不能像以往一样做家务时，只能由以后将成为父亲的人来帮忙，有流产可能性时还必须去住院。这个时候，作为男性也必须学会做些简单的家务。开始的时候，洗衣服、晾衣服会觉得很难为情，但在核心家庭中都在这样做，所以周围的人根本不这么认为。

妊娠后感觉疲劳的人应早些就寝。丈夫不回家就不能睡觉的家庭，孕妇则比较为难，丈夫生活不规律，而“妊娠需规律地生活”就难以保证。到了 32 周夜里丈夫不在身边，心里则会感到不安，尤其是孕妇决定不放弃工作生孩子的时候，没有丈夫的帮助，则一切将难以正常进行。有些托儿所还不接受尚未分娩者的入所申请，此时孕妇又不方便活动，所以入所的相关手续就应由丈夫来承担。如果孕妇的血型为 O 型或 Rh 阴性时，应事先化验丈夫的血型。

最后,要提出的重要的事情是希望吸烟者应利用当爸爸的时机把烟戒掉。如果能在外面的庭院吸烟,烟进不到室内可另当别论。一般三居室的住房,父母吸烟,孩子可成为被动吸烟者。丹麦的一项研究显示,父亲吸烟的家庭所生的婴儿体重低于平均值。英国的一项调查也表明父亲吸烟的家庭,孩子易患支气管炎、肺炎或支气管哮喘等病,尤其是1岁以下的小儿则更为明显。

此外,还请阅读下列栏目:“5 蜜月膀胱炎”、“8 日常生活”、“9 乳头内陷”、“12 大的异常”、“13 妊娠期传染病”、“16 妊娠期禁忌”、“20 有工作的孕妇的分娩”。

22. 要孩子还是不要孩子

育儿书中出现节制生育的内容也许有人会感到有点奇怪,但本书的宗旨是使育儿工作变得轻松愉快,所以相关内容也不能不涉及。

养育孩子需要体力,所以父母越年轻则越轻松。现在夫妇两人大部分都有工作,结婚后女方停止工作则多有困难，所以常采取避孕措施，将妊娠期推后。在此期间，也许是因为对工作的热情减弱，或是感到自己的年龄大了就想要孩子，因此怀孕、生孩子；但年龄一大，怀孕、分娩就与年轻时不一样了。抚养孩子需要体力，不少母亲后悔没有早要孩子，许多丈夫也因不能给予更多的帮助而感到内疚。所以，一旦结了婚，两个人必须对要与不要孩子这个大的原则性问题做出决定。如决定要孩子，应尽早怀孕，这样将会万事轻松。

如果决定不要孩子，则应采取有效的措施避孕。以前在可能怀孕期间禁欲，除此之外的时间顺其自然。荻野式或基础体温法对避孕有一定的效果，但并不绝对可靠。目前发达国家最常用的是口服避孕药法，服用促卵泡素和黄体酮的合剂，估计现有 2 亿女性采用这种方法避孕。过去的口服避孕药法有些不良反应，现在由于大幅度降低了激素的含量，使用小剂量的避孕药不良反应几乎达到了没有的程度。小剂量避孕药在很多国家可在市面买到，但日本仍在讨论之中，尚未得到认可。服用方法可能各不相同，一般是月经第 1 天开始每日 1 片，连服 21 天，停服 7 天。停服期间是来月经的时间。不要忘了每天都要服药。前 1 天忘了服药,第 2 天应服 2 片。连续 2 天忘了服药,则要停用避孕药,改用避孕套避孕。停用避孕药数日后阴道开始流血(消退出血)。消退出血第 5 天起,重新开始服用药物。

避孕药物可使血脂升高,所以 35 岁以上有高血脂者不能使用。因对吸烟者可产生不良反应,所以不要吸烟。以前人们所恐惧的血栓形成、乳腺癌等不良反应,在使用小剂量的避孕药时已不必担心。外科手术时,至少前 1 个月应停止用避孕药片。哺乳不受影响。在服药期间,35 岁以上的人应定期检查血压、肝功能、血脂。

其次比较常用的避孕方法为 IUD 法(子宫内放置金属环或索)。未生过孩子的妇女因子宫口狭窄,有时放不进去。由于金属的刺激,出血量较多,所以月经量大者不宜使用。采用这种避孕措施者,受精卵尽管不能在子宫内着床,但可在子宫以外的部位着床,引起子宫外孕,所以应了解子宫外孕的表现(见 12　大的异常)。不良反应为容易感染,感染时一般表现为高热、下腹部疼痛、大量出血。如出现上述症状,应马上去医院就诊。

有时避孕环或索可自然脱出,所以应定期检查环索是否仍在子宫内。

避孕套在日本被广泛使用,只要用法正确,避孕成功率极高。失败的原因主要与未同时使用避孕胶冻、避孕套破裂、开始没用中途才用等有关。

婴儿期的准备工作

23. 婴儿的房间与环境

婴儿从产院抱回来后,完全可以生活在父母原来居住的房间里。房间室温不一定要求十分严格,热了少盖点,冷了把被子暖暖就可以了。有的书中写到对婴儿来说室温摄氏 20℃ 最好,湿度为 50% 时最适合。这根本用不着在意,全国上下可能根本就不存在常年生活在总是保持室温 20℃、湿度 50% 房间的婴儿。“人生的乐趣就是因为有了春夏秋冬”,婴儿也应该得到这样这样的乐趣。

如今的人们已变得娇弱起来,一个火盆已满足不了人们过冬的需要。现在使用火炉过冬已是平常的事了。所以,除早产儿外,不必为婴儿特殊准备房间,比较难过的是夏天。

使用燃气或燃油炉时,应特别注意换气。使用电炉时,由于可使灰尘燃烧,也不应使房间密闭。刚出生的婴儿对噪声很不敏感。为防止被传染上疾病,如有两个条件相同的房间,婴儿卧室最好不要让外人进入。有老鼠的地方,要消灭老鼠,同时屋内不要放能被老鼠食用的东西,也应避免让猫进到孩子的房间。

家中婴儿有哥哥姐姐的,应确认一下大孩子是否已经接种完了百日咳疫苗。如未接种完,应尽早接种。1~2个月的婴儿如患了百日咳,可危及生命。婴儿百日咳通常都是因家中大的孩子传染而来的。

24. 婴儿床

房间面积较小的家庭也应安装上婴儿床,尤其住在公共住宅区,只有一室一厨的家庭更是必要。这是因为婴儿所需的安全区只存在于婴儿床的范围内。

现在的婴儿床,边框可上下移动,这种床还可起到防止大一些的婴儿坠床的作用。房间小,婴儿哪儿都爬,很危险。所以婴儿床起到了一种保护屏障作用。为保证安全,围栏要有一定的高度。床上铺上3~4层被,婴儿站在上面,围栏的上缘必须高出婴儿的肩膀。另外栏杆的间隔以能通过成人手拳为宜,宽了婴儿探头时可夹住头部,窄了可夹住大一点婴儿的脚,摔倒时可引起挫伤。为防止头部撞伤,最好采用木制围栏。床矮可提高防止坠床的安全系数,但换尿布时母亲必须弯腰进行,比较累人。

可从租赁业主处借个婴儿床,但必须在消毒后才能使用。戴上手套,用稀释至2%左右的煤酚皂液充分浸泡过的毛巾,把床彻底擦净。然后用干净热水泡过的毛巾擦干,把味去掉。

以前有的床带有红、白、绿色的圆球,像算盘珠一样挂在床边。家长可能会认为用这种床可以教孩子识数,商家也许想利用家长的这种错觉来向对教育热心的母亲出售。这种颜色的涂料里如果含有铅,被能站起来的孩子咬破食入,可发生铅中毒。租赁的铁床涂料中也含有铅,曾发生过婴儿食入发生中毒的事件。发生铅中毒时,婴儿可出现贫血。

有的床用绳网代替了围栏。孩子稍稍长大后,如绳网变松,好动的婴儿可能把颈部夹在网与床垫之间发生窒息。所以买床的时候必须考虑到孩子大了怎么办、床旧了怎么办的问题。

应将床与墙壁靠紧或隔开 50 厘米以上,曾发生过从孩子床上掉下来夹在床与墙之间窒息的事故。为避免坠床伤害头部等危险,床下可铺上粗毛地毯。家很宽敞,孩子长到能爬的时候,如能安排单独一间安全的房间,就不再需要婴儿床了。

25. 婴儿的寝具与枕头

特意给婴儿制作被褥,好像是很早以前开始的风俗习惯。香月牛山的《小儿必需养育草》一书中提倡出生后 10 天内的婴儿,要在母亲或乳母怀中睡觉。此后在床上拍着婴儿睡,并要求母亲必须睡在孩子的旁边。为防止母亲或乳母在哺乳时睡着使婴儿窒息,书中教授了许多方法。但总的来讲,3 个月以内在旁边陪睡非常危险,必须避免。

与孩子一起睡觉所能使用的被褥当然是成人用的被褥。《小儿必需养育草》中要求使用棉布制的被褥。从这里可以想到日本的婴儿,从文禄年间引进棉布以来,就开始睡在棉被里了。以后,婴儿也仍使用棉质被褥。这是因为棉质被褥通气性好,日晒晾干后柔软蓬松,可吸掉婴儿的汗液,具有化纤等无法比拟的优点。在祝贺婴儿出生聚会之时,如果婴儿没有新做的被褥,会让人感到不够完美,所以日本人从明治时代以来就有了为婴儿制作新被褥的风俗。实际上,完全可以将大人用的被褥叠成一半给婴儿用。新做的被褥如果过于蓬松,身体可陷在其中,使腰背弯曲难以入睡。为防止出现这种现象,可在下面铺上棉布缝制的床垫。如果被褥下只铺上毛毯,可使纤维飞起,所以人们并不喜欢。褥子旧一点没关系,但被子最好是新做的,而且要轻。

婴儿枕头并非绝对必要,因为婴儿可能经常溢奶或打嗝儿吐奶,弄湿枕头。可用毛巾折叠当枕头用。婴儿用的枕头要低,所以用与不用可在孩子出生后决定。先用毛巾折成枕头试一试,孩子觉得舒适就可以不用枕头。

26. 婴儿的衣服和尿布

原则上,婴儿穿的衣服应是冬暖夏凉,穿着舒适,不影响生理功能(皮肤排汗、手脚运动)。所以应让孩子穿轻快、宽松、透气性好的衣服,但要能维持住体温。

大商店的儿童柜台有各色各样的婴儿服装,但应尽可能选择简单、袖口宽的衣服。袖口过小,给婴儿穿起来很不方便。内衣不必准备太多,因为婴儿生长较快,很快就穿不了了。与肌肤接触的衣料应采用柔软的纯棉无色制品,内侧最好不露出针脚。随着婴儿月龄的增加,衣服变小,这时可再买大小合适的衣服。婴儿的衣服最好是买成品衣,这样比较简单,另外自家制作的衣服也并没有什么特别好的地方。

大商场的儿童用品柜台里,有许多并非必需的产品贴着外国名摆在那里。买东西时,最好和抚养过孩子的朋友一起去,问一问用没用过这种产品后再买。由于不断有许多并非必需的新产品上市,如果朋友说没用过这种东西,就不要买。

婴儿并不需要连指手套(婴儿用手套)和袜子,不要买婴儿舔弄的玩具。喜欢做针线活又有时间的人,可到儿童商店去看一看,学一学,自己能做的东西可自己来做。有时也可使用其他孩子用过的东西,所以没有必要把各种东西买得很齐。

尿布种类繁多,可让你眼花缭乱,但如果你了解了它的使用原理,可不必为各式各样的类型所困扰。尿布的作用是防止排泄物弄脏衣服,不仅要求吸收性好,而且还不能影响婴儿腿部的活动。这也可能起到预防髋关节脱位的作用(见 44 尿布的裹法)。过去像日本和服内裙似地将婴儿双腿裹住的方法,易引起关节脱臼。

婴儿的双腿与髋部相连,在髋关节处股骨头和与其对应的关节窝相接触,通过活动,来促进关节的形成。就是因为这个原因,尿布应只系于髋部。当然,男孩应前面加厚,女孩应后面加厚。有特别以这种形状包装的尿布包,现在商店里出售的婴儿尿布包均是以此为目的设计制作的。这种尿布按过去的观点看,好像容易从两侧渗漏似的,但 3 个月以内婴儿的尿布并不是以防水为主要目的,它只是起到一个固定作用。与以前的尿布一样,不漏水的尿布包可用于3个月以上的婴儿。

知道了尿布的原理,可买些棉质布料,自己做成圈形的尿布,或者买方形的现成的尿布来用。最好不用老式细圈形的尿布或可缠住腿的宽尿布。另外,也不能为避免婴儿腿部活动,在三角形的尿布上用粗的安全别针扣紧。

应准备25~30组尿布。多备些尿布在婴儿排尿次数多,母亲因故不能洗尿布或烘干条件不好时用。产妇有病时可使用租赁尿布。

婴儿浴箱现已上市,但不买为好。公共住宅楼一般都设有浴室。过去大多数家庭都在浴池洗澡,所以人们认为婴儿必须用澡盆洗澡。

在室内往婴儿浴箱里加热水时,可发生危险。如果有娘家母亲帮忙,可以用婴儿浴箱,但只有年轻夫妇的家庭则非常麻烦。西方人不用澡盆洗澡,而使用小型燃油热水器,而日本婴儿大多不用。

27. 奶瓶(附婴儿出生需准备的物品)

众所周知,母乳喂养是婴儿最好的喂养方法(见33 提倡母乳喂养),所以准备奶瓶听起来觉得有点奇怪。但是,婴儿有时需要喂水或果汁等,所以也应备有奶瓶。奶瓶是一种消耗品,可以购买200毫升装的玻璃制品。玻璃制品脏了容易发现,而且用热水消毒时不变形。为了清洗方便,应买口大的奶瓶。结实耐用的仍属塑料奶瓶,但很难让人对它感兴趣。原因是使用过程中瓶壁变乌,脏了看不出来。有240毫升和300毫升规格的奶瓶,用这样奶瓶喂养的孩子,容易发生肥胖症。婴儿的奶量应尽可能控制在1000毫升以内。婴儿大了以后,能自己拿着奶瓶喝奶、能自己放下奶瓶的时候,塑料奶瓶要比玻璃奶瓶更安全。能走能跑的小孩两手可拿着玩具,嘴里还可含着奶瓶。这种事情的出现应完全归功于塑料奶瓶的发明。

奶瓶上的奶嘴多为硅胶制品,奶嘴口厂家已

开好。奶嘴口分为大、中、小号,可根据婴儿的月龄选择使用。硅胶奶嘴过硬,婴儿不适应时,可换用普通橡胶奶嘴。这种奶嘴被认为任何月龄的孩子都能用,但新生儿用起来并不方便。但不管怎样,能用与否可试试看。

要保管好奶瓶和奶嘴的说明书及其外包装,不要轻易扔掉这些东西。婴儿出生后,如果还需要时,孩子的父亲可拿着这些再去购买。

要买的东西不仅是奶瓶,因为有时可能发生早产,所以进入妊娠32周时,婴儿的用品应买齐。

附:婴儿出生需准备的物品

寝具

褥子(棉花制作的小硬褥)　1条

床垫(棉花缝制的褥状物)　2条

床单(棉布)　2~3条

毛巾被　2条

被子(轻而不滑)　1条

被罩(棉布制作)　2条

毛毯　1条

毛毯罩(为防止毯毛飞扬必须准备)　2条

枕头(可有可无) 1个

电脚炉(寒冷时用) 1个

衣服及其他

半袖贴身衬衣(带系带的针织品) 3～5件

长内衣(带系带的针织品) 3～5件

婴儿上衣(袖口宽大) 2～3件

棉斗篷(夏季出生婴儿不用) 1件

尿布(轮形或方形) 23～30条

尿布包(毛织品) 5套

纸尿布(备用)

浴巾(厚的可代替毛巾被) 2条

纱布手帕 10～12条

毛巾 2～3条

奶瓶 2个

奶嘴 2～3个

出生到生后1 周

28. 对做了爸爸的人说几句

婴儿抱了回来,您就当上了爸爸。对您,孩子的父亲先说几句。您知道每年有 200 位母亲杀死自己的亲生孩子吗?她们被简单地说成是患了“育儿神经官能症”,其实这都是核心家庭时代的牺牲品。养育孩子是一项繁重的劳动,再加上家务活也必须由一个人来承担,所以这段时间是女性一生中最辛苦的时期,尤其是初产妇,每天总是面对没经历过的事情。以往大家庭时期,老人们可给予帮助,现在只有靠年轻的母亲自己来承担所有的事情。孩子的爸爸如不帮忙,母亲一人则难以承受。杀害自己的亲生骨肉的母亲,大多是有一个不能协助自己抚养孩子的丈夫。

“男女有别,我在外工作,你在家养孩子”有时是行不通的。婴儿的情况各不相同,有的很安静,有的一到晚上就哭个不停,让你不知所措。有的孩子身体一直很好,而有的孩子患了湿疹后缠绵难愈,很闹人。夜啼和湿疹都与遗传有关,与育儿水平的高低无关。在这方面,不能说做父亲的一点责任都没有。头及颜面湿疹和夜啼,肯定会好起来的。某个时期,如果孩子的父亲能扶持一下自己的妻子,即可避免许多杀子事件。

母亲在育儿时遇到了困难,做爸爸的必须要帮忙。除了因生了孩子给自己带来了麻烦,而“处理”了的母亲,因患“育儿神经官能症”而母子一起自杀的母亲,作为人类还算是诚实的。这是因为孩子爸爸根本不帮忙,母亲认为自己一人承受不了育儿的重负。对于这类母亲,从早到晚不在孩子身边的父亲反而会提出些有益的建议,因为他能更客观地去进行判断。

也许有人认为抚养孩子就是女人的事情,根本不看这类书。如果婴儿不发生什么事儿,可能没关系。但是,如果婴儿出现了什么异常情况,还是希望读一读这本书,并一起思考思考。当孩子的妈妈不知所措时,希望丈夫能说一声"别急、别急"。

作为作者,本人就是以这种心情写了这本书。

孩子不同,有的孩子养起来很累人,有的孩子就省心些,每个孩子可能都不一样。不应该拿省心孩子的母亲作为例子,来责备养育累人的孩子的自己的妻子。抚养孩子是很辛苦的事情,您也必须参与,献出您的一份爱心,没有孩子时的那种大男子主义不能再继续下去了。养育累人小孩子时忌讳说的话是"你不会养育孩子"。

吸烟的爸爸,作为婴儿出生的纪念,希望您把烟戒掉。

第一周的婴儿

29. 出生当天的婴儿

婴儿出生时体重如超过 2500 克,就可以认为渡过了人生的第一关。体重低于 2500 克时,诊断为低体重婴儿或未成熟儿,需采取相应的措施(见50 未成熟儿)。健康婴儿的标志是:肌肤红润,富于弹性;哭声响亮,手脚活动自如。

人们常常担心婴儿什么时候开始排尿,正常应在24小时内排尿。健康的孩子也有在48小时后排尿的。用白色尿布时,看见砖红色尿液可能会大吃一惊,这是由于尿中含有尿酸盐的缘故,可不必担心。24小时内出现第1次排便,大便呈墨绿色或黑色稠糊状,称其为胎便。胎便是由肠道分泌物经蛋白分解酶作用转化而成,因含有胆汁而呈绿色。

刚出生的婴儿,尽管有时也哭一哭,但几乎始终处于睡眠状态。头大多呈椭圆形,通过产道时因受压可出现头皮肿胀(产瘤),有如橡胶感,初产妇或高龄产妇所生的婴儿头扁得更加明显。这种现象可自愈,不必考虑如何用枕头等来矫正,此时最好不用枕头。触摸头部时,在顶部发现柔软无骨区域,会感到很惊讶,其实这就是囟门,是头骨间所形成的缝隙,有利于胎头在通过产道时改变形状。囟门大小不一,具有个体差异,生后到2个月左右变大,但不必担心,9~18个月左右关闭。其关闭时间也存在个体差异。未成熟儿囟门较大,关闭也晚。

脸好像有些浮肿,特别是眼睑浮肿者多见。可能还会注意到婴儿出现眼眵,这是护士为了防止出现淋菌或衣原体性结膜炎而用硝酸银或抗生素点眼引起的反应。也不必担心女孩的鼻梁低,随着年龄的增长会自然高起来的。

脐带的结扎处由于出生时盖上了看不见,揭开纱布时看见青黑色的脐带残端时会感到很可怕。男婴会有阴囊水肿,但可自然消失。女婴刚出生时,小阴唇比大阴唇大,看上去好像长了什么东西,这也会自然恢复正常。

婴儿的体位和胎儿在子宫中的体位相同,头位出生的孩子,头向前屈,下颌靠胸,背部弯曲,肘部屈曲,握拳向内,呈"O"型腿,腰膝关节屈曲,脚背屈,足底向前露出。

许多在寒冷季节出生的婴儿,出现手脚末端发青,但这与心脏功能无关。查看后背时,在腰部可看见青色的胎记,称母斑或蒙古斑,随着年龄的增长,会逐渐消失。颈前、眼睑和鼻翼等处,可见形状不规则米粒至黄豆大小的红痣,1 岁左右也会自行消退。鼻部皮下可出现数个小的斑点，此系扩张的汗腺，也可自行消退（痱子）。

热了不出汗，也不流口水，与分泌腺尚未发育完全有关。眼睛尚不能看见东西，但可听见大的声响，强力关门时，婴儿会一惊。婴儿出生时体温与产妇相同，以后可下降1～3℃，在8小时后体温降至36.8～37.2℃，呼吸频率每分钟35～50次左右，脉搏每分钟120～160次左右。

目前，产院因为工作比较忙，将婴儿放在新生儿室，与母亲分开。但刚出生的孩子应尽可能与母亲安排在一起，这样有助于增加母子间的感情联络。母子同室并非只是为了让母亲安心，据报道产后婴儿远离母亲者，受母亲虐待者较多。

30. 从出生到生后1周

婴儿出生时头部严重变形，颜面浮肿，但在1周内会变得越来越可爱。营养充足的婴儿几乎整天都在安睡，有时睁开眼睛，但还看不见东西。一切平安无事，但对第1次做父母的人来说，会觉得发生了各种各样的“事件”。这些“事件”的大部分均为生理性的,任何孩子都可能出现,根本没有必要治疗。现将这些“事件”列记如下。

一般在出生后第3天可发生新生儿黄疸,皮肤出现黄染。胎儿在子宫内处于乏氧的状态,所以血中红细胞数较多。生后环境中的氧气增多,不再需要过多的红细胞,而在体内破坏。红细胞破坏时产生的胆红素,属于一种色素,需经肝脏处理后排出体外,但新生儿肝脏功能尚未发育成熟,而使胆红素聚集于血中,引起黄疸。此黄疸不需特殊处置,在1周左右自行消退。半数左右的婴儿可根本不出现黄疸。

生后4~5天到2周左右脐带脱落,可以不涂任何东西。过去常在脐带脱落后涂次没食子酸铋粉。但由于该粉长时间残留于脐部,刺激局部,影响脐部的干燥,现很少使用。出生时皮肤很红的婴儿,过了1~2周,就像人们在海水浴后皮肤灼伤一样,表面掉下一层很薄的皮,这也不必做任何处置。

生后第3~4天,黑色的黏便消失,开始排出母乳或牛奶消化后的大便,看见这种大便即可知道肠道是通畅的。

有时手出现细微抖动,手脚突然回缩,这种现象可在半年之内消失。

生后第4天到第7天,不少婴儿乳头部位发生肿胀,按压时无痛苦表情,有时还可出现泌乳,男婴也可出现这种现象。这是由于婴儿从母乳中摄取了促使母乳分泌的各种激素所致。2~3周左右消失,但有时6个月后仍遗留有结节,但最终会消退。部分婴儿在乳头与腋窝间出现米粒大小的副乳,可不必担忧。女婴阴道中出现乳状流出物,有时还含有血液。乳头部位肿胀、流出物等现象的出现,与在子宫中从母体内获得的激素突然中断有关,均可自行痊愈。

第3~5天,由于摄水量不足,可出现发热(38℃),过去称其为新生儿一过性发热。自从实行生后12小时内授乳以来,这种情况明显减少。如果出现体温升高,只补给水分即可退热。偶尔可在婴儿的牙龈上发现白色珍珠状物,像长了牙似的,大人可能会大吃一惊。此现象有时可持续3~4个月,以后自然消退。同样的东西也可出现在上腭。

婴儿的个性首先表现在哭闹的方式上。从在

产院时开始,爱哭与不爱哭的孩子就可以区别开来。爱哭的孩子肚子稍稍饿了就哭,听到声音睁开眼睛就哭,尿布湿了就哭,哭声大而有力。相反,也有几乎不哭的孩子,肚子要不是很饿就不哭。

其次,婴儿的个性还表现在大小便的排泄上。有的孩子排尿间隔长,排尿次数固定;而有的孩子1天排尿10~15次,间隔时间也不固定。有的婴儿每日大便10~15次,而有的孩子每天只排1次便。大便的性状也各不相同。同样都是母乳喂养,有的孩子的大便发黏呈金黄色,而另一些孩子的大便呈绿色含许多白色颗粒及黏液。用牛奶喂养的婴儿,有的大便发白,有的发黄。单就大便而言,不能说这种大便好,那种大便不好。如果孩子生长发育正常,不用在意尿便的色泽或性状。

其三,婴儿的个性也表现在吃奶的方式上。有的孩子吃3~4分钟,就累了不吃了,轻轻碰一下面颊或动一动口中的乳头,再吃2~3分钟,就这样,仅一侧乳房就能吃上20多分钟;而有的孩子一个劲地吃,不到10分钟就可以把一侧的乳房吸干,再吸另一侧的乳房,吃着吃着就睡着了。

生后第1周这段时间,同一个孩子其吃奶的方式并不固定,多数婴儿每天吃7~8次,而有的孩子只吃5次。有时吃得好,有时吃得不好。并非每次吃得都一样。吃完奶后,有的孩子将吃多的那部分吐出来,而有些孩子根本就不吐。

生后第1周内的婴儿体温多在36.7℃左右,上下午温差不超过0.1℃,环境温度过热,也可使体温升高。脉搏波动在120~160次/分之间,呼吸为每分钟40次左右,呈腹式呼吸。

在医院中采用美国式的睡法,即婴儿出生后立刻让其俯卧着睡。这是产院为了监护方便,将婴儿与母亲分开,集中在新生儿室所采用的一种方法。婴儿生后不久常出现吐奶,取俯卧位头向侧面,则无吸入的危险。

尽管在产院是俯卧睡眠,但回到家中,最好还要采取传统的做法,即让孩子仰卧睡觉。常吐奶的孩子,可用座垫或毛巾垫在婴儿的后背让其侧卧。因孩子常发生吐奶而取俯卧位时,容易发生孩子把自己的头埋到吐湿的被子里的危险。为了不使被子被弄湿而铺上塑料布的做法则更加危险。荷兰、新西兰在全国范围内开展了不许让婴儿俯卧睡眠的活动,使婴儿猝死的发生率下降了一半。

猝死发生的原因并非全部与窒息有关,与俯卧睡眠似有一定的关系。以前提倡婴儿俯卧睡眠的美国,目前也推荐侧卧睡眠(详见607 猝死)。

喂养方法

31. 产后第一天的母亲

为人类增添一个新的生命,是多么让人激动的事情呀!亲身体验了这种事情的母亲,必须先好好休息,安静地睡上12个小时。

近来,医学及心理学给产后3天内的母亲又增添了一些新的任务。首先是初乳喂养的问题。产后2~3天的初乳与其后的母乳相比,色泽稍浅,但含有许多非常重要的成分。喂养初乳可增强婴儿抗感染的能力。

无论如何,初乳必须喂养。不必考虑母亲出不出奶,婴儿能不能吃奶,婴儿出生30分钟后,开始喂奶。其后，根据乳房发胀的程度及婴儿吃奶的欲望决定喂奶的次数。不能因为婴儿不吃奶而只喂糖水，3天内不能因为不泌乳而换用牛奶喂养。应改变将刚出生的婴儿与母亲分开、放到新生儿室的做法，大力提倡母婴同室，以利于母亲哺乳。

32. 喂初乳的意义

初乳与其后的母乳相比，蛋白质含量高，而脂肪和糖的含量少。从营养学角度看，初乳并不一定有多么大的优点，但对婴儿来说必不可少。

初乳中所含有的分泌型免疫球蛋白A(sIgA)，可增强婴儿呼吸道和胃肠道细胞的抵抗力。另外，初乳中还含有各种各样的细胞，可直接或间接杀灭细菌。初乳中的乳铁蛋白也具有杀菌能力。分泌型IgA不仅具有杀菌功效，还具有防止异种蛋白从肠道吸收的免疫作用，因而起到预防牛奶过敏症的作用。初乳喂养的婴儿，与一开始就采用牛奶喂养的婴儿不同，结肠内大肠杆菌少，而对身体有益的双歧杆菌占多数。

泌乳不好的母亲,以后需要加用牛奶或换成牛奶喂养,但都有初乳。所以,至少应坚持哺乳1周。初乳的分泌与营养供给无关,每天最多分泌10~40毫升。即使以后采用人工喂养,初乳的供给也必不可少。

33. 提倡母乳喂养

用自己的乳汁喂养婴儿的母亲越来越少,这曾是许多文明国家共有的现象。以后由于儿科医生不断宣传母乳的优点,随着有知识母亲的增多,在发达国家母乳喂养者也开始逐渐增多。

(1)母乳的营养价值最高

将母乳和牛奶放在密闭容器中测量热卡,两者相差无几,但进入婴儿的体内以后,两者并不相同。母乳中的蛋白质比牛奶中的蛋白质易于同化,婴儿只有到了3个月后才能很好地利用牛奶中的蛋白质,所以至少前3个月应采用母乳喂养。母乳和牛奶均含有铁,母乳中的铁50%可被吸收,但牛奶中铁的吸收则不足一半。

在婴儿吃奶的过程中,母乳成分可发生一些

变化。授乳的后期脂肪成分增多,奶味也发生变化,婴儿得到满足后停止吸乳,使婴儿不至于过食。事实证明,牛奶喂养的婴儿容易发胖。母乳的分泌有一个自然的限度,但如果用奶瓶喂奶,有时所给的量得不到满足,婴儿哭闹还想要的话,会不自觉地增加奶量,容易使婴儿变成肥胖儿。肥胖儿并不等于健康婴儿。肥胖时脂肪过度积聚,为向不必要的脂肪供给营养,肥胖儿的心脏必须增加工作量。心脏是体内的重要器官,一生都在不停地工作。如此重要的器官在婴儿时期就超负荷地运转,是非常不利的。人们对奶粉进行了许多的改良,但无论如何改良,牛奶是喂养仔牛的天然食品,对人类来讲,人乳才是人类的最佳食品。与单纯母乳喂养的孩子相比,牛奶喂养的小孩易患特异性皮炎,痰多易喘的孩子也较多。

(2)母乳不仅仅具有营养价值

喂奶不仅是为了给婴儿提供营养,而且是连接母亲和婴儿的纽带。胸前抱着婴儿哺乳,母亲在最近的距离看着婴儿的面孔,抚摸着婴儿的肌肤。婴儿高兴时呈何表情,不高兴时表情又是如何,身体状况良好时是什么样子,母亲从孩子吃奶的情形即可得知。命运是全人类选择性地赋予的,婴儿有享受最适合于自己的乳汁的特权,不要让孩子失去这种特权。受乳快乐,授乳愉快,这是生物所特有的。人类的这种快乐是生物及其相关的生命所不能抗拒的。

(3)母乳喂养方便、安全

无论在深夜、在车里,只要母亲露出胸部就可给婴儿喂奶,根本不必带着奶粉罐,烧水,用奶瓶冲奶粉。另外,如采用人工喂养,为防止病毒或细菌污染,牛奶和奶瓶必须严格消毒,而母乳是已"消毒"好后分泌出来的。母乳不但不含有细菌,而且还含有针对从外入侵病毒的免疫抗体,使婴儿在6个月前免患麻疹、风疹或幼儿急疹等疾病。另外,由于从母体获得的免疫抗体能有效地防止病毒所引起的炎症反应,所以少见像哮喘病一类的疾病,胸部听到喘鸣者也少见。

(4)母乳喂养对母亲有益

母乳喂养的母亲,产后恢复快。婴儿的吮吸可刺激子宫的回缩。非母乳喂养的母亲,容易在短时间内又怀孕。母乳喂养的母亲至少10周(长者可达6个月)内不排卵,使下次的妊娠滞后。服用含黄体酮的避孕药可使乳汁分泌停止。远期观察,母乳喂养的母亲与非母乳喂养的母亲相比,乳腺癌的发生率要低。

尽管有以上优点,有的人还是因为怕影响乳房的外形而不想采用母乳喂养,但乳房下垂与母乳喂养无关。有的母亲用自己的奶养育了好几个孩子,乳房仍保持良好的弹力,而有的母亲尽管没给孩子喂过自己的奶,乳房却成了无力悬垂型。乳房变不变形与乳房本身的性质有关。妊娠末期至哺乳期,如果乳房不是变得很大,以后就不会变形。起初胸围就很大,妊娠末期进一步变大的母亲,即使不给婴儿喂母乳,乳房在重力的作用下,皮肤也会被拉长。给婴儿授乳的母亲,在妊娠末期及哺乳期,用胸罩从下向上好好支撑乳房,即可防止明显的变形。

(5)开始时间最为重要

如果询问一下从开始就没有奶的母亲,可发现多数都是在医院时开始就没有奶。母乳喂养率的下降与在产院分娩的产妇增多并非无关。产院的护士与过去在家接产的助产士不一样,并不非常热心地推荐母乳喂养。这与产科医院的管理体制有关。所有产院的护士都不够用,如果把刚出生的孩子放在产妇的身边,母亲因不放心而三番五次叫护士来看,护士根本忙不过来。所以,医院通常把婴儿从母亲身边移开,集中放在一个房间里。这样,护士按点喂奶、换尿布,做起来就很方便。另外,虽然最初 2 ~ 3 天,护士每 3 小时将母亲们集中到喂奶室给婴儿喂奶。但产后 1 周内,母乳并不像想像的来得那么多,所以不能充分地满足哭闹要奶的婴儿,结果哺乳后还哭的孩子仍不少。如果在家里,把婴儿放在身边,来奶的时间和婴儿醒来的时间一致,就可不受时间限制而随时给婴儿喂奶。在产院,母亲每 3 小时到喂奶室喂奶,其后婴儿由于吃得不够哭闹时,不足的部分在新生儿室用牛奶补充。对护士来说,这比产妇一来奶就去喂奶室喂奶更容易些。产院的定时喂牛奶并不是抱着婴儿喂,而是采用用枕头把奶瓶支好,使奶嘴正好放到婴儿口中的"适量给奶"方式。这是一种只顾营养的授乳方法。将这种非人类的喂奶方法误解为常规方法的母亲,回到家后也许仍会采用这种"适量给奶"法。

产妇在医院时,听到"你的奶不够"、"小孩体重不增加,加点牛奶吧”等劝告时,不要轻易放弃母乳喂养。第1周并不是真正的泌乳期。母亲希望出奶时就把孩子带来,但可能以“变得不规律”而被拒绝,这时也不应放弃,而应当把奶挤出并保存好。挤奶效果不好时,可用吸乳器收集母乳,并在下次授乳的时候喂给婴儿。即使别人说“你的奶少,还是人工喂养吧”,母亲仍要定期挤奶,将乳腺管打开,以便回到家后继续母乳喂养。有些医院将多余的母乳用配备的吸乳器吸出,保存备用,这是个好办法。

(6)充分保证母亲的营养

怀孕前,有的人为了防止发胖而服用减肥食品,但在哺乳期应采用普通食谱。如果母亲营养不足,即使母乳分泌很多,但浓度会很低。怀孕期服用复合维生素的习惯,在哺乳期应当继续坚持。母亲摄入脂肪少时,母乳中脂肪含量也低。

母乳中含有丰富的钙质,有利于婴儿骨骼的发育。单纯母乳喂养6个月左右,母亲骨钙含量可下降5%,所以应补充钙剂。骨质变软者,到老年时可导致骨质疏松,容易发生骨折。

(7)有工作的母亲怎样授乳?

婴儿父母双职工的家庭,产妇休完产假,为继续工作,必须把孩子托付给别人。近来有些母亲认为反正一上班就喂不了自己的奶,还不如一开始就采用人工喂养,这是不正确的想法。儿科医生普遍认为,至少3个月以内应采用母乳喂养。生后前3个月,婴儿消化牛奶中的蛋白质的能力尚未发育完善,而且母乳喂养者不容易患感染性疾病。基于以上情况,作为儿科医生,我认为在产假期间,应让婴儿十二分地享受与母亲在一起的时光。另外,不能因为要出去工作,而完全采用人工喂养。工作期间早晚可以喂奶,在单位可将乳汁挤到无菌的母乳袋中,放到冰箱保存,带到家后再喂给婴儿。

(8)哪些情况不能母乳喂养?

母亲为成人T细胞白血病病原体HTLV-I携带者时,不能采用母乳喂养。这是因为存在于母乳淋巴细胞内的病毒进入婴儿体内,婴儿以后有发生白血病的可能。患艾滋病的母亲所生婴儿有的在宫内没受感染,为防止经母乳传播,应禁授母乳。

一些母亲将硅胶放入乳房内做了隆胸手术,

近来报道婴儿吃了这类母亲的乳汁后，有发生食道疾病现象，所以，这类母亲也应禁止授乳。母亲为乙型肝炎患者，血中 HBsAg 阳性时，婴儿应在产后马上接种疫苗，并停止母乳喂养。

对于患心脏病、慢性肾炎、糖尿病的母亲，只要能承受分娩，就可以授乳。母亲患感冒发高烧时，如感精力不足可暂停授乳 1～2 天，如能坚持也可继续授乳，但喂奶时应戴口罩。

(9)母乳中所含有的物质

母亲所服用的药物，大多可在母乳中少量出现，并被摄入到婴儿体内，但短时间内并不会产生大的影响。婴儿出生后 1 个月内，母亲不能服用磺胺类制剂。四环素类药物可使牙齿黄染，所以也不要应用。母亲使用链霉素有可能造成婴儿听神经损伤，对婴儿不利。青霉素可使某些婴儿致敏，以后再次使用青霉素时出现过敏反应。

值得注意的是母亲必须长期持续使用的药物，如服用抗癫痫药或抑制甲状腺功能亢进的药物时，应定期检测婴儿血中的药物浓度，确定有无危险性。避孕药不仅可抑制小儿性腺，还可影响母乳的分泌。暂时不要应用远期副作用不明的新药。目前感冒尚无特效药物,所以如果明确患的是感冒,不去医院就诊可能会更安全。

饮酒后乙醇肯定会出现在母乳中,但喝点啤酒如能使心情平稳,乳汁分泌增多,可不必刻意限制。大量饮用咖啡可使婴儿难以入睡,少量饮用则无关紧要。母亲必须戒烟。烟的成分虽然不从乳汁中排出,但婴儿可被动吸入,有可能成为猝死的原因。

母亲吃草莓、西红柿、葱头、卷心菜等使婴儿发生腹泻之说,是不正确的。不过,有报道说哺乳期母亲食用花生米,小孩以后可患花生过敏症。

34. 母乳喂养方法

(1)应尽早开始喂奶

经常会有人问,婴儿出生后多长时间开始母乳喂养?母婴刚刚渡过一个艰辛的历程,都很疲劳,应稍作休息,休息时间长短各不相同。恢复快的孩子仅过2小时,就哭着要奶,此时如母亲身体状况允许,应开始喂奶。但某些婴儿过了12小时才想要奶,此时开始喂奶也不是不可以。人生漫长,开始何必太急。

重要的是不能着急。着急可使母乳分泌减少,乳头皲裂。乳头皲裂时疼痛,使母乳喂养不能继续。

乳汁分泌好与不好不容易判断,外观乳房大者并不一定泌乳就好。初产妇第1周大部分都是"母乳不足",此期婴儿体重有所下降。用精密的体重计称量母亲哺乳前后体重,可计算出泌乳量。第1周每次泌乳量多在50毫升左右,2周后分泌70~80毫升。

(2)促进乳汁分泌的方法

促进乳房泌乳的最好方法是让婴儿用力吸奶。所有的母亲都不是一开始就能分泌很多的乳汁,多是在婴儿吸奶的过程中,逐渐增多。婴儿吸吮能力很弱时(未成熟儿),可让别的孩子或对育儿热心的爸爸吸吮刺激乳房,这也是促进乳汁分泌的方法之一。

产后第三四天,乳房明显发胀变硬,这是泌乳的前兆。这个时期乳房中某些部位可形成硬结,但这不是乳腺炎。此时可让按摩师做乳房按摩,同时用温度适宜的湿毛巾热敷,每次2~3分钟。

然后,避开硬结,从其周围向乳头方向轻揉5～10分钟。按摩时主要用拇指和食指指腹按压乳房,手法要像制作肉丸一样。力度要适当,不能让产妇产生疼痛的感觉,因为疼痛可抑制乳汁分泌。按摩师给产妇按摩可使其元气恢复,情绪稳定,泌乳增加。对产妇来说,足够的睡眠是非常重要的。这个时期乳汁分泌不多也不必担心。

(3)喂奶时间不必固定

多数产院的护士会告诉要回家的母亲每3小时喂1次奶,但不要认为喂奶时间不规则将使婴儿长大后变成没出息的人。因为母亲每次分泌的母乳量并非总是一样的,而且哺乳初期婴儿吃奶的方式也不是固定不变,所以,每次进入婴儿胃中的乳量并不相同。其次,婴儿因饥饿而哭闹的时间也不相同,有时为1小时,有时为3小时,这是很自然的事情。生后1个月内,白天不妨2小时喂1次奶。在人们不懂得用牛奶喂养的时代,我们祖先就是每2小时给婴儿喂1次奶,故很早以前出版的育儿书中记载,婴儿2个月前应每2小时给1次奶。

如果母亲的奶量逐渐增多,婴儿的胃中也能

存食了,1个月后婴儿吃奶的时间自然而然会延长到3个小时1次。当然夜里也应该喂奶,生后1个月内,婴儿至少醒来两次要奶吃,此时一定要满足其要求。

(4)婴儿一哭就喂奶好吗?

喂奶次数及间隔时间不固定,不等于说婴儿一哭就给他喂奶。如因尿布湿了不舒服而啼哭时,只要换了尿布,孩子可能就不哭了。此外,有特别爱哭的小孩,就是肚子不饿也哭。这样的孩子只要抱抱即可使哭闹停止。这可能会养成要人抱的毛病(见100　养成抱的毛病),但如果没有其他方法使其哭闹停止的话,与其让婴儿哭着,还不如抱起来为好。

除上述两种情况外,生后1周左右的婴儿如果哭闹,一般只能考虑是肚子饿了。此时婴儿一哭就给喂奶,而不必担心喂多了,因为母乳的量不可能使婴儿过食。如果母乳的量的确很多,小孩儿也就不会老是哭闹不安。如果母乳很充足,婴儿一哭就给喂奶,实际上是很自然的事情。吃奶的时间和量应让婴儿自己来决定。婴儿肚子饿了就会睁开眼睛哭叫,肚子饱了又会安静入睡。这比起那种不管婴儿睡得多么香甜,只要到了3个小时就一定要把婴儿抱起来弄醒喂奶的“规律性哺乳”要好得多。如果母乳充足,婴儿的胃能存住食,生后1周的孩子也可以每天只喂5次奶。

婴儿一哭就给喂奶,在母乳不十分充足时,存在两个问题。其一,如果每隔1小时或1.5小时喂1次奶的话,母亲不能好好休息。母亲心神不定、忙忙碌碌,会导致泌乳不足。奶量不足,婴儿吃的奶就少,肚子饿得快,就会引起啼哭,这样就形成了恶性循环。其二,过度频繁地让婴儿吃奶(每日10次以上),可使乳头破裂,最终因疼痛而导致授乳不能继续。

母乳的确不足的母亲大多因为上述两种原因而改喂牛奶。但母乳充足的母亲也有的在生产后两周内,不得不停止给婴儿喂奶的情况。这主要出现在乳头出现小的裂口时。这时不要婴儿一哭就喂奶,可先喂30~50毫升加糖的温开水(100毫升水加5克糖),让婴儿多坚持一会儿。这样可使两次喂奶的间隔时间达到2个小时以上。

间隔超过两个小时后喂1次奶,如果婴儿每隔20分钟或30分钟就哭1次,即使抱起来也哭闹不止,并且总是这样,甚至夜里也哭个不停,几乎不怎么睡觉,这也许是真正的母乳量不足。但在生后两周内,母乳稍缺一点也无关紧要。母亲可在婴儿生后第15天称一称体重,只要比出生时增加了200克就可以算作泌乳正常。如果此时的体重与婴儿刚出生后相同,则应加用牛奶(并不是换成牛奶)。

啼哭是婴儿惟一的表达思想的方式。婴儿啼哭时,尽早做出应答可使其获得一种安全感,这是不使婴儿长时间哭闹的办法之一。无论婴儿怎么哭都置之不理的话,啼哭就会变成愤怒的表现。有报道说,如果让婴儿啼哭1分半钟以上不加以理睬,则哭闹的时间可延长10倍。

(5)母乳喂养方法

母亲应采用最舒服的体位抱着婴儿。剖腹产或会阴切开者卧位时舒适,此时可躺着给婴儿喂奶。不管采用什么体位,母亲喂奶都应看着婴儿的表情。初次给婴儿喂奶的母亲共同的特点是,为了便于婴儿含住乳头,只将乳头塞进婴儿嘴里。用母乳喂养过两三个孩子的母亲却大都不这样做,她们不仅把乳头塞进婴儿嘴里,连乳头下面的乳晕部也都塞入嘴中,把婴儿的嘴塞得满满的。从两侧观察,好像婴儿不是在用舌头吸吮,而是用两颊在吸吮。所以要想把婴儿的嘴塞满,母亲不能只把乳头塞入嘴里,同时还必须用手指夹住乳房的前部,在婴儿张嘴时,把乳房深深地放入婴儿口中。因为母亲要用手指夹住乳房,所以喂奶前应将手洗净。既可用酒精棉球消毒,也可用热毛巾将手擦干净。这个时期母亲一般不能入浴,所以也可用毛巾擦洗乳房。到了能洗澡的时候,乳房也就不用每次都消毒了,而且不要用酒精或消毒剂浸湿的脱脂棉用力擦洗,不然容易使乳头受伤破裂。

一般母亲可盘腿坐着或坐在椅子上给婴儿喂奶。婴儿在 3 个月前采用过去所采用卧位哺乳方式是不安全的。这是因为婴儿吸吮母亲乳房时,母亲会感到很舒适,一旦迷迷糊糊睡着了的话,乳房就有可能堵住婴儿的鼻或嘴,造成婴儿窒息。婴儿 4 个月以后,才会出现抵抗动作,而使母亲醒来。

无论采用什么姿势喂奶,在喂完奶后都要把婴儿抱起来,上身直立,用手掌轻拍背部,使之打嗝。婴儿在吃奶的同时,也将空气一同吞入。这些空气在胃中大量积存,在婴儿躺下时,有可能将好不容易吃进去的奶,在打嗝时又吐了出来。因此,在吃完奶后,要把婴儿的上身立起来,使之打嗝,把空气排出来。实际上,吞进了空气,又不打嗝,且又平安无事的婴儿也不少。将身体直立2分钟以上,如不打嗝,可将婴儿放下。

两侧乳房的奶都喂还是只喂一侧,由母亲的奶量来决定。如果一侧的奶就能使婴儿吃饱,那么喂一侧奶就可以了。在生后两周内,应尽量让婴儿吃两侧,这样可以防止乳头破裂。以往没有受过刺激的乳头,如果连续让婴儿吸吮10分钟以上,就很容易发生破裂。在乳头未完全适应之前,吸吮时间最好不要超过15分钟。

婴儿在开始的10分钟里就可以吸进奶量的大半,所以,在这个时候停止授乳,婴儿也并不一定吃不饱。两周以后就可以让婴儿吸吮10分钟以上了,但两侧的喂奶时间不要超过30分钟。

35. 乳头破裂

即使非常注意,肌肤柔嫩母亲的乳头也可出现“吸伤”或“咬伤”的现象。因为该部位比较敏感,所以婴儿吸吮时疼痛剧烈,难以忍受,为此而停止母乳喂养者大有人在。有奶但只因乳头裂伤而改用牛奶喂养的确可惜。多数情况下,乳头裂伤出现在一侧,这时如能很好地处理,完全可以继续给婴儿喂奶。例如,每侧乳房喂 10 分钟,先吸 3～4 分钟有裂伤的一侧(此时也不要让婴儿单吸吮乳头,要让婴儿张大口,使其吸到乳头的周围),然后让婴儿吸吮 10 分钟健侧乳房,最后,再让婴儿吸 4～5 分钟患侧乳房。如果健侧乳房能使婴儿吃饱,则可停吸 1～2 天伤侧乳房。破裂的乳头经休息后可自然治愈,所以不要因为有了裂口而换喂牛奶。

破损部位不宜用酒精消毒,尽可能让其暴露,这样皮肤表面的伤口更易恢复。最好不要使用药膏,但可用脱脂棉蘸点低浓度的消毒水,轻轻擦一下伤口。应选用使胸部通风良好的衣服。应用上述措施仍不见好转时,可买一个橡胶制的乳头保护器,此保护器上带有乳头状物,可使乳头免受刺激。没有这种东西时,可先将乳汁挤出,装入奶瓶中再喂给婴儿。以上措施尽管有些麻烦,但比起停用母乳要强得多。

由于疼痛,出奶困难,导致母乳不足时,在不得已的情况下,也可用牛奶取代破裂侧的奶量。此时所使用的橡胶乳头出奶口要小。口大时虽吸起来比较容易,但以后有可能导致婴儿拒绝吃母乳的问题。

母亲如不注意身体卫生,裂口容易发生感染。所以,在能洗澡之前,每日都应该用热毛巾擦洗上身。

36. 是不是母乳不足?

对母亲来说,有的人分泌奶多,有的人分泌奶少。对婴儿来说,有的孩子能吃,有的孩子不太能吃。如果母亲出奶好,孩子能吃,则不必担心。但如果母亲出奶不好,或婴儿很快入睡不吃时常使人感到担忧。在产院住院,好几位母亲同住在一个房间时,常会担心自己奶是不是不足。到了喂奶时间,当护士把婴儿抱到母亲的面前时,邻床的母亲露出了大的乳房,让自己的婴儿尽情地吸吮,而自己的乳房小,孩子吃得也很少。此时,千万不能认为自己的乳房出不来奶了,因为生后 1 周内尚不能确定是否母乳不足。

乳房出奶多少有一定的个体差异。许多母亲第1周根本没有奶,第2周开始突然乳量增加,足以满足婴儿生长需要,尤其是初产妇常常是这种情况。对婴儿来说也存在个体差异,有的在开始时怎么也吸不好乳头,有的由于奶出的少,吸到最后吸累了。

以往认为生后1周时,婴儿的体重应恢复到出生时的体重,但现在许多婴儿到了10天才恢复到出生时的体重。所以,过了1周婴儿没有恢复到出生时的体重,也不能确定是母乳不足。

总之,头半个月应坚持用母乳喂养。这个时期,即使因母乳不足导致婴儿体重下降,奶足以后也可以很快得到补偿,根本不必担心是否会引起脑发育迟缓等其他问题。

出奶不好时,最好是将婴儿床放在母亲的床边,以便婴儿要奶哭闹时马上就喂。让婴儿吸乳是促进母乳分泌的最佳刺激,所以次数越多越好。不必担心哺乳时间不定将来会导致生活不规律的问题。目前最重要的问题是促进母乳分泌。出奶好、奶量足了,喂奶时间自然而然就规律了。

喂奶次数没有限制,但为防止乳头破裂,应两侧乳房交替喂奶,一侧时间不要过长,即不超过15分钟。

37. 母乳不足时的补救措施

虽然生后第1周时不想涉及加用牛奶的话题,但实际生活中,有的母亲先天性乳腺发育不良,妊娠时乳房不增大,产后乳房不胀,两侧乳房大小不一,此时乳汁分泌不好。另外,30岁以上初产妇,无论如何努力,也存在乳汁分泌不足的情况。

当婴儿体重不仅不增,1周后反而下降200克以上、整夜哭闹时,不得已必须加用牛奶,但应注意加用的方法。如要加用牛奶,最好全部用牛奶来喂养,不要每次喂完母乳再加点牛奶补充。这是因为:第一,五六个月以前在用母乳和牛奶的混合喂养中,大多数母亲都是在每天的两三次母乳喂养中轮流加牛奶的。第二,当母亲下决心要用自己的奶喂养孩子时,就会有责任感,从而耐心地去喂。如果抱着只要奶水不多,不足的部分可以用牛奶补充的想法,那么母乳很快就会干涸。第三,婴儿也是想早点吃上后面容易吸的牛奶,从而也就不热心地吸母乳了。由于婴儿对吃母乳不热心,对乳房的刺激不足,结果会使母乳的分泌变得越来越差。

母乳和牛奶交替喂养时,应注意不要使奶瓶奶嘴口太大。如果让婴儿感到牛奶吃起来容易,以后婴儿可能就不吃出奶费劲的母乳了。

总之,出发点应立足于母乳喂1次就要喂饱。当然在母乳不足时,喂1次奶只能坚持2个小时或2.5小时也没关系。下次喂牛奶时可以稍微多喂一些,婴儿也可以睡上3个小时左右。喂奶间隔并不一定非要相同,随着母乳分泌量的逐渐增多,多数喂奶的间隔会自然而然趋于一致。

在深夜和清晨尽可能用母乳喂养。由于这种方法对母亲负担小,所以在实际生活中多数都采用这种方式。这样母亲不用夜里起来配奶,也不用在寒冷的早晨起来烧水,深夜用母乳喂养方便,不仅对母子,就连父亲的睡眠也很少受影响。若母乳越来越少,每天只够喂1次时,母亲也应把仅有的1次放在深夜里。

随着婴儿一天天长大，与营养相比孩子更需要母亲的爱抚，所以应将爱、营养和催眠结合起来让婴儿充分享受。西方人因要保证夫妻单独同室，与婴儿分室，所以主张要尽早停止深夜授乳。

有的母亲虽想用母乳喂养，无奈泌乳不如意，连1次量都达不到，而采用吃鲤鱼、请按摩师按摩乳房、上医院就医等多种措施。在此过程中，母亲的情绪会变得不稳定。在这种情况下，为了母亲精神方面的健康，应放弃母乳喂养，没有必要用牺牲精神安宁、家庭平静来保证母乳喂养。

前面讲述了许多母乳喂养的优点，但并不是没有母乳就不能抚养孩子。虽然对于未成熟儿来说母乳是绝对必要的，但对成熟儿来说，经3～4天的初乳喂养后，用牛奶也足以养育。只是，授乳的目的不只在于营养，所以在喂牛奶的时候也要将婴儿抱起，看着婴儿吃奶。像在产院那样，让婴儿躺着，把牛奶瓶送到婴儿嘴里的喂养方法并不理想。

38. 什么样的奶好?

当母乳不足准备加牛奶时,母亲首先考虑的是选择哪种奶粉好的问题。现在,产院里都有厂家委托赠送的奶粉,多数继续使用这种奶粉,也许在母亲中可能会产生“这种奶粉好不好?”的疑问。但各种厂家生产的奶粉因有严格的质量控制标准,成分都差不多。精于计算的父亲,看到两种奶粉,一种是100克奶粉中含维生素A2000单位,另一种是100克中含1500单位,可能就会买含量高的那种。实际上,冲奶粉喂养时,奶粉中维生素的含量超过人体正常需要的1倍以上,所以可以任选1种。

3个月以前,婴儿不能充分吸收牛奶中的蛋白质,所以,吃得过多就会成为负担。应按奶粉罐上标明的调配方法进行,并记住标明的奶量。不管婴儿多么能吃,每天总的奶量应限制在1000毫升以内。即使是3个月以上的婴儿,如果每天喂5次奶,每次的奶量也不要超过200毫升。

奶粉罐中的小匙有的是4克的,也有的是2.

6克的,不太一样,所以应按罐标说明调配。不过,有的婴儿不喜欢吃浓奶,此时可将奶粉配得稀一点。1个月的婴儿如果能吃,可吃到150毫升或160毫升,但应尽可能限制在140毫升左右。到了3个月时,母亲的顾虑就少了,这时,不知不觉就会多喂。

用牛奶喂养的小孩肥胖儿较多,乳儿平均体重逐年上升,与营养过剩有关。因为奶粉的生产厂家是参照增加体重的用量调整配乳的,所以,营养过剩的问题越来越突出。

为预防成年后心血管病或高血压病的发生,母亲应从婴儿期开始采取措施防止肥胖的发生。生来食欲好的孩子,如果只给喜欢吃的牛奶,身高体重会增加很快,但可导致病态的巨人症,造成内脏负担过重,这种情况有时可表现出来(见138厌食牛奶)。

39. 喂鲜牛奶不行吗?

鲜牛奶比较多的地方,也许会有人问能否用鲜牛奶喂养婴儿。与婴儿不同,仔牛很快长成大牛。这是由于牛奶中的蛋白质和钙的含量为母乳的3倍。从量上看,牛奶中蛋白质的含量的确很高,但从质的角度看,许多蛋白质对人类没有用,而必需的蛋白质反而不足。对于5个月以内的婴儿来说,过多的异种蛋白质难以吸收,过多的钙也可引起小儿肾脏负担加重。将牛奶稀释3倍,使蛋白质和钙的含量接近母乳的含量时,糖分变得不足,所以此时必须加糖。

每次如此加工,非常费事费时间,过去的人工喂养就是这样进行的。这种喂养方法不仅费事,而且细菌污染的机会也多,许多婴儿因此患腹泻而死亡。所以婴儿在5个月以前不宜用鲜牛奶喂养。炼乳也一样,婴儿期不应使用。

40. 奶粉的调配方法

奶粉调配时最关键的问题是不能污染。由于奶粉在出厂时进行了严格的灭菌处理,所以奶粉中不含细菌。将奶粉溶开、制成乳汁喂给婴儿这段时间,保证不被细菌或病毒污染是作为母亲的一种责任。那么,细菌通过什么途径能混入牛乳中呢？最常见的途径是母亲本身是细菌携带者，母亲的手上有细菌，在奶粉调配过程中将细菌混入到了乳汁中。另外，苍蝇或蟑螂等害虫也可能落到开盖儿的奶粉罐里，或进入到奶瓶中，或爬到奶瓶橡胶奶嘴上，把细菌带进来。还有，水池中用的抹布常带有少量的食物，是苍蝇和蟑螂最喜欢的场所。苍蝇或蟑螂在那里爬一会儿，就会将细菌留在那里，再用这块抹布擦奶瓶或奶嘴时就可被细菌污染。

要想把用奶粉配制的乳汁干干净净地喂给婴儿，就必须将上述的细菌进入途径切断。母亲在配乳前应用香皂和自来水洗好手，用干净的毛巾把洗好的手擦干（用过的旧的毛巾洗好并在阳光下晒干也很干净，配几次奶就准备几条）。奶瓶和橡胶乳头可用开水消毒，不要用抹布擦干。

所谓严格的热水消毒是指将奶瓶、奶嘴、奶瓶夹装入蒸锅中，加热煮沸 10 分钟后灭火。蒸锅中的内容物充分冷却后，先取出瓶夹，用此夹把奶瓶塞好后取出。配奶时先往奶瓶中加入按规定量一半的热水，再用奶粉罐中带的小匙量好奶粉加进去。然后再从蒸锅中夹出奶嘴，盖上奶瓶，充分摇匀溶解奶粉。奶粉溶得差不多时,取下奶嘴,将热水加到规定的量。待冷却至接近体温温度时,喂给婴儿。有的奶粉罐中标着要求用 50℃ 的热水溶解奶粉,但 50℃ 的温度很难掌握,用温度计测量又不卫生,所以可以简单地用热水冲开。用热水冲奶也许达不到厂家所希望的成分含量,但并不影响它的营养作用。总之,安全是最重要的。

如果觉得配 1 次奶消毒 1 次比较麻烦,可准备 6 ~ 7 个奶瓶和奶嘴一起消毒,然后 1 次取出 1 组进行调配。但现实中采用这种方法者不多,10 位母亲中或许只有 1 位。大部分人在最初 1 周都认真地用蒸锅等器具进行热消毒,但过去养过孩子的人会说“算了算了,太费事了”,自己也觉得越简单越好,所以只是洗洗奶瓶,奶嘴在用前用热水烫烫消毒。如果家里没有腹泻病人,这样做也是可以的。用药物消毒的方法,则不可取。

用完奶瓶后应马上将残留的乳汁倒掉,用自来水洗几次,口朝下立起备用。橡胶乳头用完后也应马上冲洗干净。吃剩的乳汁长时间留在瓶里可使细菌繁殖,此时应非常细致清洗奶瓶,去除里面的细菌。为方便清洗,最好选用广口奶瓶。广口奶瓶不仅清洗方便,而且在用匙加奶粉时也很便利。

如能严格消毒,可配制1天的奶量,装到6~7个奶瓶中,放入冰箱待用。每次取出1瓶,用微波炉或盛热水的容器加温即可。微波炉加热时,奶瓶表面与乳汁中心所受的热量是不同的。用自己的面颊感觉奶瓶温度正好,而中心部却热得烫人的情况也时常发生。夏天,由于常打开冰箱,有时达不到冷藏的目的。总之,想点办法,越简单越好,简化后,夜里起来配奶也就不觉得麻烦了。

41. 喂牛奶的方法

饲养和育儿有什么区别呢?饲养以喂胖为目的,而育儿则是以爱为目的。育儿也需要营养,但这种营养的给予是为了造就能够接受母爱的肉体。母亲喂给婴儿牛奶,首先不是作为营养,而是作为母爱给予婴儿的。一提起育儿就认为是增加体重、培养"健康优良儿",这种想法甚至在产科医院也未得到消除,实在是让人感到遗憾。

现在,许多医院不仅"造就"了比以前更多的人工喂养儿,而且还“创立”了没有爱抚的喂养方法。这只要看一眼新生儿室的情景就能一目了然了。在一排排床上,没枕枕头侧卧着的婴儿,从斜放在眼前枕头上的奶瓶中吸吮着牛奶。这种无人式的授乳法也许是为产科医院的护士人手不够而发明的吧。透过新生儿室的窗口看见这种授乳方法的母亲回到家后,也许会采取同样的方式。这种喂牛奶的方法,只能使婴儿体重增加,简直就是饲养。

当然产科医院的新生儿室总有一位护士来回巡视,所以不会出现大的事故。但是回到家里的母亲,如果也采用这种无人式的授乳法,就可能在婴儿吃奶的时候因有邻居来访、接电话或厨房锅开了等事情而粗心地离开婴儿。碰巧此时婴儿脸朝上吐了奶,牛奶就会呛入气管内。无人式授乳法不可取不仅仅是因为存在这种危险,还因为婴儿将母乳当做母爱来接受。因母乳不足而采用人工喂养的母亲,尽管用牛奶取代了母乳,但并不意味着同时也放弃了对自己孩子爱抚的权力。

在给婴儿喂牛奶时,母亲一定要亲手抱起婴儿。怎么坐都可以,只要坐得舒服就行。当母亲的肌肉放松时，婴儿会感觉到母体的柔软。让婴儿全身在吃奶的过程中都能感受到母亲的爱抚。在整个过程中母亲是起主要作用的，奶瓶只不过是一个小小的道具而已。但是，却不能让这个小小的道具变成影响赋予母爱的一种障碍。卧式喂奶，牛奶可进入咽后部的耳咽管中，容易引起中耳炎。为防止出现这种情况，喂奶时也应使婴儿的上身接近直立。

母乳喂养也一样，母亲看着电视给婴儿喂奶，因观察不到婴儿的表情，所以对婴儿不利。把奶瓶斜放在枕头上采用无人式喂奶法后去看书的人，不了解只有自己才是世界上最高水平观察者的这个事实。

橡胶奶嘴不能太硬，其长度也应根据婴儿的喜好来选择。1次适合并不等于总是适合。发现不好用就应该换掉。如果橡胶奶嘴孔太大，牛奶出得过多，可呛着婴儿，而孔太小则婴儿吃起来太费劲，弱小的婴儿容易在吃奶的途中累得不吃了。对于健壮的婴儿来说，让其在吃奶时费点劲有好处，所以在开始时应购买孔小点的奶嘴。所谓小奶嘴孔的标准是指将奶瓶倒过来时，每秒钟滴1

滴左右(水平位时牛奶不滴)。

出生1周至15天的婴儿一般每次吃牛奶70~100毫升,此量在10~20分钟吃完较为适宜。但1周左右的婴儿也有吃一点就不吃了的,就是动动奶嘴或者捅捅脸颊也不继续吃。也有休息2~3分钟后重新开始吃奶的。但1次喂奶的时间应控制在30分钟以内。

无论采取什么办法就是不吃奶的婴儿,可将奶瓶奶嘴孔变大,但不能过大、如同往嘴里倒奶一样。如果不吃,就停下,等下次孩子饿了哭着要奶吃时再喂。如果在上次吃奶后30分钟以内啼哭时,可以将上次吃剩并在冰箱贮存的牛奶喂给婴儿。超过30分钟以上的牛奶就不要再用了。

生后10天左右的婴儿每次的吃奶量不尽相同,但每次都吃不了50毫升者,应去请教医生。生后15天前后的婴儿一般每3个小时吃1次奶,每日吃7次,每次100毫升左右。有的婴儿每次能吃120毫升,而每天吃6次。不过,也有食量小的婴儿,每次勉强能吃70毫升,且每天也只吃6次。食量大的婴儿有的1次吃120毫升还不够,但15天左右的婴儿最好不要超过此量。当婴儿啼哭要奶吃时,可喂些加糖的温开水(100 毫升水中加 5 克白糖)。

另外,用奶瓶喂奶时,为避免空气吞入,应使奶嘴处始终充满牛奶。即使这样空气也会被婴儿吞入,所以在喂完奶后,不要让婴儿马上睡觉,要让婴儿立起来,抚摸或轻拍后背,把随牛奶一起吞下去的空气通过打嗝排出体外。

42. 在家分娩后的授乳

近些年,一般的家庭都到产科医院分娩。因为现在在街区很难找到开业的助产士。在美国,妇女解放运动者们主张在自家分娩。正常分娩(现可以预测)并不是一种疾病,不必去由男人控制的医院。

目前,日本农村仍有在家里分娩的情况。如属正常分娩,家庭条件又允许,在家分娩是完全可以的。对于母亲来说,在家分娩时每天可与熟悉的人相处,心情比较舒畅,而在产院必须面对大量的陌生人。

前来帮助分娩的医生或助产士可能会教产妇

给婴儿喂奶的相关事情。按照这些在本地区从事了多年产科医生或助产士工作的人的指示去做，是不会出什么差错的。经验越丰富，对婴儿越有利。她们会指导你不必急急忙忙给婴儿喂奶，应让婴儿好好睡一觉，在此期间产妇体力也会得到恢复。12 小时后婴儿啼哭想吃东西时，可喂些母乳。初乳有增加婴儿免疫力的作用。

生后 1 周内，母乳不会分泌得很多，初产妇每次的出奶量多在 10 ~ 50 毫升之间。如因母乳不足婴儿哭闹不安时，可每隔 2 小时或 3 小时喂 10 毫升或 20 毫升的糖水(100 毫升水中加 5 克白糖)。

怎么想办法母乳也分泌不出来，或因其他原因从一开始就不能给母乳的，则只好采用牛奶喂养。与母乳喂养相同，最初的 12 小时什么也不用喂，要让婴儿充分休息，12 小时后如果婴儿想吃，可每隔 2 小时或 3 小时喂 10 ~ 20 毫升左右的糖水。24 小时后开始喂牛奶。可按罐标说明进行调配，每次喂 10 ~ 20 毫升左右。开始喂的前 12 小时，每 3 小时喂 1 次，其后 24 小时可稍加点量，每次喂 20 ~ 30 毫升。如能每隔 4 个小时喂 1 次的话，可每4小时喂1次，当然每隔3小时喂1次也无妨。奶量每日每次增加10～20毫升，1周后每次量达70～90毫升就可以了。食量小者，每次只能吃60毫升左右的奶。

刚出生的婴儿对细菌的抵抗力很弱，所以无论是奶粉还是糖水，都必须严格消毒。在调配奶粉时，不管发生什么情况也不能用脏手去摸橡胶奶嘴，或者大人为试凉热而先吸吮一下奶嘴。

43. 产后母亲的身体

母亲在妊娠分娩时身体会发生很大的变化。婴儿出生后母亲的身体逐渐恢复到原来的状态，这个过程大约需要6周左右的时间。

产后，母体变化最大的子宫很快回缩，第10天在腹部就触摸不到了，常在5～6周后恢复到以前的状态。

40天以后母体开始排卵，但来月经的时间各不相同。非母乳喂养的母亲，大部分在6～12周时开始出现月经，而母乳喂养的母亲波动较大，有6周出现的，也有两年不出现的。产后40天开始,因有卵子排出,所以尽管没有出现月经,也有怀孕的可能性。

产妇生产后1周可以出院,此时阴道分泌物由粉红色逐渐向黄白色转变,3～6周后消失。因为分泌物肯定能消失,所以即使持续时间稍长一些也不需要去医院看病。如果去了医院,医生可能就会给你"治疗",另外,带着孩子或把孩子托给别人照顾等都非常麻烦。阴道分泌物消失后就可以入浴了,但性生活还应暂时避免。

什么时候能开始做普通家务与产妇的身体状况有关。第2次或第3次顺产的母亲,出院后马上就可以开始做家务,但初产妇出院后多处于睡睡醒醒的状态。初产妇如系顺产,正常恢复,身体不感疲倦者,可在第3周开始干些简单的家务。能干什么应根据自己身体的感觉来决定。产后应做做保健操,但并不是不做产期保健操等身体就不能复原。

产褥热系由细菌所致,以前常常可以见到。自从有了能控制细菌的抗生素以后,这种病逐渐消失了。现在可以说顺产出院的产妇1个月内没有什么可怕的疾病了。但如果出现发高烧、大出血,则应当去看医生。如发热的原因系由乳腺炎所致,医生会给你开些抗生素。高热伴有排尿痛、排尿次数增多时,可能与既往所患细菌尿的细菌活动有关。用干净的杯子接尿,如变得混浊即可确定。

以前曾患忧郁症的人产后也可复发,出现乏力等与以前相似的症状时可服用抗忧郁症药物。无忧郁症病史的人,产后也可出现情绪低落、乏力。此时周围的人不应认为产妇懒惰。

产后不必考虑为产妇建立特殊的营养食谱。母乳喂养的母亲容易饿,什么都能吃。非母乳喂养的母亲由于生产时出了一定量的血,从补血的角度应吃些肉、鱼、肝、鸡蛋、海带等食品。

近年来,从大城市回到家乡生产的人逐渐增多,大部分产妇在1个月或1个半月后回城。

环 境

44. 尿布的裹法

由于人们认识到婴儿从出生到生后3个月间

有可能发生后天性髋关节脱位,因此开始重视尿布的裹法。髋关节脱位有的属先天性畸形,婴儿出生时髋关节就处于脱臼的位置,但生后因两腿被抻直固定而引起的脱臼也不少见。婴儿在胎内时呈双腿"O"形,出生后呈两腿外展,双膝屈曲的自然姿势。处于这种体位时,股骨头正容纳在关节臼内,通过腿部的活动使关节进一步发育成熟,保证在以后站立行走时也不脱位。但如强行将膝关节拉直,双腿并拢,将导致腿部肌肉紧张,使股骨头错位。错位后引起臼窝发育不良,出现髋关节脱位。所以,裹尿布时应保持这种自然姿态,使髋关节及膝关节能自由活动。三角形的尿布可基本保证这种自然姿势,但如果系得过紧也会影响腿部的自由活动。对婴儿来说,把双腿抻直绑在一起固定住是最不利的。

为了不让尿或便把衣服弄脏,把尿或便的排泄口及其周围包住,这无可非议,但要保证不影响腿部的活动,也只好让尿便漏出一些。以预防脱臼为目的的尿布及尿布套与以前密闭式或三角形尿布比较,弄脏衣服的可能性多一些,但将洗脏衣服与治好关节脱位相比,前者要简单得多。使用尿布套的目的不是为了防水,而是起固定尿布的作用。

有时已经把成品的尿布买了回来,但有些多嘴的老人看到这些容易外漏的尿布,还会劝你用那种旧式的尿布,这时应多加说明和解释。

新生儿用的尿布套所带的说明书中有使用方法,可按说明进行,将脐部露出就可以了。

在医院时,如使用不影响腿部活动的尿布,容易使被子移动,再重新盖上则比较麻烦,所以常使用三角形的尿布来限制活动。

气温高的季节,为了防止尿布疹的发生,可延长不系尿布的时间。最好不要在每次量身高的时候,将两腿并拢,向下抻拉。

也有因尿布使用不当而得病的。为女婴擦粘在臀部的大便时,如果用尿布的一部分从后面向前面擦时,就会使大便里的大肠杆菌粘在阴部,细菌从尿道进入膀胱会引起膀胱炎。这种情况并不常见,而且只发生在女孩身上。但为避免发生这种情况,擦肛门时,最好用湿的消毒脱脂棉从前向后擦。

婴儿在垫尿布的地方经常发生糜烂,即使很

注意换尿布也可能发生。如果已经发生糜烂的话,应尽量勤换尿布,不要总裹着湿尿布,也不要用老式的防水尿布套。

洗尿布时,如不把肥皂洗净,残留的肥皂成分可刺激皮肤,所以要用热水把肥皂彻底清洗净。当婴儿糜烂之处的皮肤要脱落时,为了防止细菌侵入,尿布应充分日晒消毒。在没有太阳的日子,可用熨斗熨干消毒。不要使用掩盖残留物的漂白剂或可使吸水性变弱的柔软剂清洗尿布。

现在纸尿布使用得越来越普遍。如婴儿对生产纸张时所使用的化学物质不过敏,也不发生皮肤糜烂,纸尿布完全可以使用。每天洗净晾干 30 组尿布的确不是件小事,有些人精力不足,不能胜任时也只好应用纸尿布。纸尿布的使用与家庭状况及资源保护思想等有关,其他人无权干涉。但棉布制的尿布容易适应凸凹不平的身体,更适合婴儿肌肤。有人认为给婴儿垫上纸尿布,可不弄脏尿布而便于洗涤,但这个时期大便的处理还不至于达到困难的程度。通常粘在棉织品尿布套上的大便,用温水再打点洗浴用的固体肥皂,很容易洗掉。

冬季室内温度较低时，换尿布前可将尿布用电脚炉加加温，这样可减少婴儿体温的散发。一般家庭都准备25~30组尿布，但也有不够用的婴儿。这与婴儿的个性有关。

45. 先天性髋关节脱位

这种病毫无痛感，只能靠母亲细心观察才能发现。将婴儿置于仰卧位，暴露下半身，膝关节屈曲，握住大腿，向下向外按压，使双腿外展。如两侧对称顺利外展则无异常，如一侧与另一侧比有抵抗、不能充分外展时，应去医院就诊。这种病以前称为先天性髋关节脱位，现称先天性髋关节发育异常。以往认为这种病只是股骨头从其关节窝中脱出造成的，现已弄清其发病分为不同阶段，有的处于关节窝发育不良时期，有的处于脱臼阶段。

另外，本病不只限于先天性的，也存在后天性的，发生于生后至3个月这段时间里。所以如何防止本病的发生，已引起人们广泛的重视。100人中有1人可发生脱臼。预防的方法很简单，只要将婴儿在3个月以前保持“O”型腿的体位，即可防止本病的发生。

婴儿在胎内时呈膝关节屈曲,髋关节外展的体位。刚出生时如不施加外力,就会仍保持相同的体位。当给予其不自然的外力时,不利于髋关节的发育。人们普遍认为,婴儿长大成人后直立行走时,两腿笔直,才算漂亮。给婴儿穿上衣服时,如看到婴儿腿呈“O”型,向两侧叉开,可能会不自主地要把小孩双腿并拢,硬性抻直,这种做法对婴儿发育很不利。顺其自然,让婴儿呈现“O”型腿的姿势,可使附着于腿部的肌肉充分松弛。如强行将婴儿膝关节拉直双腿并拢,可使肌肉紧张,股骨头向外错位。股骨头如不在关节窝内,可使关节窝的骨质发育不良,关节臼变浅。在此基础上,加上点外力就可能会发生脱臼。如查出股骨头与其关节窝没有很好地对位,医生将根据不同情况,或是指导一下尿布的裹法,或是应用帕弗利克法进行相应治疗。通常,在应用帕弗利克法1周后,医生要检查婴儿的腿能否自由活动。如活动受限,则要调整一下皮带。婴儿腿部的活动便于使股骨头与关节窝相接触,促进关节的形成。如1个月后,股骨头仍未能很好地进入到关节窝内,则需住院进行牵引,使其良好复位。帕弗利克法如应用得当,从外表即可看出股骨头是否进到关节窝内,没有必要总拍X线片。有经验的医生能查出关节不稳定,但X线检查则不能诊断。由于用超声波能发现关节脱位,所以这种检查正在取代传统的X线检查。帕弗利克法的疗程一般为2~3个月。经各种各样的疗法,关节脱位仍不恢复时,应进行关节造影,以决定手术的方法。手术的时期取决于治疗开始的年龄及脱臼的程度。

由于超声波检查的广泛应用,现已知生后2周内髋关节呈“不稳定”状态,但可自然治愈。所以超声波检查应在2~4周时进行。如检查过早,有可能进行不必要的治疗。另外,超声波检查比较适合于追踪观察。骨质尚未形成时,X线片上显示不出来,这时超声波可以查出,能更早地发现异常,何况多数人都不愿意接受X线的照射。

髋关节脱位多见于女孩,约为男孩的6倍。家族中有髋关节脱位、足位分娩、畸形足及剖腹产的小孩儿容易发生脱臼。

46. 婴儿洗澡

初产妇在生后 15 天时给婴儿洗澡的情况可能不多。因为婴儿生后 1 周内是在产院度过的，是由产院的工作人员给洗澡的。在故乡家里分娩后，洗澡的事情是老母亲的工作。在这期间，年轻母亲看着这些有经验的人如何给婴儿洗澡，很快就学会了。为了防止婴儿从手中脱落，可将婴儿用浴巾裹上后再放进浴盆里。为了不让水灌进耳朵里，可用拇指和中指从后面把耳郭像盖盖儿似地按在耳孔上。在柔软的纱布上擦上香皂从头开始逐渐向下擦洗，最后轻轻地擦洗两腿根部。虽然每次都要洗头，但最好隔 3～4 天打 1 次香皂。应注意不要让香皂水流进婴儿眼睛里。

父母给婴儿洗澡时，最重要的是要注意不要烫着孩子。耳朵里灌进点水或眼睛里流进点香皂水对婴儿来说，不是什么大不了的事情。但烫伤有时可给婴儿留下终生的伤痕，甚至可能会出现生命危险。

这里先介绍一下为防止烫伤，年轻父母在家

里给孩子洗澡时所要注意的问题。如果家里的浴室有洗澡盆,在那里给婴儿洗澡比较安全。母亲洗不了澡的话,父亲可以与孩子同时入浴,但父亲应先在洗澡盆用香皂把身体洗干净后,再将婴儿抱入浴盆。父亲给孩子洗澡时,母亲可准备好要换穿的衣服,拿着浴巾去接孩子。

大部分人不赞成在家里用婴儿浴盆给婴儿洗澡。这是因为现在许多年轻夫妇居住的公寓不具备用盆给婴儿安全洗澡的条件。给婴儿浴盆加热水时,必须有一个装运热水的过程。假如说在狭窄的房间里找到了一块放置浴盆的地方,那么怎样把热水运到那里呢?洗澡时水变凉了,需再加点热水,那么热水放在什么地方?可以说危险无处不在。

用普通浴盆给婴儿洗澡时,应将水温稍调低一些(38℃左右),但有些婴儿对热非常有耐受力。应注意避免让水进入到婴儿眼睛里,而且绝对不能冲洗口腔内侧。海绵不容易晾干,而成为霉菌或细菌隐藏的场所,所以不宜使用海绵洗澡。

婴儿的后背只有在洗澡时才能看得见,所以母亲通过给婴儿洗澡可了解婴儿身体的全貌。如果出现什么异常,也会及时发现。

称量体重可在洗澡后进行。母亲用浴巾裹着婴儿一起上到体重计上读数,给婴儿换完衣服后,母亲拿着浴巾再上1次体重计,两者之差即为婴儿的体重。

洗澡的次数取决于气温和排泄物的多少。两天大便1次的婴儿并不一定非要每天洗澡,但每天大便5~6次,经常吐奶弄脏头部的婴儿,需天天洗澡才能防止皮肤糜烂。有的孩子喜欢洗澡,进到澡盆后显得非常舒服,甚至睡着了;而有的孩子则讨厌洗澡,在澡盆里大哭大闹。这也与婴儿个性有关。

何时给婴儿洗澡?要等父亲回来一起给婴儿洗澡,那就得等到晚上。要避免喂奶后马上洗澡,至少要间隔1小时。与平时比较,婴儿吃奶量明显减少的日子不要洗澡。炎热季节在洗澡后应喂20~30毫升的糖水或果汁(果汁的调配方法见"98 果汁的喂法")。

47. 春夏秋冬

从产院把婴儿抱回来在房间里睡觉时，如为气候宜人的春秋季节，应尽可能将窗户打开，使外面的空气进入到室内。早春晚秋时节，觉得有点凉时，应注意避免凉风直接吹到婴儿身上。婴儿一般都是盖着被睡觉的，所以风接触到的部位只有面部。不能因过于担心着凉，而把孩子关在不透风的像盒子一样的房间里。

夏天产院开着空调，回到家后，父母可能考虑家里是否也要开空调。但如果匆匆忙忙安上空调，空调温度的调节与育儿的事情碰到一起，事儿就会多起来。所以如果想要安空调，应在婴儿出生前1年安装，熟悉如何调节，否则难以适应。匆忙安上空调，容易使室内温度变得过凉。室温应保持在低于外界温度4～5℃，但一般不要低于25℃。开空调时换气的问题容易被遗忘，应予以注意。

有的地方并不需要安装空调。白天盖上一条毛巾被，晚上凉了盖上条薄的棉被就可以了。白天很热的时候,可用扇子轻轻扇一扇。另外,将电风扇放远一些,头向下,调到适当的风力也是可以使用的。

苍蝇或蚊虫对婴儿来说是很讨厌的,通常安上金属丝织成的纱窗就可以了。不宜用蚊香,因为要熏到使蚊虫坠落的程度,必须使房间密闭,即使蚊香成分对人体无害,对室内空气的交换也是不利的。

炎热的季节,最好不要用冰箱保存调配好的牛奶。夏天取冷饮时要反复打开冰箱门,使冰箱内的温度难以保持在10℃以下。奶粉应在喂前配制,配制者应注意把手洗净,用热水消毒奶嘴和奶瓶。

在寒冷的冬天,没有必要把婴儿的房间弄得很热,15℃左右就可以了。这是因为出生1周的婴儿除吃奶和换尿布以外都是在被子里包着的,被子里可以放1个电脚炉取暖。

当婴儿睡在母亲的身边时,在寒冷的地区应具备取暖的设备。用燃气炉或煤油炉时,需要安装排气装置。没有排气装置时,应每隔1小时(密闭严的房间每隔30分钟)开1次窗换气。炉子不能整夜打开取暖。现在由于建筑材料保温性能的改进,即使在日本的北方地区札幌,除了最冷的那1周外,用电脚炉也完全可以应付。

煤油或煤气在燃烧后都会产生水分,使室内的湿度增加。所以没有必要把水壶放在炉子上面、用烧水产热汽的方法增加房间的湿度。用炉子增加室内温度时,温度不要过高,最好不超过20℃。烧煤炉由于可发生一氧化碳中毒,不宜使用。

寒冷的季节即使采取了保暖措施,但房间温度仍达不到15℃时,则需在婴儿的被子里放上电脚炉。早产儿如没有特殊情况,一只电脚炉也就足够了。电脚炉与婴儿脚直接接触时,也可能使婴儿脚烫伤。不要以为婴儿感觉热了就会哭,这种想法是错误的。成人能耐受的热度,对婴儿来说就可能导致烫伤。所以电脚炉必须放在离婴儿脚20~30厘米以外的地方。使用送风式的电暖气时,如把婴儿放在直接与暖风接触的地方,也可能发生烫伤。电褥子得到广泛使用,但对婴儿并不一定安全,调温错误或恒温装置发生故障时,温度可升得过高,导致婴儿产生脱水症。

在婴儿出生前,不管什么样的家庭,燃气或燃油炉上可能都放着水壶。但婴儿出生后,如与婴儿一起生活,就必须改变这种做法。否则,水壶在大人匆忙之际被衣服挂倒或被能活动的婴儿碰倒,由于热水量较多,可造成致命的烫伤。

48. 兄弟姐妹

家中又有了1个孩子,这是件大事,这在某种程度上侵犯了作为家庭孩子而存在的哥哥或姐姐的既得权。这种侵害对孩子们来说是以孩子的方式作为精神创伤来接受的。

父母由于忙于生孩子和接待来贺喜的客人,往往会忽略孩子们的这种精神创伤,这是孩子们的不幸。父母非常高兴,所以想当然地认为哥哥姐姐们也一定会高兴。但事实上,他们多半心情并不愉快。

在自己家中生产时,母亲完全与孩子们隔开。好不容易看见母亲,想去接近时,还会受到斥责,根本不让进到母亲的房间。一直和母亲睡在一起的孩子,被告知他们已经是姐姐或哥哥了,以后必须一个人自己睡了。终于等到母亲生完了孩子，进到母亲的房间，但看到的是母亲抱着脸通红、还没看惯的婴儿在喂奶。母亲在产院住院生产时也是这样。不管家中的孩子怎么哭，母亲在 1 周内是不会回来的。虽然爸爸睡在身旁，但总觉得情形与原来不一样。好不容易把妈妈等了回来，可母亲光顾着跟邻居们或前来帮忙的阿姨们说话，完全把自己丢在一边，无视其他孩子们的存在。这样，其他的孩子当然会憎恨刚出生的婴儿了。因为是兄弟姐妹，关系理应亲密，但这只是大人们的想法。1 个 2 岁的孩子用塑料袋使 50 天的婴儿窒息的事件就是例子。所以，母亲从产院回来后，首先应慰劳一下一直在家里等待着自己的孩子们。如果有 3 岁以下的孩子，尽可能不要在他的面前给婴儿喂奶，过几天以后，孩子们的心情平静了，再在他面前给婴儿喂奶。

有的孩子嫉妒心很强，有的孩子并不很强，后者不管父母对婴儿多么好，对婴儿也不产生敌意。当母亲从产院回来时，可给留在家里的大孩子一个非常漂亮的玩具，使其注意力集中在玩具上，这也是解决这类问题的一种方法。

虽然都希望婴儿和哥哥姐姐们关系亲密些，但当把婴儿从产院抱回来时，大的孩子患了病就麻烦了。大的孩子出现咳嗽或流鼻涕时，就不能与婴儿睡同一房间了。

有时，大的孩子患了传染病，这就出现如何与婴儿隔离的问题。如果是麻疹、风疹、水痘或腮腺炎，即使把他仍留在婴儿的身边也无关紧要。因为如果母亲以前已经得过这些病，免疫抗体已通过脐带传给了婴儿，所以不会发病。但百日咳可传染给婴儿。百日咳患者即使得到很好的治疗，带菌状态也可能会持续 1 个月左右。所以这样的孩子应与婴儿隔离 1 个月左右。1 个月以内的新生儿如患了百日咳，病情会非常重，也很痛苦，要注意避免。大的孩子如果患上了所谓链球菌感染，因为可传染给婴儿，最好也不要让他与婴儿接触。如确诊为链球菌感染，在热退后的两周内应非常注意，大的孩子应服用抗生素。

哮喘或中毒并不传染，所以不必担心。荨麻疹也不传染，但脓疱疮是可以传染的。

49. 近邻

当母亲生了1个胖娃娃从产院回来后，邻居们都要来贺喜。对第1次当父母的夫妇，他们会介绍各种各样的经验。有的人会天天来帮忙给婴儿洗澡，如果这个人真的很有经验，则应接受其盛情。有的人会借给你婴儿用的体重计，但不要神经质地每天都给孩子量体重，应隔5天、在洗澡时量1次体重。

婴儿床可借着用（其消毒法请参阅“24　婴儿床”），最好不要借用婴儿车，因为婴儿车的耐久性只能勉强满足1个婴儿，破损后容易发生事故。

母乳分泌得少时，千万不要听从“快换成牛奶吧”这句劝告。这样的劝告人也许会告诉你人工喂养比较简单，而且，又可喂出大胖孩子。但在生后刚刚1周时就认为不会出奶而放弃母乳喂养，未免为时过早。

在农村或古老的乡镇里，婴儿生后第7天时，亲属们都要来贺喜。他们一定会轮流抱起孩子，说婴儿长得像谁等，这种做法不利于婴儿的健康。

因为来的客人中,有的可能患上了感冒,这个人要是咳嗽的话,容易使婴儿也患上感冒。如果是未成熟儿,这可能成为肺炎的诱因。口腔内有疱疹(痛性水疱)的人,会将病毒传给婴儿,有引起严重疾病的危险。如果父母患上了这种病,则应戴上口罩,使用过的餐具应用热水消毒。

异常情况

50. 未成熟儿(出生时低体重儿)

WHO(世界卫生组织)将出生时体重不足2500克(不含2500克)的婴儿称低体重儿,孕期不足37周的婴儿称未成熟儿。低体重儿可细分为体重不足1500克的极小未成熟儿和体重不足1000克的超未成熟儿。

全世界未成熟儿的死亡率日本最低,其原因与未成熟儿母亲母乳喂养增多有关。众所周知,母乳是婴儿的最佳食品,但对未成熟儿来说,实行起来还需要时间。

为实施给未成熟儿母乳喂养，众多的医护工作者做了大量的工作。尤其是日本冈山医院建立了世界上一流的未成熟儿相关设施，被 UNICEF（联合国儿童基金会）认定为爱婴医院第一号人物的山内逸郎先生功不可没。山内先生是第一位将产院的婴儿转到儿科的人。以前，婴儿在生后数日内都住在产院。大部分的产院由于护理人员不足，生后即将母婴分开，把婴儿集中在新生儿室，再按规定的时间，把婴儿抱到母亲身边喂奶。如果母乳不足，则马上换用牛奶。由于奶粉的生产厂家免费供应产院奶粉，所以换用牛奶喂养非常容易。婴儿出院时，厂家也会将罐装奶粉作为礼品赠送给母亲。在产院未成熟儿出生后如放到保温箱里，自然而然地要换用牛奶喂养。未成熟儿由于要较长时间住在医院，母亲先回到家里，所以喂母乳的机会很少、甚至没有，等到婴儿出院到家时，母乳已分泌不出来了。这样未成熟儿很难享受到母乳喂养。儿科医生面对产院转来的未成熟儿，也只能考虑喂什么成分的牛奶有利。

建立未成熟儿专门设施的山内先生，最早开始对未成熟儿进行母乳喂养。由于败血症或化脓性脑膜炎很少发生,使未成熟儿的死亡率大幅度下降。山内先生非常注意院内感染的控制,装备了世界一流的医疗设备,挽救了许多生命力很弱的婴儿,因而得到人们的尊重。但母亲们更应感谢山内先生的是,在婴儿回家之前为她们解决了能继续泌乳的方法。

放在保温箱内的婴儿应继续喂给母乳。母乳一挤就出,可用手挤,也可用吸乳器(形如注射器)吸。每天可挤或吸数次,放在特制的冷藏袋里用冰箱保存,然后送到未成熟儿所在的地方。如不能及时运送,可保留5~6天。如果路途较远,可用冷藏车托运。

此时应注意的是,要避免母乳被细菌污染。挤乳的手每次都要打上香皂,用自来水冲洗至少30秒以上。水龙头开关换上不用手而用肘关闭的龙头。不能先把消毒剂倒到洗面池后再洗手。酒精棉可损伤皮肤。母乳袋是无菌的,所以不要触摸其内侧。山内先生已证实母乳放入冰箱后,可使混在其中的细菌减少。

通过以上措施,住在山内先生那里的未成熟儿全部实施了用自己的母乳喂养婴儿。母乳是未成熟儿的最好营养品。有未成熟儿专用的奶粉，但如果单用奶粉，容易发生胃肠道坏死(局灶性细胞坏死)。奶粉应用的同时，加用母乳(包括库存母乳)可使胃肠道坏死发生率下降。

采用母乳喂养后，许多极小未成熟儿得以成活，后遗症也减少。超未成熟儿尽管可以获救，但后遗症并未减少。今后的医学应对如何避免未成熟儿的出生方面加强研究。

未成熟儿出生后可与足月出生的婴儿一样接受预防接种。三联疫苗或脊髓灰质炎疫苗可在生后3个月开始应用。因为早生1个月，而认为应在生后4个月开始接种的看法是不正确的。疫苗的剂量也不必减少。现已知，未成熟儿与足月儿一样可产生相同量的抗体。

51. 双胞胎

双胞胎在婴儿出生之前确诊并不容易。现在应用超声波检查可无损伤性地诊断，但如果想不到有双胎的可能，也许就不检查了。做了很长时间产科医生的人，有时也只能在双胞胎出生后才确诊。

所以父母对双胞胎的出生大都会感到很突然。

双胞胎的照料在开始时确实很麻烦。但到了两个孩子能互相认识之后,就会成为玩友而形影不离,与其他家庭的独生子比更加快乐,且能更早学会协作。对父母来说,虽然照顾孩子很费功夫,但却能得到来自孩子的双份欢乐。所有双胞胎的母亲,都说两个孩子一起抚养感觉很好。

双胞胎出生时体重低于 2.5 千克者较多,所以在产院一般作为未成熟儿来处理。如果放入保温箱中护理,则需要将母亲的奶挤出喂养。

当双胞胎体重超过 2.5 千克可以出院时,如母乳分泌较多,应继续用母乳喂养。最理想的是两个孩子都能采用母乳喂养,但当难以实现时,则两者均采用混合喂养。当两个孩子体重相差很大,1 个达 2.8 千克,另 1 个只有 2.4 千克时,自然要对体弱的 1 个喂母乳。小的虽然体重轻,但身体好时,体重马上就能赶上,赶上后即可同时给予混合喂养。混合喂养没有把握的话,可以开始用人工喂养。

由于双胞胎也可以认为是一种未成熟儿,所以在最初 3 个月内比普通婴儿长得要慢些。喂奶粉时，达不到奶粉瓶上所标明的量也不必担心。

双胞胎并不常见，所以来看望的人很多，但由于机体抵抗力弱，容易发生感染，所以在3个月内最好不与客人相见。

为照看好双胞胎，父母一定要将家庭生活安排好。尤其是头3个月，在母亲未完全适应之前，父亲的协助是非常必要的。如果母亲真的病倒了，那可就毫无办法了，所以要大力进行相关设施的投资。洗尿布是要消耗母亲的体力的，所以应下决心买一台带干燥功能的洗衣机，或者委托给洗尿布的阿婆，或与尿布出租公司联系。为使母亲在疲劳时能随时舒适的休息，如空间允许，应准备1个睡椅。吃惯了妻子做的可口饭菜的丈夫也应忍耐一些，吃些快餐食品等。无论投资多大，双胎胞的抚养可是一项不亏本的买卖。

从双胞胎的将来发展来说，不能把双胞胎当作让人观赏的展品。社会上的人们对于双胞胎，尤其是难以区别的单卵双胞胎很感兴趣。成为展品的双胞胎，为了进一步显示其相似性，往往把两个孩子打扮得一模一样。两个孩子无论多么相像，都具有各自独立的人格。作为一个人，其独立人格不被人承认是很不幸的事情,孩子会因此而严重损伤自己的自尊心。把两个孩子培养成一种人格,即是对人格独立性的一种侵犯。

双胞胎要想成为独立的人,必须与世俗抗争。为此,父母也好,孩子也好,都必须认识到两个人是不同的、独立的人。从孩子能判断衣服不同时开始(约1年以后),应给他们穿不同的衣服,并明确各件衣服的归属。

52. 头皮血肿

生后第2天或第3天,有时会发现在婴儿头顶偏左或偏右有个肿包,触摸时有暄乎乎的感觉,按压也不至使婴儿哭闹,似无痛感,二三天后也没有什么变化。医生会告诉你这是头皮血肿,不要管它,会自然好的,出院时也可以是软乎乎的,仍无消退迹象。如果仔细触摸就会感觉到肿包的周围骨质隆起,肿包的下方好像根本没有头骨。这是颅骨的骨膜下出血,与出生时受产道的压迫,使颅骨重叠,部分血管破裂有关。这种出血并不是持续不断地发生,不用管它自己就会慢慢地吸收而自然痊愈，隆起的部分也会恢复正常。一般在 1～2 个月时就看不出来了，但也有半年后也不完全消失的。不过，肯定是会好的。

禁止用注射器把里面的血抽出来。因为不动它就会在无菌状态下慢慢吸收，用注射器抽吸常常可将细菌带进去而引起化脓感染。头皮血肿是颅骨外侧的异常，与脑部的后遗症无关。

53. 吐奶

生后 1～2 天，有的婴儿把开始吃进去的奶吐出。此时，如果尚未排出胎便，可使人担心是否肠道的某处发生了梗阻。但如果排出了胎便，腹部也无异常肿胀，婴儿一般状态良好，可耐心等待。

婴儿吃母乳或牛奶就吐，而喂白糖水不吐的时候较多。如果这样，可少吃 1～2 次母乳或牛奶，单喂白糖水。这样一般就不吐奶了，从第 3 天开始就能好好吃奶了。其原因至今尚不明了。

连续呕吐混有黄绿色胆汁的奶，逐渐出现腹胀，并伴有高热时，应请医生看病。看病前，不要将呕吐物全部洗掉，应留着给医生看一看。

54. 呕吐物中带血

生后第2天或第3天,有时可发现婴儿吐出的乳汁中混有鲜红色的血液,同时大便发黑,形如煮熟的紫菜一般(血液经过肠道就变成这种颜色)。这种情况称为新生儿出血症或新生儿黑粪症。化验婴儿脐带血,有时可发现与血液凝固有关的维生素K明显减少。现在由于每个新生儿都预防性口服或注射了维生素K,出血症已明显减少。对于没进行预防而出血的婴儿,只要用上维生素K,数日即可治愈。

与此相似的是,不是婴儿自身出血,而是由于吞下了母亲的血以后又吐了出来(称假性黑粪症),或是在产道中吞进了血,或是由于母亲的乳头破裂出血,与奶一起被婴儿吸吮至胃肠内,这种情况并非是一种病态。如果是乳头出血,让婴儿停吸1天破裂一侧的乳房,上述现象即可消失。

开始时,如果弄不清呕吐物中带血属于哪种情况,可进行检验以鉴别是母亲血还是婴儿的血。做了这项检查,就很容易鉴别。

新生儿出血症多发生在生后2～3天，而因母亲乳头破裂出血所致者多发生在出生10天以后。

55. 唇裂与腭裂

当母亲看到所生的婴儿上唇裂开，肯定会大吃一惊。再仔细观察，发现不仅是上唇，连口腔内的部分上腭也有裂口时，母亲几乎就会绝望。此时，孩子的父亲应沉得住气，耐心安慰母亲。如为单纯唇裂，术后可几乎不留瘢痕。腭裂在刚开始吃奶时可能费点劲，大多可恢复正常。应记住这两种病仅靠1次手术是解决不了问题的，需进行多次才能完成。

为解决 婴儿吃奶的问题，以往唇裂的手术在早期进行，但为减少瘢痕，现多数婴儿在稍稍长大后，一般在生后3个月左右、体重超过5千克后做手术。术后3个月缝针处组织变硬，但可自然恢复。另外，唇裂痕迹术后呈红色，持续1年左右自然消失。有时根据情况在4～5岁时可进行修补手术。如果需同时进行鼻部整形时，可在10岁后进行。这是由于随着年龄的增长，鼻部也会高起来。

腭裂的手术时间尚不统一。有的医生主张在1岁半时进行,而有的医生认为应在2岁以后进行。早做手术有利于婴儿吃奶,可防止发生发音异常,但手术时会损伤牙胞、长大后有上腭变歪的缺点。晚做手术,则不容易纠正与上颌配合的发音。现多主张手术时间不应晚于3岁。

腭裂的形状或程度各不相同,应根据具体情况确定手术时间。这取决于每个医生的临床经验。唇裂和腭裂的矫正手术与医生的技术有很大关系,应尽可能到专门做这种手术的医院去手术。

唇裂或腭裂时,由于在口腔内形成不了负压,所以吃不好奶或难以摄入流食。吃不好奶时容易呛着气管,而发生异常。

腭裂的婴儿容易患慢性中耳炎。这是由于残留在口腔内的奶容易从咽部进入到耳部所致。如果乳汁中混有细菌,即可发生感染。如果婴儿某处似有疼痛而哭闹不安,夜里难以入睡,或突然发热、体温超过38℃时,应到耳鼻喉科就诊。外耳道口出现脓汁或异常分泌物时,说明发生了中耳炎鼓膜穿孔,此时必须到耳鼻喉科接受治疗。如不及时治疗,则可影响听力及语言能力。

乳汁误吸入气管达肺部可导致肺炎(见622肺炎)。婴儿表现为高热、剧烈咳嗽,重者根本不想吃奶。此时必须马上去医院就诊,及早采取措施进行治疗。总之,未曾咳嗽的婴儿出现了咳嗽,即应去请教医生。

唇裂或腭裂的婴儿,如用普通的奶嘴,因不能很好地形成负压而吸不好奶。现市场上有专为这类患儿设计的大的奶嘴,尽量把整个口腔填满,但多数用不好。必要时可使用玻璃吸管,管式吸管比较简单,但由于影响口舌的运动,使用时不容易掌握。喂奶时如用胶布将唇裂的裂口封住,吸得会好些。应尽早训练用杯子喝奶。不要急于用代乳食品,可在适应用杯子喝奶之后给代乳品。

腭裂矫正手术如在孩子能说话后进行,则必须进行正确的发音训练,以纠正以前的异常发音。这种训练不能操之过急,不应使孩子产生精神负担,大多可恢复正常。有的孩子在7岁以后进行牙齿矫正,青春期进行追加成形术后,可使其外形明显改善,患儿可从自卑感中解脱出来。

家族中除该患儿之外,再无其他唇裂或腭裂的小孩,下1个孩子出现唇裂或腭裂的机率较低

(约 2%)。

唇裂或腭裂病因尚不明了。动物实验发现妊娠时如有维生素 A、核黄素或叶酸缺乏可导致腭裂。腭裂的小孩可伴有心脏畸形,所以应注意检查心脏。

56. 痣

痣有许多种,生后即可发现。蒙古斑呈青紫色,见于臀部周围,10 岁前消退。颜色稍深的其他部位的蒙古斑(颜面、四肢)大多也可消退。

黑色素痣系黑色素细胞聚集而成,大小不一,大的可占据背部的一半,不能自行消退。白人巨大黑色素痣在 5 岁前不少可转变为皮肤癌。皮肤白的小孩最好不要进行日光浴。癌变时痣迅速变大或色泽变浓,所以,应仔细观察。外表可见的痣多数人想去除,但目前的技术还达不到不留瘢痕的水平。因为手术水平在不断进步,所以应等待小孩儿长大,让他自己做决定。施加外力可成为癌变的刺激,所以经常受摩擦部位(与衣领接触的颈部、系腰带的腰部)的黑色素痣,有的医生主张早期手术去除。

红色的痣系血管扩张所致。颈部、颅顶、前额、眼睑等部位的血管痣呈暗红色,形状不规则,有如云絮状,不突出于皮表,指压褪色。颜面及颈部的血管痣大约在1年左右消退,但脚部的血管痣不能完全消失。

表面呈杨梅状、凸凹不平、颜色鲜艳的血管痣,称杨梅状血管瘤。出生时这种血管痣很小,不易发现,多在1~2个月时被发现,而且很快变大。小的有如豆粒大小,大的有如樱桃状,也有占据颜面一半的,但表面凸凹不平的这种血管瘤,早的从5~6个月,晚者1年左右开始颜色逐渐变浅,5~10岁前消失。这种血管瘤只要有变小的趋势,就可放心,不必进行手术或放射线照射。

上眼睑的血管瘤有时可使眼睛不能睁开,此时应马上手术切除。如持续1周以上,可使婴儿变成弱视。

葡萄酒样血管痣呈葡萄酒样色泽,不突出于皮表,表面光滑,形如地图状,不能自行消退。现正开发激光切除方法。目前正在探讨这种手术几岁时进行最好,以后也许在婴儿期就可以进行了。

但在此之前,除照相之外,最好不要化妆掩盖。葡萄酒样血管痣占据一侧前额或上眼睑时,称为斯特基-魏伯综合征。如脑内也有血管瘤时,可出现各种各样的症状,此时应去小儿神经科就诊。

由于痣每天都可看见,所以人们都想早些把它去掉。但手术切除留有瘢痕,而皮肤科医生对不留瘢痕的激光疗法观点尚不一致。

57. 耳部畸形

婴儿出生后有时可发现耳部有畸形。此时,最要紧的是检查一下外耳道是否存在,如两侧外耳道均不通,则听不到声音。若不尽早治疗,恢复听力,可变成聋哑,智力落后。发现这种情况后应马上去耳鼻喉科就诊。目前,手术时间在逐渐提前,1 岁左右时可做一侧。仅一侧外耳道关闭,而另一侧有听力时,可在上小学后做手术。耳朵外形不正常的婴儿,也应尽早到耳鼻喉科就医。耳朵竖立、或折向前方、或上部折向下方时,可用创伤膏矫形、固定,或者经常牵拉至正常位置,均可恢复正常。如果上述情况是在婴儿出生后 1 周内发生的,一般会在其1个月时恢复。

耳郭上长出的小副耳,如果没有软骨,可由医生用线勒掉。患了小耳症或无耳症,也不要急于手术。

58. 父亲要做的事

以前,母亲分娩,父亲不去上班是不可理解的。现在,时代不同了,应该改变这种观念。在家族中,不论是分娩还是育儿都是只由女性来做。可是在只有年轻夫妻两人的家庭中,如果一方不能动,另一方就必须帮忙了。丈夫把要分娩的妻子送到医院后,就要做家庭"主夫"了,于是才开始真正理解作为主妇在日常生活中需要的体力和精力。

在美国,很提倡妻子分娩时丈夫陪在身边的做法。可是在日本,不论是男性还是女性,大概都不会马上去效仿。这就像在橄榄球比赛中如果有哪个选手被罚,男性们就会围成圆形阵容,不让观众看到这个选手的表情一样。在日本,没有女性在分娩室中哭、叫的习惯。明治初期,应邀到东京医科大学的德国医生博尔茨曾为此深深感动。因为不只女性很坚强,男性也是在另一个地方同样地坚持。

母子回到新生儿室之后,父亲不要认为母子出院前就无事可做了,而应该经常到医院看望妻子,这不但是对妻子的一种安慰,同时也可以从妻子那里得知其出院回家之后应如何安排。家务事不论大小,如果不问妻子,丈夫们多数都不知道应该怎样做。如果已经有了 1 个孩子,父亲就要比以前多亲近他,这可以减少小的孩子回来之后对他的冲击。

在现在的家庭,给婴儿洗澡基本都是父亲的工作,因为在婴儿 1 个月内母亲还不能洗澡(见 46 婴儿洗澡)。

在产后 12 个月,有的母亲情绪不稳定,如因母乳不足、婴儿不愿意吃奶、完全人工喂养等造成精神负担,这时,父亲的安慰和鼓励就是最好的治疗。特别是如果婴儿有一些缺陷时,父亲更应该和母亲一起面对,这是惟一救助的办法,父亲会因此变得更坚强,还应该树立自己的孩子一定会健康的自信。

1 周到半个月

这周的婴儿

59. 从 1 周到半个月

因为分娩都是在医院进行的,所以婴儿要在医院度过 1 周,因此,母亲是在婴儿出生 1 周之后才真正担负起照顾婴儿责任的。母亲的身体还没有完全恢复,因此,实际上,多数是由奶奶来照顾婴儿,助产妇会来帮助给婴儿洗澡并指导喂奶等事情。母亲会看到奶奶或助产士照顾孩子的情形,如果与在电视或者杂志上看到的不同,也不要过分在意。照顾婴儿个人有个人的做法,不要认为不是固定的做法就不可以。

这一时期的婴儿睡眠的时间要比醒着的时间长得多,但也没有必须睡多长时间的规定。

排尿的次数,也是每天五六次到 10 多次不等,母亲一般都不会担心,但当他们初次看到婴儿的大便后,多数就会担心了。大便次数多时,就会认为是不是消化不良了,这一时期不会患这种疾病。既有 1 天只排 1 次大便的婴儿,也有每当排尿、换尿布时都会排便的婴儿。这些情况在母乳喂养时比较多见,排便次数越多,便就越不成形,渗到尿布中,可以看到黏液或粒状物,发出酸味,多呈绿色。对于婴儿,这些都属于正常的。

出生后 1 周,从医院回来时婴儿的体重(很遗憾,因为医院很忙,在出院时,多数都不会给婴儿量体重)与出生时的体重相比一般没有多大变化,这可以说是一种生理性的现象,也可以说是不太喝奶的婴儿的自然的结果。出生 1 周后婴儿的体重就会明显增加,这是因为婴儿的体内开始"革命",显示出真正开始成长的态势。可是,不论婴儿的态势如何强,如果母乳分泌不足的话,婴儿的体重也不会增加。从 1 周到 2 周婴儿的体重不增加,是因为母亲乳房分泌功能不旺盛,乳汁分泌不足所致。如果换成牛奶,体重就会不断增加。这时,母亲就会思考:抚养婴儿并不只是为了使其体重增加,对婴儿来说,没有比母乳更理想的营养,应该先使母乳喂养得以实现。所以,即使体重不怎么增加,也要努力用母乳喂养。

在医院时,因为护士很忙,没有时间等待分泌不足的乳房胀起来,就先喂给婴儿牛奶。在婴儿出生 4 周内,无论如何都在坚持母乳喂养的母亲不用说,就是已经用牛奶喂养的母亲也会有一半出现母乳分泌增多的情况,所以应该努力使母乳增多。即使是婴儿体重的增加没有达到每天 35 克的标准,只要婴儿没有哭闹,就应该继续努力进行母乳喂养。可是,不论母亲意志如何坚定,婴儿的体重 1 周只增加 100 克的话,不多少加一些牛奶就说不过去了,如果婴儿再哭得厉害,还会出现脐疝。

相反,有的母亲乳房涨得很满,但婴儿却吃得很少。婴儿吃五六分钟,接着就不好好吃了,或者是睡着了。于是,一会儿就饿了,过 30 分钟,就开始哭闹起来,这样的婴儿,喂奶的时间及间隔都不好确定,这也是一种个性,母亲不要着急。有的时候,喂奶的间隔时间会很长,虽然婴儿吃得很少,把睡着的婴儿摇醒喂奶的做法也是不提倡的,因为婴儿如果饿了的话,肯定会哭的。牛奶喂养的婴儿是隔3小时左右喂1次奶,母乳喂养的婴儿喂奶间隔是不能确定的。

睡眠、排泄、食欲都与婴儿的个性有关。在这一时期,婴儿个性也开始在其他方面展现。

有的家长虽然非常细心地给他换尿布,他还是会出现臀部变红;有的婴儿,在脐带的断端脱落后脐部不是干燥的,而是有渗出且发红;还有经常打嗝及经常"吭哧、吭哧"用力使脸色发红的婴儿;还有吃母乳或牛奶之后,二三分钟或20分钟左右之后,像喷水一样吐出来,然后,就像没事一样的婴儿;还有喝奶很急,经常呛的婴儿;还有眉毛上出现浮皮,脸颊上开始长出小小的像粉刺一样的小疙瘩的婴儿;还有的婴儿,在这一时期开始出现鼻塞。

上述个性出现的时候,不要马上考虑为疾病,可以认为:正常的婴儿,这一时期是不会患病的,当然没有治疗的必要。另外,不提倡每天给婴儿量体温,每天抱几次婴儿贴贴脸颊,自然会感受到婴儿的体温。

这一时期还会发现，“足位”分娩的婴儿，在颈部的左侧或右侧，可以触到质硬的、活动的肿物，而且婴儿躺着的时候，颈部总是朝向一侧(见 92 斜颈)。

出院回家之后，婴儿有时会出现少量的眼眵，一侧较重，另一侧较轻或几乎没有，睫毛没有被粘上，白眼球也没有变红。仔细观察，就会发现，靠近外眼角的部位，睫毛粘在眼球上，这就是轻度的倒睫，用消毒棉擦拭就可以了(见 160 出眼眵)。

不论是男婴还是女婴，有时都会出现乳房肿胀，中间有肿块，一按就会流出白色的乳汁，在 2 个月内会自然消退，所以不要去碰。

喂养方法

60. 写给用母乳喂养的母亲

从出生后 1 周到 15 天，婴儿吃奶的力量逐渐加大，所以，这一时期应该注意的是不要损伤乳头。

母乳分泌很旺盛时,婴儿只需一侧的乳房就能吃饱,所以另一侧乳房就可以休息1次,相应地也就减少了1次损伤乳头的机会。可是,母乳分泌不旺盛时,婴儿为了吃饱,就会吸吮很长时间。如果乳量很足的话,婴儿5~6分钟就会吃差不多了,剩下的7~8分钟就会像玩一样的吸吮乳头,不会很用劲吸很长时间。如果是乳量不足,婴儿就会很用力地吸吮10~15分钟,因此容易弄痛乳头,而且每次吃奶都会两侧乳房换着吃,所以有可能损伤某一侧乳头。

乳头损伤之后是很痛的,到不能忍受时,就只能吃另一侧乳房了。这样一来,对母亲的健康是很不利的,如果伤口总能保持清洁还可以;可是如果化脓,进而侵入乳腺,就会引起乳腺炎。如果乳房出现了疼痛、发热,母亲就必须去就医了,于是,就要停止喂母乳,改喂牛奶。一直坚持用母乳喂养的母亲不得不停掉母乳的原因多在于此。

因此,在这一时期,保护好乳头是使母乳喂养持续下去的前提条件。为了使乳头经常保持清洁,婴儿吃奶时应该用干净的毛巾隔开母亲的内衣(每天需要 5～6 条)。吃奶前,可以用消毒棉擦拭乳头,但如果用力大,就会弄伤乳头,所以在乳头很干净的情况下,就不要擦了。在把乳头放到婴儿口中时,要尽量放得深一些,以避免婴儿只吸吮乳头,还要避免一侧乳房连续吸吮 15 分钟以上,从婴儿口中拉出乳头时也不要过于用力。

无论怎样想办法,母乳都不足时,可以用牛奶来代替(见 37　母乳不足时的补救措施)。这时,不提倡在每次吃母乳之后加牛奶的理由之一就是为了不使乳头过于劳累。母乳和牛奶交替喂养,就会使乳头在喂牛奶时得到 1 次休息,因此应当予以提倡。

在半个月到 1 个月期间,一直分泌不足的母乳一般不会突然增多。在妇产科医院住院时,因乳房不分泌乳汁而改喂牛奶的母亲,出院回家之后,如果开始给婴儿喂母乳,母乳会逐渐增多,到满月时,有的会完全改为母乳喂养。所以,半个月时就不再尝试母乳喂养还为时过早。

只用母乳喂养时,有的婴儿 1 次只吃一侧的乳房不够,还需吃另一侧的乳房,但又不能全部吃净,只吃一半就够了。在这种情况下,许多母亲就会询问:剩下的一半,是挤出来扔掉好,还是留着好。剩下的乳汁在乳房中绝对不会变质,不留着乳汁而挤出来的人,是认为乳房空了之后才能刺激乳汁的分泌,目的是为了使乳汁分泌得更好,因此,答案就简单了。可以做一下尝试:如果把喝剩的乳汁挤出来(见 61 挤母乳的方法)之后,下次母乳分泌得很充足,就可以在每次喝奶之后把剩余的乳汁挤出来。可是,如果喝剩的乳汁不论挤出与否,都不会影响下次乳汁的分泌,就没有挤出的必要了。不过,乳汁分泌好的乳房,如果不挤出来扔掉的话,夜里就可能发胀而痛。

授乳的间隔时间没必要太死板,隔 2 个小时好还是 3 个小时好,当然还是隔 3 个小时省事些。但是现在的目标是继续用母乳喂养,没有必要坚持不到 3 个小时就不喂母乳了。何况母乳的分泌也不固定,在分泌好的时候,婴儿吃得很饱,间隔的时间就长,而分泌少的时候,婴儿一会儿就饿了。因此可以让婴儿自己来掌握吃奶的量,这样就会出现有时隔 2 小时喂 1 次,有时隔 4 小时喂 1 次的情况。

每次在授乳前后都用精密的体重计来测定母

乳的量,这在婴儿 10 天左右是没有必要的。必须要测定母乳量的母亲,是无论如何母乳分泌也不太足的人。因为即使测定了,乳汁的分泌也不会有所增多,所以告诉母亲现在测定是 50 克,以前是 65 克,也只能是使她着急而已。总之,继续用母乳喂养,等待着可能更多的泌乳是最好的办法,也可以临时补充一点牛奶,坚持 1 个月看一看。

相反,也有由于母乳分泌过多呛着婴儿而难以吃奶的,这时就要边让婴儿吃奶,边挤另一侧乳房,奶挤出后乳汁量减少,婴儿就容易吃了。

61. 挤母乳的方法

母亲的乳房只要稍稍习惯了,用手就会像婴儿吃奶一样把奶挤出来。以前在大学附属医院的病房里雇有奶母,她在喂完自己的孩子后,还要每天为患消化不良的婴儿挤出 1000 毫升以上的奶。虽然为挤出母乳制造了各种各样的吸奶器,但都不如用手挤好。挤母乳时,首先要用香皂把两手洗干净,跪坐或者坐在椅子上都可以,挤左侧乳房时用右手,挤右侧乳房时用左手。冬天里要把手彻底温暖后再挤。

挤母乳时不是挤乳头,而是要挤位于乳头后面10多个存奶的乳腺管,它们排列在乳房周围的乳晕下。当把其内容物挤出来后,从乳腺中泌出的乳汁就又会集中在挤空了的乳腺管中。用拇指和其余的4个手指夹住乳头下的乳晕部,使手指平贴在乳房上,朝着胸部轻轻推,然后用拇指和其他4个手指勒紧乳房往前挤,就好像是从一个大面团上揪下一块小面团一样。如果用吸奶器就不能这样操作。

如果出生的婴儿是未成熟儿而被放在保育器中,其母亲也可以自己把奶挤出来给婴儿吃,即使母亲先出院了,也可以把奶挤到器皿中放进冰箱里冷藏起来(可保存5~6天),送到产院给婴儿吃。如果母乳能持续分泌,那么婴儿出院后就可以用母乳喂养。

62. 吃别人的奶

吃别人的奶是日本很早以前就有的习俗。对于不能提供母乳的婴儿,在没有牛奶的时代,作为代乳品的只有用米粉做的稠米汤,这种既不含蛋白质、也不含维生素的喂养,不能使孩子健康成长。人们知道了吃母亲以外人的奶可以很好地养育婴儿以后,就形成了吃别人奶的习俗。结果出现了家庭富裕的人雇用奶母的现象。通过授乳可以感染艾滋病,所以现在已禁止吃别人的奶了。

以前曾有过把产院中乳汁分泌好的母亲的奶的剩余部分装到器皿中,喂给未成熟婴儿的做法,现在也已经停止了。因为在进行杀死艾滋病病毒的低温杀菌的同时,会使消化母乳中脂肪的酶的活性降低,易引起婴儿腹泻。

不过有特殊情况时最好允许吃别人的奶。如未成熟的婴儿出院时母乳已经没有了,这时如果母亲的姐妹有授乳能力,而且就住在附近,那么吃别人的奶就比吃牛奶好。至少要坚持让婴儿吃 3 个月,婴儿之间月龄不同也没有关系。不方便时也可以把奶挤到器皿中,带给孩子吃。

其孩子在 1 ~ 2 个月时死亡的母亲,虽然乳汁分泌得还很充足,也不能让孩子吃她的奶,因为在 1 ~ 2 个月死亡的婴儿,有患先天性梅毒的可能。

63. 写给人工喂养的母亲

当母乳分泌得不充足而开始加牛奶时,曾用力吮吸但因母乳量少而吃不饱的婴儿,就会贪婪地吃起来。如果采取在吃完母乳后用牛奶补充不足部分的方法,婴儿就会逐渐不吃出量很少的母乳了(见37 母乳不足时的补救措施)。

是母乳和牛奶交替喂,还是只喂牛奶,不管哪种方法,婴儿吃的牛奶量都是逐渐增多,近半个月的时候,有的婴儿就会出现奶粉罐上标明的用量已经不能满足的情况。出生时体重在3.5千克以上,过10天达到近4千克的婴儿当中,如果达到使婴儿满足的喂奶量的话,有的可以吃到150毫升;但是,在半个月以内,喂奶量还是不超过120毫升为好,这样就不会过胖。如果不是食量大的婴儿,在1周到半个月期间,喂100毫升牛奶,他也只能喝70毫升。虽然是足月,但出生时体重不足2.5千克的婴儿,这种情况比较多见。

在只用牛奶喂养的情况下,间隔3小时,每天喂7次是比较方便的,但这只是相对于大人来说。

在这一时期的婴儿当中,有的婴儿并不一定能等到间隔3小时,间隔变短、吃奶次数增加是可以的,但最好间隔不要少于2小时。

在早产儿或者因为医院的安排而稍微提前出生的婴儿当中,有的需要每次喂奶50毫升以下,每天喂9次。可是,如果是出生时体重在3千克以上,婴儿出生后半个月,却无论如何1次吃奶都不到50毫升,1天吃奶总计不到300毫升,就有些不正常了。他们可能是心脏有问题,或者是属于食量过小的婴儿。

婴儿吃的少,母亲就会着急,但也不要勉强去喂婴儿,试着换奶粉也是没有意义的,还不如试着把奶粉调淡为好,奶粉过浓并不好。

因为橡胶奶嘴的孔过小,婴儿喝奶费力,有的就会在吃奶的中途停下来。橡胶的硬度、奶嘴的圆度等有时会成为母乳与牛奶交替喂养的婴儿不愿喝牛奶的原因。所以,尽量换一个与母亲乳头相近的奶嘴是使婴儿愿意喝牛奶的一种方法。给看起来很讨厌生橡胶气味的婴儿换一个硅胶奶嘴也是个好方法。这样的奶嘴,一旦被婴儿喜欢,喂奶就轻松了,而且如果养成了习惯,就应该继续用。这种奶嘴没有橡胶奶嘴易老化的问题(见41喂牛奶的方法)。

64. 是否有必要加维生素

婴儿在母体中时就已吸收了多种维生素并且储存起来直至出生,所以,一般认为,出生后2个月,即使不给婴儿补充维生素,这种储存也能维持婴儿体内的需要。不过,最近通过研究了解到,如果母亲偏食,其体内就会缺少某一种维生素,这种情况下出生的婴儿如果不补充维生素,就会发生维生素缺乏症。所以,如果母亲在妊娠中没有服用多种维生素制剂,婴儿的维生素储存就可能不足。为了不引起维生素缺乏,从预防的角度来说,早期就应该给婴儿补充维生素。另外,对于早产儿,因为从母体内吸收的维生素少,所以也必须从早期开始补充维生素。

总的来说,不论是正常产儿、早产儿,还是母乳喂养儿、人工喂养儿,出生15天后,每天补充1次复合维生素是比较安全的。具体情况如下:

佝偻病是一种骨骼发育不良的疾病,众所周知,它是因为维生素 D 不足而引起的。如果接触紫外线,人体的皮肤就能合成维生素 D。但婴儿在 1 个月左右时一般是不晒太阳的,所以接触不到紫外线,因此,出生 3 周后,应该每天补充 400 单位维生素 D。特别是早产儿,如果出生时体重在 2 千克左右,其在母体内吸收的维生素就会很少,更应该从出生后 2 周开始补充维生素。

坏血病是一种身体各处出血,腿一碰就痛得跳起来,并大声哭闹的疾病。它是因为在新鲜的水果中含有的维生素 C 不足而引起的疾病。在母乳喂养时,如果母亲不是完全不吃水果,就不会引起维生素 C 缺乏。在把奶粉冲成牛奶时,因为需要用热水,就会破坏一部分维生素 C,有时为了严格消毒,不得不用热水,所以,从出生后 2 ~ 3 周应该每天补充 25 毫克维生素 C(相当于 50 毫升橘子汁)。

维生素 A 不足时,眼角膜就会干涩,严重时可引起失明。维生素 A 耐热,即使是消过毒的牛奶,也不会被破坏。母乳中维生素 A 含量也很多(100 毫升中含 200 ~ 500 国际单位),所以,不补充维生素 A 也可以。或者每天预防性地给予 1500～2000 国际单位就足够了。

维生素 B_1 不足会引起“脚气症”已广为人知，婴儿每天需要 0.5 毫克的 维生素 B_1。如果母亲不喜欢麦片、面条、面包等面食，而只吃精白米，或者以方便食品为主食，不吃副食，婴儿就会出现“脚气症”。所以，进行母乳喂养时，喜欢吃米饭的母亲不吃面包等面食是不行的。因为母亲食物中的维生素 B_1 的量无法确定，所以预防性地每天给予 0.5 毫克 维生素 B_1 是比较安全的。

为了防止各种维生素不足情况的发生，上述做法是必要的。对很小的婴儿来说，鱼肝油刺激性强，果汁容易引起腹泻，所以应该补充复合维生素液，1 天中的任何时候都可以，用吸管给婴儿喂 1 次。在复合维生素液中，除了含有维生素 A、D、C、B_1 外，还含有其他各种人体每天所需要的维生素，所以预防性地使用是非常合适的。不过，维生素 D 或维生素 A 摄取过量是有害的，因此，复合维生素液不能喂过量(见 631 维生素过剩)。

近来，在特殊调制的奶粉中加入了各种维生素，如果 1 天使用 100 克这种奶粉，就正好能补充合适的维生素量。但是月龄小的婴儿每天食用奶粉不到 100 克，所以仍需补充复合维生素。

婴儿再大一些时，因为经常晒太阳，喝奶的量也增加了，也可以喝果汁了，所以就没有必要补充复合维生素了。

65. 婴儿洗浴后

婴儿洗浴后，擦粉或者涂油几乎成了一种习惯。可是，对没有出现红肿、糜烂的婴儿来说，还是什么也不涂为好。

在臀部或者大腿根等处稍有发红时，可以擦痱子粉（成分多为滑石粉，还有氧化锌），沾在手上搓一下，涂上薄薄的一层；不要涂得太多，聚集成块不好，不然在用尿布擦掉它时，容易损伤皮肤。

注意，不要在肚脐部涂粉。也不要把粉直接涂在胸部或颈部，因为有时烟状的粉会被婴儿吸入口中。母亲可以先在手掌中把粉搓匀，然后再涂到婴儿的颈部、耳后和胸部等地方。

我们的祖先不用小儿润肤油，并不是因为没

有,而是因为在像日本这样湿度大的国家里,人们必须靠皮肤帮助呼吸。我们的祖先从经验中知道,如果毛孔被油堵塞,就会因为不能呼吸而感到不舒服。西欧国家也不把小儿润肤油作为涂料使用,他们洗澡不像我们这样认真。他们把润肤油作为洗澡的替代品使用。在日本,对洗澡成为心脏负担的早产儿,也是用橄榄油擦身体代替洗澡。婴儿好不容易因为洗澡而感到了清爽,再去擦小儿润肤油就没有意义了。

66. 关于体重增加

出生后 2 周的婴儿体重多少为好？这样的问题是毫无意义的。出生时的体重有一个很大的幅度,不能说 4 千克的孩子就结实,3 千克的孩子就弱。结实的孩子,出生时体重的差别也是很大的。而且,每天的喝奶量,对健康的婴儿也是各不相同的,因此,婴儿在出生后 2 周应该有标准体重的想法是不对的,这是属于战前征兵时,根据个人的看法把人分成甲乙丙丁等级的思想。

出生后 1 周内不太喜欢喝奶的婴儿,出院时的体重与出生时相比并没有太大变化。从出生的时候起就开始喂奶,而且母乳很充足的婴儿,出院时的体重有时能增加 150 克以上。

因为乳汁分泌不足或是婴儿食量小,即使过了半个月,和出生时相比,婴儿体重也没有太大变化。尽管如此,如果母乳分泌逐渐旺盛了,即使体重增加达不到母子手册体重曲线要求的程度,也是不加牛奶为好。

母乳分泌非常旺盛时,在 1 周内,体重每天会增加 30 ~ 40 克;牛奶喂养时,可以以此为标准做参考。若体重平均每天增加 50 克以上时,就要考虑是否喂得过多了。半个月时量体重,如果比出院时还少,婴儿半夜经常哭闹,就要加牛奶了。

有时不论母乳分泌如何充足,婴儿只吃完一侧乳房之后就很满足地睡去,这时,可以考虑这是属于食量小的孩子。体重的增加也是每天 20 克左右,这样的婴儿即使试着加牛奶,体重也不会增加。不太愿意喝奶,是婴儿的一种健康状态。因为母乳不足每天体重只增加 20 克的婴儿,与因为食量小每天体重只增加 20 克的婴儿很容易区别。两只乳房都吃净之后,因为还想吃,所以就像在诉说没吃够一样地哭闹,到晚上要醒好几次,这种婴儿就属于母乳不足的婴儿;而食量小的婴儿与此相反,是相当安静的。

吃牛奶的婴儿当中也有食量小的婴儿,即使只喂70~80毫升也非常安静的婴儿是食量小的婴儿,想再喂多一些,也不会再吃,体重当然也不会增加。

67. 抱婴儿好吗?

出生后1周到半个月的婴儿只要吃饱了,就会睡得很好。安静的孩子,只有在尿布湿了的时候哭,所以除喂奶以外,就不用抱了。可是,婴儿醒了之后,或是喂完奶之后,或是换完尿布之后还是抱一抱好。因为头部还不能立起来,所以抱的时候应该支撑着枕部。在气候好的时候,只要避开强光的照射,接触一下外界的空气也可以。

抱一抱婴儿好,是因为在眼睛还看不清楚的时候,婴儿通过抱能够感觉到亲人的温暖。婴儿整天一个姿势躺着,当然不如被抱着的时候心情好。想抱孙子的祖父母在身边的情况下,可以让他们多抱一些时间。

有人会认为也许会养成抱的习惯，之所以非常讨厌养成抱的习惯，是因为大人都想在婴儿躺着的时候做一些事情。因为被抱着是这一时期婴儿的一种快乐，所以要给予婴儿这种快乐。不要认为因为抱了，不抱时就成了爱哭的孩子。被抱着是一种快乐，同时，疲劳的时候入睡也是一种快乐。经常有人因为怕经常抱而养成抱的习惯而不抱婴儿，实际上养成抱的习惯的婴儿都是从一开始就特别爱哭的孩子（见 100 养成抱的毛病）。

68. 未成熟儿出院以后

在集中治疗室的婴儿危险的症状消失后，健康起来，体重也开始增加，吃奶也很好时，就允许回家了。这样的婴儿在很多地方都与一般的婴儿不同，吃奶不多，体温调节差，对感染的抵抗力低。因此，在家庭中，需要特殊的抚养、护理。

最重要的是预防感染。想办法准备一个婴儿专用的房间，除照顾的人（母亲、祖母）之外，其他人不要进入。曾经发生过因为父亲无意中进入房间，打了一个喷嚏，其体内的病毒（父亲未发病）

被婴儿吸入,而引起婴儿肺炎的事情。对早产儿,更应该绝对禁止外来客人的看望,有兄弟姐妹时,也应该禁止入内。

出入房间照顾婴儿的人,最好穿只在房间内使用的白色的罩衣。因为如果传染了感冒,婴儿就会有致命的危险。所以照顾孩子的人要经常带口罩(药店卖的比自己做的好),而且要每天更换1次;喂母乳或冲牛奶前,还要用香皂把手洗干净。

室温在夏天和温暖的季节,不用调节(不需要空调)。冬天,则必须用暖气。室温应保持在20~25℃之间,18℃以下就冷了,这时可以在婴儿的被中放电脚炉(为了不引起烫伤,放在离脚远的地方)。被中的温度以30~32℃为宜,湿度为50%~55%左右。用石油或煤气炉取暖时,应该按房间的大小选择炉子,而且要常换气。

婴儿的服装以棉质的为宜,冬天的服装以绒布质地的为好,羊毛质地的不好。新衣服要洗1次之后再穿。

如果婴儿入院时母亲的奶挤了出来,出院之后就要喂给婴儿。没有母乳时,能够吃别的母亲的奶也好（见 62　吃别人的奶）。如果实在没有母乳时，就要喂早产儿牛奶，可以像在产院时那样冲淡一些。一般医生都会告诉我们，与其喂浓牛奶，不如增加喂奶的量。冲牛奶时，要严格消毒（见 40　奶粉的调配方法）。

一般来说，早产儿出生后 2 周，每天 1 千克体重需要热量 110 ~ 150 千卡，水分 150 毫升；蛋白质的需要量是每天 1 千克体重 2.25 ~ 5 克。母乳 100 毫升中含有蛋白质 1.1 克，同化率较高。

正常产婴儿从母体摄取的铁可以用到出生后 4 ~ 5 个月，早产儿到出生后 2 个月就用完了，所以要从出生后 6 周或者再早些就开始补充（见 101　给未成熟儿补充铁剂）。儿科医生对出生后就开始补充铁剂都有顾虑，这是因为他们知道血液中的铁处于饱和状态后，母乳中的铁传递蛋白等的杀菌力就会下降。通常铁剂至少要持续服用半年。

复合维生素液从出生后 2 周到 2 周岁都需要补充，每日 1 次，用吸管喂。把早产儿用的牛奶换成普通奶粉的时间，一般根据早产儿的成熟度及出生后的发育情况而定。

喝奶量与婴儿的体重及性别有关。大致来说,1 千克体重每天需要喝奶 150～180 毫升,2.5 千克体重的婴儿每天喝奶 350～450 毫升是正常的,如果每天 7 次,间隔 3 小时很勉强的话,就可以改为每天 8～9 次。

出生后 2 周以内体重不足的婴儿,回家之后,继续正常喝奶的话,体重就可以追上普通的孩子。需要 1 个多月体重才达到 2.5 千克的婴儿,回家之后,必须细心喂养。出生后马上就哭的婴儿和出生后处于假死状态的婴儿相比,当然是后者更应该用心喂养。

早产儿的洗澡次数以尽量减少为好,因为洗浴会使通过吃奶好不容易得到的热量丧失。特别是在寒冷季节,更应该控制洗浴次数。不过,如果婴儿达到了 1 次喝奶 100 毫升以上,体重超过 3 千克的话,就可以和普通婴儿一样洗澡了。如果好不容易才达到 1 次能喝 50 毫升,那么还是不洗澡比较安全。

早产儿与普通婴儿相比,黄疸持续的时间比较长,即使到了 1 个月,黄疸还没有消退的情况并不少见,但并不需要特殊的治疗。

产院医生让早产儿出院,是因为其已经达到了在家庭中可以进行照顾的条件,所以母亲不必提心吊胆。不过如果出现了下面的情况,就必须与医生联络。婴儿体温降低时,平常 36℃ 左右的体温,降到 35℃ 以下时,就必须注意了,要马上与早产儿中心的医生进行联络。在此之前,要使婴儿的被褥变暖。如果是因为拿走电脚炉之后体温下降的,就应该尽快再用上,如果加热过快,体温也会上升过快,所以不要加热过快。

冬天,为了不使婴儿的手凉,给婴儿带手套是不安全的。婴儿的手指从松弛的手套网孔中伸出,妨碍了血液循环。曾经有过报道,只一晚的时间,婴儿的手指就腐烂了,而父母虽然知道婴儿哭闹,却不知是什么原因。

婴儿体温过高时(比如 38℃),首先应该想到是不是过于保暖了;呼吸非常急促时,也要通知医生,特别是出现咳嗽或者从口中吹出气泡时,更应该马上通知医生;脸色像蜡像一样变白,哭声变弱时,也必须找医生咨询。特别是吃奶量急剧减少时,更应该引起注意。

婴儿腹部突然发胀时,必须想到这是一种危

险信号。婴儿抽搐时,也要通知医生。

发生上述异常时,在冬天的夜里,如果医院很远,用没有暖风的车带婴儿去医院是很危险的,因为在中途,有可能更冷,请医院携带保育器械出诊是最好的办法。

对早产儿什么时候结束特殊的照顾为好呢?通常,体重达到3千克,每次喝奶量持续达到100毫升以上(或者体重每天平均增加30克以上)时,就可以解除警戒。一般情况下此时是在出生后半个月,然后就可以继续按着本书的月龄的顺序继续喂养。

出生时体重在1.5千克以下的婴儿,在3个月时,有一半左右出现脐疝,但不用担心,1年后就会自行痊愈。

异常情况

69. 乳头凹陷

如果询问为什么人工喂养,有的母亲就会回

答是因为自己的乳头内陷。乳头内陷就不能喂奶是一种错误的想法，虽然奶是从乳头流出来的，但婴儿吸吮的时候并不是只吸乳头，而是把周围的乳晕一起吸入口中。

如果乳头内陷吸吮困难，多是在婴儿嘴很小不能吸住乳晕的时期。婴儿逐渐长大，嘴变大时，即使母亲乳头内陷，婴儿也会吸住周围的乳晕，所以不会影响喂奶。如果确实不能吸住乳头时，就可以试一下药店出售的乳头保护器，它会起一定作用的。

在婴儿嘴很小的时期，应该想办法持续喂母乳，以后才能进行正常的母乳喂养。这个时期一般都是最初的半个月到 1 个月之间，把母乳挤出来喂婴儿就可以了（见 61　挤母乳的方法）。

婴儿一天天长大，要让他每天练习吸吮乳房。可用拇指和中指夹住乳晕部分、展平，放入婴儿口中。乳房胀满时，乳晕下的腺体也充盈、变硬，就不容易夹住了，这时可以挤出一部分奶，使腺体变空、乳晕变软，然后再放入婴儿口中。

如果乳头内陷是在妊娠时期发现的，母亲一般会想各种办法把它拉出来，可是如果怎么拉也拉不出来时,母亲就会很着急。

如果母亲受到妇产科医院助产士的指责,说为什么不事先想办法拉出来呢?这样的乳头是没办法吸的,母亲就会失去用母乳喂养的信心。即使婴儿出生时母亲乳头仍内陷,也不要悲观,母亲的奶,不吸是流不出来的,并不是奶不流出来,而是还没有到流出来的时候。

70. 患乳腺炎时

乳房胀、变硬、一碰就痛,一般都会认为是得了乳腺炎。在婴儿半个月以内,母亲得乳腺炎的非常少,多数都是奶积聚过多,而变成了硬块。由化脓菌引起乳腺炎症为真正的乳腺炎,它发生在婴儿出生 4 ~ 5 周之后。

奶积聚而出现硬块的乳房,只要婴儿用力去吸,就会自然好转。如果有“揉奶”的人就更好了,因为他能把这种硬块揉开。但是,“揉奶”不是一种职业,乳房胀痛时,不容易找到能揉开的人。

乳房硬、痛时,首先需请外科医生鉴别一下,是化脓性乳腺炎还是奶积聚过多。在找不到合适的外科医生的偏僻的地方，只好让外行来诊断了。奶积聚得过多时，不会发热，在肿胀乳房一侧的腋下触摸一下，触不到活动的淋巴结，乳房的皮肤也不变红。这时，需要忍受一下疼痛，像挤奶一样（见 61 挤母乳的方法）缓慢地按摩乳房，奶流出之后就好了。每天按摩 2 ~ 3 次。如果很痛，用热毛巾湿敷一下就好了，用胸罩从下方托住也可以减轻疼痛。奶积聚得过多一般都是二三天的时间，所以要想办法忍耐一下，坚持喂奶就会好转。

由化脓菌引起乳腺炎时，母亲情绪通常不佳，一触乳房，不仅会感到疼痛，而且还会发冷、或者发热 38℃ 以上，还有乳房皮肤发红，患侧淋巴结肿大、变硬、有触痛。去就医时，医生会给抗生素予以治疗。这种情况，4 ~ 5 天内患侧乳房不能哺乳，服用抗生素后，母亲的奶婴儿仍可以吃。不过，连用 10 天以上四环素时，婴儿将来的牙齿会变黄，所以母亲在拿药时，必须咨询一下是否含有四环素。

因为乳腺炎手术母亲必须住院时，婴儿也要一起入院。如果医院不允许，医院离家很近时，要把婴儿抱到医院喂奶。

71. 脐部出血

脐带残端在第四五天脱落后,干燥一段时间的脐部,又逐渐开始有渗出,有时贴在脐部的纱布会渗出血来。从脐带残端脱落,到脐部完全变干燥所需要的时间有长有短,长者可达1个月左右。

经常能见到在脐部的凹陷处出现粉色的、豆状的圆形肉块,这是脐肉芽肿,并不是特别可怕的东西,一定会治愈。脐带残端脱落到完全长好还需要一段时间,与接产时处置的好坏没有关系,虽然经常保持清洁,也可能出现肉芽肿。

对脐部进行处置时,擦干消毒后再用消毒纱布覆盖就可以了。对男孩子,要注意不要因为尿而弄湿脐部,上边的尿布要铺厚一些。

用含有滑石粉的痱子粉之类的东西也会发生肉芽肿,所以要注意不要把这些东西涂在脐部。对肉芽肿,医生一般都习惯采用涂硝酸银、用盐水洗的治疗方法,但这并不是治愈的惟一方法。洗浴后,用消毒棉轻轻地擦一下,再用消毒纱布覆盖也可治愈。为了治疗这种疾病,每天带着出生还不到半个月的婴儿,去有很多门诊患者候诊的外科医院是不明智的。外科候诊室是很多带着化脓菌的患者聚集的地方,所以有可能传染给婴儿,而引起各种疾病。

72. 黄疸不消退

普通婴儿黄疸都是在出生后 3 ~ 4 天出现,1 周左右消退。出生半个月后,还有很明显的黄疸时,母亲就会很担心了,会认为是不是胆管堵塞了,或是肝脏有问题了,而到儿科医生那里诊治。可是,生理性的新生儿黄疸,也有很多持续 1 个半月左右才消退的情况。虽说半个月时黄疸还没有消退,也不会就得了书上写的很严重的疾病,还是再等一段时间为好。只要婴儿很健康地吃奶、很大声地哭、不发热、大便没有变白,就没有马上去就医的必要。即使是去就医,医生也会说再等一段时间。

黄疸在只用母乳喂养的婴儿中比较多见,出现得比较晚,一般是在 1 周后或 2 周开始时出现,然后黄疸逐渐明显,血液中胆黄素的量也很多,只要不是早产儿,就不会引起大脑的障碍。停喂母乳二三天改为牛奶就会变轻,但这只是医生的想法,对婴儿来说没有什么好处。如果坚持母乳喂养,有的婴儿黄疸持续3个月也未引起其他障碍。除黄疸以外,无其他症状,他们健康地吃奶、体重也正常地增加。

73. 吸气时喉部发出声音

出生后1周左右,有时会发现婴儿吸气时,喉部会发出"咝咝"的声音。总是在吸气时发出这种声音,母亲就会着急了,担心也许是喉部被什么东西阻塞了。但又不总是这样,多是在婴儿哭闹时发出很大的声音,安静之后,就不明显了。哭声不哑,吃奶也很好,也不发热,去就医,医生会说没有什么异常。这是因为喉部生来软弱,吸气时,喉头的一部分变形、狭窄而发出的声音。过一段时间,软的部分逐渐变强时,这种声音就会自然消失。既有6个月时自愈的,也有需要更长时间的,不过到过生日时都会自愈,而且平时并不出现,只在哭闹严重时出现吸气的声音。

这是一种完全无害的情况,不需要特殊治疗。经常接触外界空气、晒太阳,就会使骨及软骨变结实,所以虽说是吸气时喉部发出声音,也不要把婴儿关在房间里。医生也许只会下一个单纯性先天性喉头狭窄这样一种复杂难记病名的诊断。

74. 婴儿口腔中的白色小斑点

观察出生 1 周左右婴儿的哭闹时,偶然会发现其口腔内侧颊部、齿龈等地方沾有像奶渣一样的白色东西。与奶渣不同的是,喂温水也冲不掉。其实,这是一种霉菌(念珠菌)附着在口腔上。可以说,妊娠的母亲中有 20% 在产道有霉菌生存,在分娩的时候,传染给婴儿。

这种情况健康的婴儿也常有发生,所以不用担心。以前认为是鹅口疮,发生在营养不良的婴儿,但营养正常的婴儿也可出现。健康的婴儿不用处置,半个月或者 1 个月会自愈。如果这种霉菌是在婴儿使用抗生素的情况下出现的,就应该马上告诉医生,因为这属于抗生素的一种不良反应。对橡胶奶嘴、牛奶瓶的消毒必须严格,以防再感染。

如果是早产儿,喝奶量逐渐减少,且口腔中出现了白色霉菌时,就必须向医生咨询了。因为比口腔中霉菌严重的是婴儿不吃牛奶。

75. 父亲要做的事

在日本,没有丈夫在厨房做家务和给婴儿换尿布的习俗,就像没有产后的妻子一个人在家做家务、照顾孩子的习惯一样,而是奶奶照顾婴儿,请人帮忙做家务。在产妇身体恢复以前,只管给孩子喂奶就可以了。可是,随着社会的发展,多数的家庭都变成了核心家庭,身体还没有复原的妻子必须一边做家务一边照顾婴儿。作为父亲,对这种新情况,必须从丈夫的角度进行处理。

家务及育儿,丈夫需要参与多少,一般由妻子的体力和婴儿的个性来决定。25 岁以前的产妇比过 30 岁的产妇体力恢复得快;喜欢运动的产妇比不做运动的产妇有力气;睡一会就能恢复体力的产妇即使晚上醒来多次，也不会妨碍第2天的家务；可是平时睡眠不好，如果晚上起来，第2天身体的状况就会不佳的产妇，一边照顾婴儿，一边做家务的话，就会是相当重的负担了。还有晚上1次也不醒的婴儿和晚上醒多次、尿布湿多次的婴儿，虽说是都要抚养，对产妇来说，需要消耗的体力是无法相比的。附近同时分娩的夫人如何、丈夫的姐妹如何，都不能作为榜样。就像每个人都有个性一样，每一对夫妇和他的婴儿也有与别的家庭不同的个性。能够提供与自己家庭相适应的劳动的只有小家庭中的父亲。时代要求父亲参加家务及育儿劳动，男性不参加这类事情，是源于旧时代的习俗。

白天的工作会使父亲疲劳，不过，如果产妇是家庭主妇，只需要父亲1个月的帮助就会很快恢复体力，不会总需要父亲的帮忙。但是，在夫妻都工作的家庭，家务及育儿一直都会需要父亲的参与，这是夫妻都工作的小家庭的特殊情况。

在产妇是家庭主妇的情况下，只要妻子体力恢复了，做家务及育儿时，很快就会不需要父亲帮忙了。日本的多数男性，对厨房及洗涤等家务，不如女性做得好,有的妻子,对丈夫的帮忙,反而感觉到是一种负担。

24 小时都在观察婴儿的妻子的观察力,比每天只观察 2 ~ 3 小时的丈夫的观察力当然要强得多。

不过,即使是丈夫的帮忙很笨拙,妻子也应该高兴地接受。如果认为怕说自己照顾孩子失职,而不接受的话,丈夫以后就不会再协助了。

过 1 个月之后,对婴儿的观察就不一样了,这时,父亲应该承认母亲的实力。有男性比女性优秀偏见的父亲,往往对婴儿的观察力很差。出差回来的父亲注意到婴儿的咳嗽,就会说应该马上去就医,而从半个月前就观察到婴儿嗓子"嗞儿、嗞儿"叫的母亲就不会惊慌。

下面是现在父亲必须注意的问题:

只要有母乳,从 1 周到半个月的婴儿就不会发生问题,重要的是母乳不足时,应不应该加牛奶的问题。希望父亲认真读一下"36 是不是母乳不足?"和"60 写给用母乳喂养的母亲",并进行综合考虑。量体重虽然是一件重要的事,但也不必过分神经质,最好不要买医生用的准确测量的体重计,因为这会使母亲神经质。

生产后的母亲,有的过了 1 周还不能动,这时父亲要尽量帮忙做家务。特别是要把婴儿的洗浴当做是父亲的工作。如果一般是在洗浴后给婴儿量体重,父亲就必须按时回家。

早产儿体重达到 2.5 千克出院回家时,更需要父亲的帮忙。因为母亲不能外出,所以在婴儿患病时,就必须由父亲带婴儿去看病。父亲从外边回来,在家门口要换上家里穿的衣服,带上睡帽、把头发放在里面,然后把手洗干净,再去看婴儿。当然,不带口罩是不行的。

再重申一遍,不要吸烟。不只是因为父亲中年后,可能会因吸烟诱发心肌梗死或癌症而死亡,造成家庭不幸,还因为被动吸烟的母亲患肺癌的比率很高,婴儿哮喘的发生率也很高。

半个月到1 个月

这个月的婴儿

76. 从半个月到1个月

这段时间婴儿的个体差异进一步明显了。有的婴儿非常安静,有时安静得让人感觉不到他的存在。这样的婴儿睡眠时间长,只有在十分饥饿时才醒来。因为肚子空了,所以咕嘟咕嘟地吃奶,如果吃的是母乳,就能把两只乳房都吃干净;如果吃的是牛奶,能吃 120 毫升。排尿、换尿布之后,会情绪很好地醒一会儿,不知不觉之间又睡着了。夜里 2 点及清晨 5 点各醒 1 次,换尿布、吃奶之后,又能马上入睡。大便也是每日 1 次。

有位夫人说:“这样的婴儿一个人就可以照顾。”当她看到除此以外其他有个性的婴儿时,一般就会提醒说:“是不是哪儿不舒服了?”总之,安静的婴儿毕竟是少数,大多数婴儿是不会这样平和的,对外界刺激敏感、自我表现能力强的个性使他们表现得非常吵闹,成为爱哭的婴儿。稍有一点儿声音,就会睁开眼睛。尿布湿了,就会“哇、哇”地大声哭闹表示不快,即使是换完尿布,也会因为饿了而哭个不停。

喂母乳5~7分钟之后,空腹感一消失,他就会不耐烦地停止吃奶,如果继续勉强地让他吃,就会像让他做不合心意的事情一样,把好不容易吃下去的奶“呼”地一下全吐出来。过10分钟左右,他又会哭闹起来,像是在诉说:“我饿了”。再给他喂奶五六分钟,又会接着入睡。不过有时会连续睡上4小时。这样的婴儿,喂奶是不会有规律的,有时会每日吃奶12~13次。特别是在母乳分泌不充足的情况下,两方面(婴儿的个性和母亲的着急程度)加到一起,使婴儿每天生活的目的就只剩下了吃奶。因为难以忍受这种情况,许多母亲只好停止喂母乳。

换成牛奶之后,情况多少有所改善,可是,婴儿的性格并不能完全变得平和。如果牛奶瓶的牛奶流出不畅,婴儿又会生气地哭起来,吐出奶嘴,不再吃奶。好不容易喝下去的那些奶在20分钟之后,也会全部吐出来。这种情况在男孩比较多见。因为吐出牛奶的量有多有少,所以到达下次饥饿的时间也有长有短,既有1.5小时的时候,也有2个小时的时候。因此喂奶时间也就变得没有规律了。人们所以把上述情况称为个性,是因为即使喂药,也不能使情况得到改善,而只有随着时间的推移,才能自然好转。

个性还表现在食欲方面。如果用母乳喂养,不容易弄清楚食欲的问题。但是如果只用牛奶喂养,因为每次吃奶的量很清楚,所以母亲能够观察到婴儿的食欲。婴儿吃了很多牛奶,母亲非但不在意,而且还很高兴,因为她们认为食欲好就表示健康。其实,食欲过好也未必就好。刚刚1个月的婴儿,如果每次吃奶180毫升,那就是吃过量了。不过,令母亲们担心的是食量小的婴儿。即使按奶粉包装盒上说明的量把奶粉配成牛奶喂给婴儿,婴儿也会剩20~30毫升。这种婴儿似乎不太容易出现饥饿感，即使到了晚上，也会一直酣睡，不会中途醒来。白天，虽然饿了，也不会突然大声哭闹。母亲开始会认为这样的婴儿喂养得很好，但是如果听说附近同时出生的婴儿1次能吃180毫升牛奶，而且亲眼看见那婴儿有自家婴儿的2倍那样胖时，往往都会失去平静，会认为自己的孩子是因为哪里不舒服才吃奶很少的。

更令人不解的是，有这样的母亲，看到食量小的婴儿的体重曲线还不到母子手册要求曲线的50%，就想办法让孩子多吃奶，还给孩子注射蛋白质同化激素之类的东西。其实，用激素来改善食量小婴儿的体质，既不能成功也没有意义。因为注射不仅给婴儿带来了疼痛，也没有效果，母亲会更加着急，而且还有令人讨厌的不良反应。

在这一阶段，排泄的个性也更加明显。排尿方面，不管次数怎样多，因为都渗到尿布里了，所以母亲都不太在意。排便因为用肉眼能看得到，所以次数增加，出现绿色或白色粒状物，或黏液便，母亲会认为是腹泻了。这个时期排泄的另一个个性是以便秘形式表现出来的。在成人，如果问他每日排便几次的话，有1/3的人会说他是属于便秘型的,但没有人进行过这样的调查,因为即使是便秘,也算不上不健康。每日便1次,还是2~3日便1次,都属于个人的个性,人从出生到生后1个月的时间这种个性已经表现出来了。出生后半个月时表现出来的个性,到1个月时进一步以"完善"的姿态表现出来,母亲有时却会为此感到苦恼。

有的婴儿脸颊上长了粉刺状的东西,脸颊全部变红、发硬,有时流出黄色的液体;有的婴儿眉毛出现皮屑,前额到头顶长出油痂;有的婴儿后耳根变红、糜烂。如果去看医生,会说是得了湿疹(特异性皮炎)。

有的婴儿总用力使脸色发红,这样的婴儿有一部分会出现脐疝,好哭闹的孩子也是这样。鼻子容易堵塞的婴儿在这一时期将更加严重,发展下去,有时候达到不能吃奶的程度。

经常吐母乳或牛奶的孩子当中,男孩子比较多见。这个月龄,吐奶就像喷水一样,有的孩子体重也不增加了。如果去医院,会被诊断为"幽门痉挛"。可是,上述情况,并不属于疾病,而是婴儿个性到这一月龄的表现,所以不用担心。对其不必处理，只把他当作是婴儿的一种“变化”即可。不过，如果母亲只注意婴儿令人困惑的个性，而忘记了婴儿的成长是不行的。婴儿的视力还不是很好，但是到出生近1个月时，如果情绪很好就会露出笑容。手脚的活动也越来越多了，在炎热的季节，婴儿会用脚踢开毛巾被，小手也经常去抓脸，所以如果不经常剪指甲，婴儿的脸就会被抓伤。

最重要的是要记住婴儿情绪好的时候的表现。不管大便次数增加也好、绿便也好、未消化便也好，还是吐奶、体重的增加不如想像的那么多也好，只要是婴儿表现出心情好就无所谓。在世界上，能记住婴儿情绪好时的表现的只有母亲，如果母亲能够感觉到某种表现与心情好时的表现不同，那一定是婴儿哪里感觉不舒服了。母亲从孩子出生后就开始对他进行照顾，所以应该比到医院一次只给孩子检查5～6分钟的医生更清楚婴儿的健康状况，因此，母亲不经常观察孩子的健康情况是不行的。婴儿逐渐长大了，母亲也从生育和为人母的兴奋状态中平静下来。因而，如果婴儿很结实，即便是养育过程中有一些失误也会很好地成长，并且育儿并不需要多么高深的知识，稍微懒惰一点也没有什么不可以的。这正是母亲已经有了育儿经验的表现,也可以说开始具备了做母亲的资格。

喂养方法

77. 用母乳喂养时

在出生后半个月时还不太多的母乳,过半个月后,乳房就开始胀大。证实母乳流出量的多少的最确切的方法,是用体重计在哺乳前后称量体重看其差的大小。家庭用的小型体重计,只要最小刻度达到 50 克就能够测量。用这种测量方法,能大致测出母乳的流出情况。每隔 5 天在洗浴时和 5 天前相比,婴儿体重增加了 150 克以上,说明母乳较充足;如果增加 100 克以下说明母乳不充足。不过,在婴儿当中有吃很多奶还不够和吃点就够了的两种孩子,想吃很多的婴儿,虽然是 5 天增加 150 克,如果把两侧的乳房都吃空之后,会因为还想吃而哭起来;相反的如果是食量小的婴儿,虽然5天只增加100克,在哺乳的时候,吃到一定程度即使还有乳汁流出也不会再吃了。

即使有体重计,每隔5天就给婴儿量体重的勤快的母亲也是比较少的(那也是可以的。育儿太勤快的母亲过于注重细节,有时会对大局判断失误)。不能因为吃母乳之后没吃饱而哭闹,就认为是母乳不足了而给婴儿加牛奶,如果在每次喂母乳后加牛奶,婴儿就会不再很好地吃母乳,到1个月左右时,就会只吃牛奶了。

如果家里有体重计,还是每5天当1次勤快的母亲为好。之所以这样说,是因为母乳喂养,便的次数多,"腹泻便"的婴儿也多。如果体重每5日增加150克以上,就可以放心地认为不是病理性腹泻。另外还有经常吐奶的母乳喂养的孩子,如果担心这样吐下去不行,只要体重每5日增加150克以上,就可以认为是吃多了,吐出来更好,也就可以放心了。在母乳喂养的情况下,婴儿吃得很好,母乳也充足,有时婴儿体重5日间可增加200克以上,这是因为母乳的特殊性,持续下去也不会有问题。

牛奶喂养无论如何都有些麻烦。如果出生后

15日到1个月就断母乳的话还为时过早。如果婴儿吃奶后还哭,就应该每隔5日量1次体重了。如果增加超过150克,就可以认为奶量已经够了。如果哭闹是因为婴儿情绪的原因,就可以再试着喂一些糖水或补一些母乳。

另外,喂母乳15分钟左右后就放开乳头睡着的婴儿,也不能因为看起来很满足就断定奶量够了,还是称1次体重为好。如果过了5日体重增加刚到100克,就可以大致估计自己的孩子是个小食量的孩子了。

78. 母乳不足时

出生后过3周,婴儿的食欲会急剧增加,以前都是每3小时喂奶1次,现在吃奶刚过2小时就开始哭了。遇到这种情况不要马上加牛奶,可以先试着增加喂奶的次数,因为婴儿的吸吮能刺激母乳的分泌。如果哺乳的间隔缩短到不足2小时,就应该测体重了。在5天的时间里,体重只增加100克的话,就是母乳不足了。如果体量增加在100~150克之间,再尽量喂一些母乳也可以,但婴儿经常哭闹，半夜要醒好几次，家里其他人都睡不好觉，就应该加牛奶。加牛奶的方法详见37~41。母乳严重不足时（5天只增加了不到100克），每天可以喂3~4次母乳、3次牛奶。

有时，5天体重增加不到100克的婴儿，因为是母乳不足，给加牛奶之后，他们往往不愿意喝。这时，与其勉强让婴儿吃牛奶，不如让他等着吃母乳。不管怎样，只要体重增加，就不会造成营养失调。而且，母乳还会再分泌。另外，如果婴儿真的饿了也会吃牛奶。

如果母乳的量可以使婴儿体重增加的速度达到每5天100~150克的话，就可以用每天母乳4~5次、牛乳2次的方法开始喂养了。1次喂牛奶100~120毫升，这样做下去，过5天量体重，如果增加了150克以上，就可以这样坚持下去。

虽说是母乳不足，也不应该着急，因为越着急母乳分泌得越少。总之，为使家庭和睦加牛奶也可以。如果家庭和睦，过一段时间很多产妇就会出现母乳增加，达到不加牛奶也可以的程度。

79. 只用牛奶喂养时

婴儿在半个月时就完全改为牛奶喂养是不可取的,因为一般母乳都是在婴儿出生1个月后才增多,所以不要着急,先将就一下,加点牛奶。但也有少数母亲无论如何也不能分泌乳汁。如果婴儿总是哭到半夜也不睡,也不要因为信仰母乳喂养而感到内疚。换成牛奶喂养,婴儿吃得很香,睡眠也前所未有的香甜而且时间长,不腹泻,一切都很好。这样一来,多数母亲就会认为如果再早点加牛奶就更好了。再看到婴儿的体重也在不断增加,就更坚定地认为不多喂牛奶是不行的。

这里有一个问题,喂了100~120毫升牛奶,接下去还想加量,这样,婴儿就会在出生后不到1个月的时间里,每次喝奶120毫升还不够。120毫升奶全部喝完之后,还在"吱、吱"地吸空奶瓶。看到这种情况,认为喝牛奶越多越好的母亲就会轻易地把奶量增加到130~140毫升。与母乳不同,牛奶量的增加是很容易的事。

在此之前喝120毫升牛奶的婴儿,喂到140

毫升,也能吃干净。而且,既不吐奶,第2天也不腹泻。一测体重,平均每天增加40克以上,因此,母亲就更加自信了,会认为婴儿喝空了奶瓶还在吸,即使再加20毫升也不要紧。这种自信,不久就变成了喂养牛奶过多,喂养出讨厌牛奶或巨型的婴儿。半个月到1个月的婴儿,只用牛奶喂养时,1次喂100~120毫升比较合适。如果奶瓶已经空了还在"吱、吱"地吸,再给20毫升左右的淡糖水就可以了。

喂奶次数定为每天6~7次,两次喂奶时间间隔3小时,爱哭的婴儿有时不能等3小时。不过,即使分成多次喂奶,总量也以不超标为好。这一时期没有半夜不喂奶的婴儿,每夜喂1次比较好。

牛奶配制以不太浓为佳。配100~120毫升牛奶,所用奶粉量以不超过奶粉包装盒上的说明为宜。复合维生素也应该从半个月开始添加。

如果只用牛奶喂养的话,因为能够掌握每次喂奶量,所以比用母乳喂养更容易发现食量小的婴儿。很多婴儿一般每次只能喝70~80毫升牛奶,有时能喝100毫升,但一般每日只有1次这种情况。

但是,在母亲当中,有的忘了人有食量大小之分。牛奶包装盒上写的是半个月到1个月的婴儿每次吃奶120毫升。如果吃得少,就会认为是没吃到量,为了让婴儿把剩下的牛奶喝掉,又是拍脸颊又是左右摇晃奶嘴,强行喂奶,这是没有意义的。

无论如何,每次只喝70毫升奶的孩子,体重增加也不快。5天只增加120克,这时,婴儿就会被认为是不是生病了。这样的婴儿,不太哭,晚上也睡得很好,一般很早就开始在夜间加1次牛奶。从喂养难易来说,可以说是一个容易喂养的婴儿。可是,在母亲看来,会认为是一个弱的孩子,而不认为这是婴儿的一个个性。

环　境

80. 防止事故

刚1个月的婴儿,还不会主动去做什么,一般都是在安静地睡觉。万一发生了事故,也全部都是周围大人的责任。所以这样说,是因为如果大人注意的话,这些事故都是可以避免的。

事故发生最多的是烫伤。大的烫伤几乎都是在给婴儿车中的婴儿做洗澡准备时,端来热水,滑了一跤,热水淋到婴儿身上所致。最好不使用热水袋,因为开关不严或出现破损常可烫伤婴儿的身体。

如果不把婴儿放在离开电脚炉适当的地方,即使认为调到了适宜的温度,在不知不觉中,电脚炉也会接触到婴儿的脚(以脚跟为多),造成烫伤,伤处红肿。如果认为婴儿感到热的话就会哭那就错了,因为即使是达不到婴儿哭的那种热度,接触时间长了也会烫伤。在婴儿睡眠中使用换气暖风机也是很危险的。

烫伤如果只是变红,不用处置就会痊愈。如果有水肿,敷以消毒纱布轻轻包扎,基本上可以消肿。不能涂油或软膏,如果出现破损,必须去医院处置。如果烫伤严重,不要随便处置,应该马上叫急救车送往医院(烫伤的处置详见“266 婴儿的烫伤”)。

其次,经常发生的是一氧化碳中毒(见651

急救)。在安铝合金窗的狭窄的房间内,不要整晚都点煤气炉或石油炉。可是,不论怎样注意通风,如果父亲在室内吸烟过多也是不行的。

用母乳喂奶的母亲,不能躺着喂奶。因为如果躺着喂奶,还没有适应抚养婴儿的母亲,会因为疲劳在不知不觉中睡着,乳房的压迫,会使婴儿窒息。如果是大一些的婴儿,会因为痛苦而反抗,但是只有1~2个月的婴儿还没有力气反抗。

虽然婴儿经常吐奶,也不能把塑料包装袋铺在其枕头下。因为风一吹,塑料袋就会盖在婴儿脸上,婴儿还不会把它移开,因而会导致婴儿窒息。在婴儿枕边放干洗店装衣物用的塑料袋也是同样危险的。

经常吐奶的婴儿,如果在其吃过奶熟睡后母亲准备去买东西时,应注意吐出的奶块容易堵塞到气管,所以经常吐奶的孩子1个人在家时应该让他侧身睡。

把2~3岁的哥哥姐姐和婴儿一起留在房间里是很危险的,因为对比他后出生的孩子的嫉妒,有时会使小哥哥或小姐姐做出危险的事。猫或者老鼠会咬伤婴儿,所以在晚上猫经常出没的地方不能开窗。婴儿的面颊和下巴上如果粘上了牛奶就会招来一些动物,所以应该把脸和手都洗干净,曾经发生过猫趴在婴儿脸上使婴儿窒息的事情。

81. 邻居

婴儿出生后1个月,有时会被抱到家门口。附近的女性们大多都会来看看婴儿,而且会打听"奶多吗?""牛奶是怎么喂的?"等问题。由于不想让其他的母亲重复自己做过的不必要的事,她们传授了很多经验。虽然其出发点是好的,但是也不能忘记婴儿是有个性的,对婴儿A来说好的事情在婴儿B未必就好;还有一方面就是,对自己的婴儿,自己比其他人更了解,应该具有这方面的自信心。这一时期的婴儿吃奶很多,能够很精神、很大声地哭。体重也相应地增加,如果是这样的话,一般不会得病。只有母亲最了解婴儿抚养的情况,如果有自己婴儿很健康的自信,就不会相信不了解婴儿状况的他人的关于婴儿有病的说法。

"因为持续腹泻,到医院一看是消化不良,打了针才好的。""因为治疗了脐带糜烂,所以没有化脓。”“吐奶没有管他,成了习惯,打了1个月针才好。”上述的劝告不要一味听从。婴儿在生后1个月内,应该尽量不去医院看病。本来没有病,却因为去医院,在候诊室里得了病,就太得不偿失了。

如果只听邻居的忠告,自己没有主见,就会把正常的生理现象当成病态,在听他人说话时,应该在心里说:个人有个人的做法。

82. 室外空气浴

不要把1个月的婴儿带到人多的地方,是因为有被传播疾病的危险。但如果因为怕被传播疾病而丝毫不接触外边的空气也有些过分。

出生后3周,就应该开始接触外边的空气了。如果是夏天,还应该尽量打开门窗,使空气自由流通。即使是春秋,只要气温在18℃以上,风不大时,也应该打开门窗。冬天,在日照充足的时候,也应该每1小时打开窗户通风1次。

婴儿快长到1个月时,只要不冷、无风,就可以包上棉斗篷,抱到阳台上,使面颊及手足的皮肤接触到外面的空气得到锻炼；让婴儿呼吸到比室内温度低的空气，锻炼呼吸道黏膜。上述锻炼每日1次，1次5分钟左右为宜。室外温度10℃以下时，就不要出去了。再有，日光直射且很强时，就不要做日光浴了。

异常情况

83. 婴儿吐奶

出生15天后，男孩子经常吐奶，开始的时候，认为是吃多了，吃完奶20分钟左右，“呼”地吐出来。吃奶后马上吐出来时，吐出来的呈牛奶状；吃奶20分钟之后吐出来时，吐出来的就是呈豆腐脑状的东西了。吃的奶变成了豆腐脑样物，是因胃酸的作用，奶在胃里停留时间过长所致。

如果一边吃奶一边从嘴角流出来，可不必担心。如果很多奶像喷水一样“呼”地涌出来，就应该想到可能是不正常了。如果认为是喂奶的方法不对，使婴儿吃进了空气，就应在喝奶之后，把婴儿立起来、拍背,让婴儿打嗝。尽管如此,婴儿还是吐奶,开始是每天1~2次,吐奶次数逐渐增多,有的孩子甚至每次吃奶都吐。可是,如果仔细观察,就会发现,经过一定时间,吐出的奶虽然变成了豆腐脑样,但绝对没有奶以外的东西(例如黄色的胆汁、血液、带有便味的东西)。婴儿不论吐奶前后,都没有痛苦及情绪不佳,不过总是吐奶,而且不论怎样注意都吐。

如果去医院就诊,就会被说成是“幽门痉挛”。由于写的是一些看不懂的字和没有听说过的病,母亲就慌张了,就会打听是什么病,多数会回答说是胃的出口痉挛,严重的话,必须手术。

母亲急着回家和父亲商量,看起来这样健康,却得了可怕的病,就会叹息命运的悲惨。可是不用担心,健康的男婴都会吐奶。不要被幽门痉挛这个名词吓住。每个人吐的时候,幽门如果不痉挛性地收缩都是吐不出来的。幽门痉挛这一词语,只是把吐奶这件事说得比较难懂而已。

健康的孩子胃肠蠕动活跃,所以也易吐奶,无论想什么办法,吐奶都不容易止住。1~2个月是吐奶最严重的时期,到3个月时就很轻了,到4个月时就不会出现了。不论怎样都能自愈,所以不能称作是疾病。吐奶多数是在婴儿出生后半个月发生,偶尔也有出生后2个月时发生的。

必须做手术的不是幽门痉挛,而是幽门狭窄。幸运的是,这种欧洲人的遗传病在其他地方非常少,而且比一般的吐奶发生得晚(3~5周)。幽门狭窄的时候,婴儿基本吃不进奶,所以非常瘦。因为胃的出口基本被堵塞,所以胃痛苦地蠕动,从消瘦的腹壁能看到胃像虫子一样蠕动,这是它的特征。通常,可以不考虑这种疾病。对经常吐奶的婴儿没有特殊的处理方法,不论母乳喂养、还是人工喂养都同样发生,但可以试着减少每次的喂奶量,并且因为饿得快,相应地增加喂奶次数。

吐奶最严重的时间有1周左右,所以在这一时期孩子会消瘦一些。虽然进奶困难,如果能进食糖水或果汁,也是可以的,因为能够预防脱水。如果能从口进食水分,就不要通过注射补充,这样的孩子,一刺激就兴奋,吐奶就会更严重了。

喂奶之后,要将婴儿上身直立,让他打嗝。吃奶10~15分钟,婴儿睡着时,母亲最好陪在婴儿身边。吃奶后20~30分钟吐奶时,为了防止奶块进入气管发生窒息,婴儿独自熟睡时,要使其身体侧卧,这样是比较安全的。

以前,婴儿一吐奶就会被看作是“脚气病”,以前的医生有的会诊断为“婴儿脚气病”。可是,“脚气病”是母亲维生素不足时发生的疾病,人工喂养的婴儿是不会发生的。所以,说用牛奶喂养的婴儿得了“脚气病”,是不能让人信服的。另外,母亲如果不仅吃精白米,也吃面包和面条,还有包括维生素 B_1 在内的合成维生素,就可以不考虑婴儿“脚气病”。此种情况,若注射维生素 B_1,则对婴儿不利。

有的书上写着,婴儿吐奶还必须考虑到肠套叠、脑膜炎,但是这些都是疾病,婴儿不会像这样没有什么不适的感觉,而会很痛苦地哭闹。

84. 婴儿的“消化不良”

只用母乳喂养的婴儿,长到快 1 个月时,会因为“消化不良”反复去医院,这是一种错误的做法;对婴儿来说,没有比这更麻烦的事情了。因为母乳喂养是最好的,所以有的母亲即使是很勉强但也坚持用母乳喂养，这样的母亲，是理想主义者。因为摄入的是理想的营养，所以认为婴儿的便也应该是理想的。母亲认为理想中的便是金黄色的、质地均匀的有形便，这是一种偏见。没有比母乳喂养的婴儿的便更难看的东西了，颜色不一定是黄色，绿色的是非常多的，质地均匀是一个例外，常常是混有发白的块状物或者是白色的粒状物。不仅如此，有时还混有拉丝状的黏液；没有形状，像蛋花汤样的"腹泻便"也不少见，只要一看到这样的便，儿科医生就会推测出这个婴儿是用母乳喂养的。

对婴儿的便具有想像力的母亲，除了看到现实的"腹泻"吃惊以外，还认为婴儿的"腹泻"是一种病。在开始的时候，生后2周左右便是每天2~3次，突然间每日达到7~8次。这多是因为开始的时候母乳很少，后来母乳增多的缘故。吃的量增多了，排的量也增多了。测一下婴儿体重马上就可以明白，肯定会急剧增加。

如果用母乳喂养过多个婴儿的老奶奶在身边，就会说这是很平常的事。但现在的家庭多数只有夫妻两人，于是自然就去向邻居的夫人请教。

而正巧遇到的这位夫人没有母乳喂养的经验,只了解牛奶喂养的孩子,就会说:“那是消化不良,一定是的”。牛奶喂养的孩子,因为便白且干燥,所以,便是有形的,不是“腹泻便”。认为便是有形的邻居的夫人,第1次看到母乳喂养的婴儿的便认为是腹泻也是不无道理的。而且,牛奶喂养的婴儿便的次数每日也只有2~3次;可是,母乳喂养的婴儿每日便7~8次并不少见。因为便中混有黏液,次数也多,所以母亲会认为一定是消化不良,于是就带婴儿去就医,与医生说每天排便7~8次,而且混有黏液。如果是注重观察婴儿的医生,就会说,还是让我看一下便吧。因为母亲所谓的“消化不良便”,儿科医生是不能相信的。

为什么呢?因为母乳是无菌的,所以不应该引起消化不良。实际上,即使做了半个世纪的儿科医生,也没有发现半个月到1个月的婴儿出现需要治疗的腹泻。母亲带着沾在尿布上的便到医院去,儿科医生看过便就会说这是母乳喂养的便,不用担心。如果这位医生有足够的时间的话,就会给婴儿量体重,如果与出生时相比增加了相应的量,就会说,不要紧的。不过,如果遇到不太注重观察婴儿的医生,就不会去观察婴儿的便。

未婚的年轻医生,在家里没有看过母乳喂养的婴儿的便,即使是已婚的男医生,如果没有给婴儿换过尿布,也不会像母亲那样了解婴儿便的情况。如果遇到这样的医生,听到母亲的诉说,就会说,那么,就给你开消化不良的药吧,于是,递过消化剂;还会说便为绿色,有发生"婴儿脚气"的危险,就又给注射维生素 B_1。

如果母亲相信医生说的"这不是病"的话,问题就解决了。婴儿仍然持续每日排"消化不良便"多次,体重增加,健康依旧,继续正常地生活着。

如果母亲不相信这不是病,仍然希望是"理想便",到其他医生那里去就医会怎么样呢?如果这一位医生又是一位不看便,只听母亲诉说,就按"消化不良"给予"治疗"的医生,母亲就会不断找这位医生看病。可是,因为原本是生理性的"腹泻",不论怎样吃药,注射维生素 B_1,都不会变成"理想便"。直到婴儿再大一点,母乳不足了,加牛奶之后,才变成"好便"为止,母亲都会定期到医院去。等不到这个时候的母亲,还会换医生"治疗”母乳喂养的“消化不良”。

请母亲不要忘了我们是在抚养婴儿,而不是在抚养便。婴儿喂养得好坏只需量一下体重就可以知道。作为母亲,要区分医生,只要看他是否观察婴儿的便,每次就医是否给婴儿量体重就可以知道。希望母亲记住婴儿情绪好时的表现,就是因为在这种时候能起到作用。如果婴儿情绪很好、很健康的话,就不要考虑“消化不良”之类的疾病了。

85. 婴儿的便秘

一直是每日排便 2 ~ 3 次的婴儿,一过半个月,就变成了每日 1 次。到快 1 个月时,又变成了每日不到 1 次。持续下去,又变成 2 日 1 次或者 3 日 1 次。这时,母亲开始担心了。

牛奶喂养的婴儿每次喂奶的量是很清楚的,每次喂奶 100 毫升,每天喂六七次的婴儿是不应该感到饥饿的。母乳喂养的婴儿,因为每次喂奶的量不很清楚,所以可以试着考虑一下是否因母乳不足引起便秘。这可以通过观察体重的增加情况来简单判定。如果从便秘以后，在此之前每5天增加150克的体重，现在却变成了增加不到100克，就可以考虑为母乳不足。

令母亲苦恼的并不是母乳不足引起的便秘，而是已经喝了足够的母乳或牛奶，体重也正常增加，却不是每天排便，这样的婴儿母亲就会带他去就医。这里必须考虑的是便秘到底是否有害。完全排不出便是可怕的事，肠的某一部位阻塞或便异常积聚阻塞肠道是非常严重的。可是，母亲说是便秘而带来的婴儿并不是不排便，而是还在排便，只不过间隔时间长而已，等二三天自然会排便，只不过母亲等不到那个时候就来就医了。什么地方也没有孩子必须每天都排便的规定。“积聚的便有毒，在体内循环造成危害。”这是关于“泻药”的广告的语句，对婴儿来说，并没有被证实。

在婴儿时期，2天只排1次便的孩子，按这种规律逐渐长大，到上学时也不改变，而且非常健康；如果看到其兄弟也是这种类型，就会明白这是其家族的特性。每日排便五六次是个性，3日只排便1次也属于个性。

2~3 天只排 1 次便,排便时不吃力,也没有因为便硬而损伤肛门,如果婴儿健康,体重也正常增加的话,就没有理由把这种便秘称为疾病了。如果母亲认可医生解释的 2 天排 1 次便不算是疾病的话,便秘的一半就都不是病了。

有的便秘属于个性,所以不要太在意,这种时候,如果母亲是便秘有害论的顽固信仰者,因为吃药、打针都不见效,就会更加着急了。不管是睡觉还是醒来,只考虑排便的问题,这并不是婴儿得了病,而是母亲患了便秘恐怖症。

关于婴儿便秘,可以考虑一下治疗方法。每当排便的时候,婴儿都会“吭哧、吭哧”地用力,如果排出的硬便损伤了肛门,造成了出血(肛门裂伤即使不治疗,如果便变软了的话,也会自然痊愈),应马上考虑治疗方法。

在母乳喂养的情况下,首先喂糖水,以在洗澡后为佳。如果糖水不起作用,就把麦芽汁(药店有售)2~3 克放入 20 毫升温水中溶解,喂给婴儿。如果还不见效,就把果汁稀释 2 倍,喂 20 毫升左右。如果是牛奶喂养,就可以在牛奶中试着加入 2~3 克麦芽汁,开始的时候,加 1 次,如果不见效,可以加2~3次。如果还是无效,就可以每日加果汁二三次。

这样做仍然没有反应时,可以换用刺激肠道出口的方法,最安全的是灌肠,最好使用小儿用灌肠剂。如果没有这种灌肠剂,使用成人用灌肠剂也没关系。灌肠的要领是使婴儿仰卧,打开尿布露出下半身,左手抓住婴儿的双足部,充分上提,将灌肠器的头部轻轻旋转插入肛门,在插入2厘米左右后,注入灌肠液,然后拔出灌肠器,同时用脱脂棉堵住肛门,然后,放下两脚,铺好尿布等待,不到二三分钟,便就会排出来。如果过了10分钟便还没有排出来,可以再灌1次。

有的人经常用纸捻通便,不过,因为纸捻不容易做成无菌的,所以如果肠道的入口处有伤的话,就会引起化脓,因此,不提倡这样做。当然使用消毒棉棒也可以。多数人会担心灌肠会不会成为习惯?目前还没有因为出生后1个月左右每天灌肠而终生需要灌肠的人。

不过,作为一种个性2天排1次便的人,不论灌肠与否,这种情况都会持续一生。出生后1个月左右的便秘,到3~4个月,就像被遗忘一样的治愈了,这种情况很常见。到能够吃蔬菜、水果之后,就更不会便秘了。

给婴儿用泻药是不好的,因为有时可能引起肠套叠。可以试着做婴儿体操,每天按摩腹部 3 次左右。

从出生后就没有正常的排便,腹部胀得很大的孩子,必须去就医,但这种情况几十万人中才可能出现 1 个人(见 636 先天性巨结肠症)。

86. 婴儿鼻塞

半个月左右的婴儿鼻子经常堵塞。既没有到外边去,也没有接触感冒的人,却还是鼻塞。有时积存了鼻垢,但即使小心地取出来,鼻子还是不通气,而且还逐渐加重,到 3 ~ 4 周左右,达到了不能吃奶的程度。如果去就医,就会被说是感冒,并且给开一些药;如果去耳鼻喉科,就又会给鼻子上药。可是,怎么做都不会见效。如果再去就医说还没有治好,这次医生就会说:那就打针吧。即使请医生给打了针,还是没有变化。鼻塞的婴儿,多数在眉毛上沾有浮皮,脸上长出粉刺状的东西。

在相同的抚育条件下,既有出现鼻塞的婴儿、也有正常的婴儿,如果了解到鼻塞的婴儿,其父亲在婴儿时期也有过鼻塞,就会明白鼻塞属于一种特异性体质。

确实有因为鼻塞而吃奶困难的情况。但是,不会达到完全不能吃奶的程度。虽然费些力气,但是还能吃奶。真正痛苦的时期,只不过有1周左右的时间,所以不要着急。从季节来说,冬季比较多见。在出现异常干燥气候的日子里,在炉前或暖气前挂上湿毛巾,会减轻空气的干燥程度。房间过热也与鼻塞有关。

天气好的时候,经常让婴儿接触室外空气,会使鼻腔通畅。因为怕感冒而关在房里,或把室温调热都不好。成人用的通鼻药,不要给婴儿用。

有的人用消毒棉签沾上橄榄油放到婴儿鼻腔中,使婴儿打喷嚏排出鼻垢的方法,但如果是因为黏膜肿胀引起的鼻塞就不起作用了。奶奶们常常用口对着婴儿的鼻孔吸出分泌物,确实能防止鼻孔处的阻塞。一般情况下还是尽量让婴儿吸入室外空气,等待自然痊愈为好。出生1个月之后,鼻塞就会变得很轻,不久,就会痊愈。

87. 头形不正

婴儿到1个月左右,放到床上躺着时,会发现婴儿的脸只朝向一个方向。仔细观察,头的左右不一样圆,只朝向右边的孩子右侧头部变平;只朝向左边的孩子左侧头部变平,在不知不觉之间,婴儿的头已经压扁变形了。善良的母亲会被批评说:"只让孩子向一侧躺着睡,所以下边的那一侧变平了。"其实这是不确切的。

婴儿的头在出生1个月左右的时间,生长速度比人生的任何时期都快,头围可扩大3厘米。头骨的急剧生长,不一定会左右对称。左右不同,并不是因为外界压迫,而是因为内部的力量所致。左右不对称,发展到一定程度,婴儿的头部就会一侧扁平。这以后,即使想让朝右的孩子向左躺也是很困难的,过2个月时,婴儿能够自由活动头部了,纠正起来就更难了。所以,要想使婴儿头部左右对称,出生后1个月内,就应该经常观察婴儿头部,如果稍有不平,就马上把这一侧垫起来,使这一侧不承受重力。但实际做起来是很难的。

有的婴儿无论如何注意头部，都会出现左右不同。对头部的形状不要太费心思，哪一个婴儿头部都多少有些偏斜，即使是相当偏斜的头在过周岁生日时，也会变得不明显了。

婴儿的头部不偏，却只朝向一个方向，这种时候，就应该考虑斜颈了(见92 斜颈)。

88. 黄疸还没消退

一般情况下，应在1周或者10天左右消失的黄疸，到半个月时还没有消退，甚至过了3周，仍然还存在时，母亲和周围的人就开始担心了。打开书一看，黄疸不消退的情况下，有患好多种疾病的可能(见578 新生儿肝炎和先天性胆道闭锁)。可是只要黄疸开始逐渐出现变淡的倾向，婴儿也很健康地吃奶，大便没有变白，就可以等一段时间。足月正常产的健康婴儿，即使是黄疸期延长，一般也都属于生理性黄疸的持续。

特别是婴儿是母乳喂养时，黄疸期延长就更可以理解了。这是因为母乳中有影响调节肝脏胆汁色素的物质。这时，如果把母乳换成牛奶，能使黄疸的消退加快。但是,一般来说母亲都会认为与其停掉好不容易分泌的母乳,莫不如一边喂虾汤一边继续喂母乳为好。

89. 面颊的疙瘩和臀部的糜烂

出生后 10 ~ 15 天,多数婴儿在脸的上半部分的某一部位会长出小疙瘩。眉毛上沾有浮皮样的东西,前额的发际上长出 2 ~ 3 个小粉刺样的东西,或者是脸颊上长出 3 ~ 4 个小红疙瘩,一晒太阳,就急剧增多,使母亲非常吃惊。这种脸上的疙瘩,在人工喂养时比较多见。但母乳喂养的孩子也时有发生,这就是湿疹。

表现形式多样是湿疹的特征。有时,在手指、脚趾等地方或足底部出现直径 1 毫米左右的丘疹(突出皮肤的粒状物),有时是小的水疱。发现之后,神经质的母亲就会反复查找家庭医学方面的书,在新生儿的疾病一栏,会看到先天性梅毒的孩子,足底或手掌会出现水疱,还有鼻塞症状。于是母亲就会成为梅毒神经症。在领取母子手册时,即使是梅毒检查阴性,也会不安。其后,不知不觉中会开始担心是接触了患者碰过的东西而传染的。可是,丈夫出身于品行端正的家庭,从血液检查阴性的妊娠中也不应该产生先天性梅毒。还有,现在已经没有在足底或手掌长出大水疱这样严重的梅毒了。

这一时期的湿疹可以不处理。想用药者,用含有少量肾上腺皮质激素的药膏每天涂2次,好了之后马上停用。含有氟的肾上腺皮质激素效果更好,但不良反应也大,所以涂3~4天,好转之后,再马上换以前的药。

湿疹也叫特异性皮炎,所谓的特异性,是一种先天的容易过敏的体质,属于一种遗传,检查一下就会发现,血液中免疫球蛋白E增多,湿疹婴儿的血液当中免疫球蛋白E也增多。

有时,婴儿天生对牛奶、鸡蛋、鱼等过敏,所以发生湿疹。只用母乳喂养时,母亲可以试着不喝牛奶、不吃鸡蛋,如果把每天200毫升的牛奶完全停掉,湿疹减轻的话,母亲就应该在婴儿3个月之内不喝牛奶。

脸上出现湿疹的孩子,容易发生尿布疹,所以尿布必须是棉布的,旧的棉布比新的棉布要好。便中的酶和尿中的氨容易引起炎症,所以要治疗尿布疹,首先要保持婴儿臀部的干燥。虽然广告中说纸尿布吸水,但总是湿的话,也会引起尿布疹。

对尿、便多的孩子要认真换尿布,即使是晚上,至少也应换 1 次尿布。如果是用的塑料尿布垫,应该换掉,透气不好是不行的。如果有吹风机,换尿布时,洗干净之后,应该吹 2 分钟风。夏天的话,应尽量少用尿布。为了防止发霉,洗尿布前要用热水泡一下,用肥皂洗 2 遍。要充分洗涤,不要残留异味。

夏季,每天给婴儿洗浴 2 次,使臀部保持干净。由婴儿使用的肥皂引起的湿疹非常少,每当使用时就加重的情况另当别论。不要认为肥皂对湿疹不好,使用肥皂湿疹并没有加重,就可以继续使用。水管里的水加入了杀菌的氯,所以有过这样的报道:不使用自来水,而用自己家挖的井水,湿疹就会好转。室温过热的话,湿疹就会痒,冬季使用电脚炉时,应注意不要过热。

90. 脐疝

快满1个月时，有的婴儿会发生脐疝。这是因为增加腹压之后，一部分肠管从腹壁的窗户——肚脐突出来的缘故。其内容物是肠管，按压时会发出"咕噜、咕噜"的声音，这是肠管中的气体和消化物混合在一起而发出的声音。这是因为婴儿用力或者哭泣使腹压增加所致，所以发生脐疝的婴儿都是那些经常用力使脸变红的孩子和脾气急躁经常哭的孩子以及母乳不足而经常哭的孩子。

腹壁的窗户关闭不严以早产儿多见，所以脐疝的发生率以早产儿为高。凸肚脐只要范围不是很大（直径5厘米以下），就能够自然还纳，多在婴儿2~3个月时痊愈，也有的需要1年的时间。因为脐疝不用处置也没有危险，而且能够自然痊愈，所以不用手术。即使有的脐疝1年之后还没有痊愈，到上学之前也会自愈。脐疝一般不会造成"嵌顿"。

脐疝是完全不处置好，还是从上面用胶布或

者带子固定为好?目前,还没有明确的结论。不仅如此,在长期的按压中,有时表面的皮肤会化脓,这样就会留下瘢痕,即便是去美容整形,也不容易恢复正常。

肚脐不用管它也可以,可是婴儿却不能不管。原本是由于腹压增加而出现了脐疝,所以必须要消除致病的原因,婴儿"吭哧、吭哧"地使劲,不随着时间的推移是不会好的,所以这是没有办法的事。而对稍不如意就哭,性格急躁的婴儿应该尽量多抱一抱。

便很硬,排便的时候很费劲的话,就给婴儿喂一些麦芽汁或者果汁,使便变软。想用母乳喂养,因为母乳不足,想了很多办法,实在不得已时可以加牛奶,那样的话婴儿就不会哭了。

如果腹压增加的情况得到控制,肚脐就不会突出了,脐疝也就自然痊愈了。晒太阳少的话,婴儿就会得佝偻病,得佝偻病之后,肌肉的收缩变弱,也容易引起脐疝。所以冬天出生的婴儿,过1个月之后应该经常接触室外的空气和阳光。

91. 阴囊水肿

男孩子出生的时候很正常,过半个月或者1个月时,母亲发现一侧的“睾丸”肿大,表面皮肤的颜色没有变化,没有触痛。稍微大一点之后,1个月或者1个半月时,多数能达到另一侧睾丸的2倍或者3倍。到医院就医会被诊断为阴囊水肿,并且说明是睾丸中积存了水液。如果是疝气,按摩肠管会返回腹腔,睾丸会恢复正常大小。如果是阴囊水肿,即使是按压睾丸也不会变小。阴囊水肿时,医生用手电照阴囊,我们会看到光线能够透过,因为只是睾丸外侧积存了水,所以睾丸本身并没有问题。

阴囊水肿是常见疾病,不处置的话,婴儿2~3个月时就会自然吸收,不留痕迹。即使是吸收得很慢,也没有超过1年的情况。

最不提倡的是用针抽出其中的水,当然,既然能够自然痊愈,用注射针抽吸也会治愈。不过,在半个月到1个月期间即使把水抽出来了,也会再积存。在反复抽吸的过程中,如果因为消毒不善,导致化脓就麻烦了。即使是没发生化脓,出血使睾丸发生粘连,粘连之后,万一需要手术治疗,不但手术很困难,而且容易损伤睾丸。

如果等了1年,水肿却怎么也不消退,那时再考虑手术也不迟。可是如果睾丸和腹腔间的通道是敞开的,一按睾丸,其中的水分很快地流向腹腔,这种情况以早手术为好。

在阴囊水肿的同时,有时会发生同侧的腹股沟疝,如果腹股沟疝无论如何也不能还纳时,就要手术治疗,同时也可以治疗阴囊水肿。

阴囊水肿和疝同时存在时,一定不要用针刺,因为容易损伤肠管。出生1年以后出现的阴囊水肿不能自然痊愈,如果等了半年还没有好转,就要考虑手术。阴囊水肿以单侧多见,但也有两侧同时发生的情况。

92. 斜颈

足位分娩的婴儿,在出生后第2周,有时会在颈部的右侧或者左侧触及一圆铝币大小的质硬的筋疙瘩,一般不是偶然发现的,多数是发现婴儿面部总是朝向右侧，而勉强让他向左侧转时，手一触到颈部就发现了筋疙瘩。这个筋疙瘩是怎么形成的，还不太清楚。因为在足位分娩的婴儿比较多见，所以以前认为是在分娩的时候，颈部的肌肉（胸锁乳突肌）发生了出血，所以，也曾经命名为“胸锁乳突肌血肿”，其实似乎不是那样。

婴儿在子宫内时，采取了不正确的姿势，妨碍了血液循环，形成了“筋疙瘩”。因此，也造成了足位分娩。如果去就医的话，有的医生会说按摩好，也有的医生会说不处理也行。现在，认为任其自然发展为好的人越来越多，因为现已证明不按摩反而好得更快。

从发现颈部筋疙瘩到1周就变大了，所以母亲往往会认为这样下去会恶化。不过，一过4周，就开始逐渐变小。1年之后，就基本消失了。如果开始的筋疙瘩很大，有时1年也不能消退，就要考虑手术了。不手术任其发展，脸或者头部就会左右不对称，不过，这种情况非常少见。

斜颈的婴儿脸只向一侧（有筋疙瘩侧的对侧）转，所以有一侧头部睡偏的可能，因此，要使脸部转向天棚，就要把毛巾或薄被垫在一侧。颈部能挺直,会自由转动的话,有筋疙瘩的一侧就会发出“咯啦、咯啦”的响声,或者出现发红的现象。要尽量使婴儿用自己的力量转动颈部,像以前那样用外力勉强转动的方法不太好。如果医生用旧的方法进行按摩,就不要找这位医生看病了。

1 个月到2 个月

这个月的婴儿

93. 从 1 个月到 2 个月

婴儿过了 30 天,就可以看出眼睛能稍微看到点东西的样子,表情变得丰富了。醒着的时间变长了,情绪好的时间增多了,露出笑容的时候也日益增多,手脚的活动也增多,握着拳的小手会自己往嘴边送。

婴儿在出生后 2 个月,眼睛开始看得更清楚了,别人一逗,他就会笑,握着的拳头放在口中"咝、咝"地吸吮。因为眼睛能看见了,奶奶送来的礼物——吊着的圆球,在旋转时能够高兴地看很长时间。有时能发出“啊、啊”的声音,还有的时候能发出笑声。脚踢被子的力量也逐渐增强,如果是在温暖的季节会在喝牛奶或母乳的时候流汗。

婴儿在睡着的时候,一般多数是只朝着一个方向,再仔细观察一下,头部看起来像一个平行四边形,一侧被压扁了。但他并不是只向亮的方向转头。这是因为颅骨的发育速度增快,左侧和右侧的生长速度稍有区别而引起的一种暂时现象,到过周岁生日时,头就会变圆。因为头部经常左右摇动,所以头后部的头发变得很少。对于不太爱哭的婴儿,出生后半个月到 1 个月,吃完奶后就睡,醒后稍有哭闹,再吃奶之后,又马上变得安静了。到这一时期后,只要乳量充足,就会很安静,因为情绪好,静静地微笑的时间也增加,所以,会被不断称赞为“好孩子”。

不过,有许多不合理个性的婴儿也在成长,容易醒的婴儿因为胃肠发育好了,所以睡眠时间变长了,不过也有到了晚上 11 点、半夜 2 点、5 点醒来哭闹,不喂奶就不安静的婴儿。稍不顺心就大声哭闹的婴儿,因为逐渐长大,力量增加了,哭声更高了，疲劳的时间变少了，所以哭闹的时间也变长了。哭闹太厉害的孩子，除了抱着没有别的办法（见 100　养成抱的毛病）。其中，还有白天睡觉晚上哭闹的昼夜颠倒的婴儿。

吃奶方面的个性更加明显。牛奶喂养的婴儿，吃得多的孩子，喂 150 毫升会不够，喝完之后还会哭，如果继续增加牛奶量的话，到 2 个月时，就会达到不喝 180 毫升牛奶就不够的程度。这样下去，结果会怎样，到下个月就明白了。对于不太喜欢喝牛奶的婴儿，还有只勉强能喝 100 毫升的婴儿，因为牛奶外包装盒上写着每次喝奶 120 毫升，所以母亲拼命想办法让婴儿喝到这个量，而婴儿却在抵抗。需要明白的是，食量小的婴儿喝奶量无论如何也达不到 100 毫升以上，对他们来说，这是一种生理现象。对于 1 ~ 2 个月的婴儿，每天喂 7 次奶属于正常。

这种吃奶的个性，从体重增加的情况可以反映出来。每次喝奶 200 毫升的孩子，1 日体重增加 40 ~ 50 克。每次只喝奶 100 毫升的孩子，1 日体重只增加 25 克。对于母乳喂养的婴儿，因为母亲的乳房每次的乳量是不一样的，所以即使是婴儿全部吃净,到下次感到饿的时间的长短也不一样。两次喂奶的间隔是 2 小时,或是 4~5 小时都是不足为怪的。

对于只用牛奶喂养的婴儿,在婴儿 2 个月末时,基本上以每天喂 6 次奶为宜。能喝 7 次奶的孩子,如果是 1 次喝奶 150 毫升左右的话,也是控制在 6 次为好。即使是喝过了量也不会出问题的母乳,可以随意哺乳,所以很省心。如果是男孩,有的会频繁吐奶。这样的孩子喂奶时间一般不好确定。除盛夏以外,在母乳和牛奶之外,没有必要加水。母乳或牛奶的水分就够了。

在排泄方面,大便、小便的次数都比上个月减少。到这个月龄每日排 10 次以上大便的婴儿减少到 5~6 次。不过上个月母乳分泌不足的母亲,因这个月分泌急剧增加,导致婴儿排便次数增加也是正常的。母乳喂养的婴儿比牛奶喂养的婴儿排便的次数多,性质为"腹泻便",这点与上个月是相同的。由于排便的次数减少,上个月显示便秘倾向的婴儿,这个月就明显加重了。持续 2 天不排便的情况并不少见(见 85　婴儿的便秘)。

在排尿方面,多数情况是喂奶前换尿布时发

现湿了,到下次喂奶之前又会发现湿了而需要换尿布。有的孩子排尿后尿布一湿,就会通过哭声来通知大人。

这一时期的婴儿,有的张开口时能看到其舌后部被一层很白的舌苔覆盖。这种现象会自然恢复正常,所以没有治疗的必要。

到快 2 个月时,婴儿“吭哧、吭哧”使劲的时间比较少了。这一时期的凸肚脐,像以前说的那样多在经常哭闹和便秘的孩子中出现。

婴儿的湿疹成为神经质母亲苦恼的原因,一涂上药就好,停药之后就复发,脸上、头上有时长满了油腻的痂皮,不过,最终是能够治愈的。所以,母亲不要钻牛角尖(见 109　湿疹)。

一到 2 个月,发育比较快的婴儿,颈部已经很有劲了,如果让其俯卧,头能够稍微抬起来一些。

在这一时期,为婴儿换尿布时,有的婴儿膝关节会发出一种声音,这不是脱臼,声音能够自然消失,所以不用就医。对于女孩子要特别注意,为了不发生髋关节脱臼,换尿布时应该尽量把两腿放在稍弯曲的位置,不要把两腿伸直缠紧,衣服应尽量穿得舒服些。

喂养方法

94. 用母乳喂养时

如果母乳很充足,从1个月到2个月这一时期,将是非常平和的时期。喂奶的次数将和婴儿的个性相适应而逐渐确定。晚上不需要喂奶的婴儿在这一时期只是个例外。食量小的婴儿白天即使过3小时也不饿,晚上不喂奶也可以,这样的孩子晚上便的次数也少。与此相反,把两个满满的乳房都吃净的婴儿,便的次数多,而且多数都是“腹泻便”,并且经常把喝多了的奶吐出来。喝奶很多却便秘的婴儿,在母乳喂养的情况下也经常出现(见85 婴儿的便秘)。

过了1个月,婴儿吸奶的力量就变得非常大,所以经常弄伤乳头,如果细菌从伤口侵入就容易引起乳腺炎,所以要注意每侧乳头不要连续吸吮15分钟以上(见35 乳头破裂)。喂奶前母亲要把手洗干净,乳房要保持清洁,不要弄脏乳头。

用体重计每5天在同一时间测量体重,5天内增加了150~200克是最好的。如果5天内只增加了不到100克,婴儿就不会沉默了,不仅晚上醒来的次数增多,而且吃奶的间隔缩短了,表现出不满的样子。这样的话就要加1~2次牛奶,首先,在母乳分泌最少的时候(一般的母亲是在傍晚4~6点之间)试加1次牛奶。不要在吃过母乳之后马上加牛奶。因婴儿一般都能喝120毫升,所以应1次喂牛奶100~120毫升。这样加1次牛奶之后,休息了1次的乳房下次就会分泌得很充足。如果婴儿半夜哭闹的情况减少了,就可以继续这样做。

只加1次牛奶,婴儿半夜哭闹,晚上母乳分泌仍不足的话,应在晚上10点或者11点,停止喂母乳,再加1次牛奶。一般在半夜不喂牛奶,因为比较麻烦,麻烦的事还是不做为好,何况在冲牛奶的时候还需要消毒。另外,父亲在冲牛奶的时候会因为婴儿哭个不停而很着急,所以在深夜婴儿一哭马上就喂母乳是最好的。

加牛奶1次还是两次,或者更多次,可以量一下体重看看。如果以前每5天体重增加100克,加1次牛奶之后能增加150克左右,就说明加1次就够了。不过,虽然开始每5天只增加100克,婴儿却一点也没有哭闹的表现,这种婴儿就是前面提到的食量小的婴儿。这种婴儿喂牛奶只能喝100毫升,因为食量很小,所以不会因为饿而哭闹,因而没必要勉强加牛奶,即使是加了他也不会喝。要把食量小看成是一种个性,不要急躁。不仅是食量小的婴儿,只用母乳喂养的母亲,看到婴儿精力充沛,像"这个月的婴儿"栏中所写的那样发育,就要坚信这个孩子是结实的。

1个月到2个月的婴儿,在母乳喂养的婴儿当中,没有真正的疾病,虽然便是"腹泻便",次数也是7~8次,吐奶、有湿疹,只要健康地很好地吃奶而且经常微笑就不用担心。被所谓的"症状"所左右,带着健康的婴儿去就医是不可取的。

另一方面,在只用母乳喂养时,应该记住的是母乳分泌有的时候会减少,这时就必须加牛奶,加牛奶的话,就必须用奶瓶和橡胶奶头。可是,只用母乳喂养的婴儿,一过2个月,就会讨厌橡胶奶头,而不去吸吮它。出生后1个月时,婴儿还没有开始讨厌橡胶奶头,所以,作为万一母乳不足时的准备，从 1 个月的时候开始，每天训练婴儿吮吸二三次带橡胶奶头的牛奶瓶。可以在洗澡后把茶或者是凉开水放在牛奶瓶里喂给婴儿，或者在两次母乳之间用牛奶瓶放 20 毫升果汁喂给婴儿。

95. 用牛奶喂养时

如果完全没有母乳或者不能喂母乳，就必须实行人工喂养。不要相信不用母乳就不能抚养婴儿，即使是人工喂养只要遵守“40　奶粉的调配方法”，就不会因细菌污染引起腹泻。“人工喂养”比母乳喂养死亡率高，是因为人工喂养中有很多早产儿，但是医学的进步正在使死亡率的差距减小。

出生 1 个月的婴儿用牛奶喂养时，最重要的是不要喂过量，以免增加婴儿消化器官的负担。

牛奶不足时婴儿会哭闹，告诉我们他饿了。可是牛奶喂多了，婴儿却不会发牢骚。食量大的婴儿即使是已经喝了足够的牛奶，也会“咝、咝”地吸空奶瓶，显出还要喝的样子。如果认为这样吸是牛奶量不够而逐渐增加牛奶，就会在不知不觉中喂多了。

大致的标准是:出生时体重在 3～3.5 千克的婴儿,到 1 个月时每天喝奶 700 毫升左右。1 个月到 2 个月期间,喝 800 毫升左右正好,如果是分 7 次喂,每次喂 120 毫升,如果分 6 次喂,每次喂 140 毫升。不过,这只是一个标准,因为经常哭闹的婴儿,会吃得更多,而经常安静地睡觉的婴儿却吃得很少。食量少的婴儿不吃到标准量也可以,食量大的婴儿可以吃到 150～180 毫升,但是最好不要喂 150 毫升以上。喝了 150 毫升还是哭闹时,就在 30 毫升左右的温水中加入一些白糖喂给婴儿。

在奶粉的外包装盒上有的写着比这更多的用量,如果按那样大的量去喂,就会超过婴儿能够消化的能力。如果在奶粉中加入白糖喂婴儿,婴儿就会过胖。

用牛奶喂养的婴儿在这一时期,即使是每天排便 4～5 次,只要健康就不要担心。另外,不是每天排便的婴儿,可以在牛奶中加入 2～3 克麦芽糖试一试,只要能每天排便就可以了。但是即使是没达到这种程度,只要婴儿很健康地成长,也就不必放在心上(见 85　婴儿的便秘)。

在这一时期，一般都把复合维生素加在奶粉中。因为平常简单的消毒方法要使用热水，用热水会破坏一部分维生素 C，所以要选用复合维生素或果汁来补充维生素 C。

96. 防止婴儿过胖

婴儿从出生到满 1 岁期间，每千克体重 1 天需要热量 115～105 千卡。这个数字是个平均值，实际上，抚育得很健康的婴儿摄取的热量是有一定幅度的，到半岁的时候是 95～145 千卡；从半岁到 1 岁是 80～130 千卡，不过，不要以为这些是多么严格的数据，因为即使热量稍有不足，婴儿也会很好地生长。

开始的 4 个月有 1/3 的热量用于生长，以后因为运动量增加了，只有 1/10 的热量用于生长。如果每千克体重给予 120 千卡以上的热量，婴儿就会过胖。细心的母亲会从奶粉的热量和婴儿的体重中，算出婴儿应该摄入的热量。但不方便的是，在奶粉的外包装盒上写的用法用量当中，并没有标明 1 次用多少奶粉，需要先称量一下 1 勺奶粉相当于多少克,然后才能计算出具体用量。100克奶粉产生的热量,因生产厂家不同而稍有区别,注意一下就可以了。因此,只要知道了每天奶粉的总用量,就能计算出每天摄入了多少热量。把总的热量除以现在婴儿的体重就会知道1千克体重每天摄入了多少热量,如果达到了120千卡以上,婴儿就会过胖。通常如果按照大多数奶粉生产厂家的说明喂婴儿的话,1~2个月的婴儿,1千克体重摄入的热量就会超过120千卡。如果觉得婴儿过胖,最好要计算一下热量,奶粉量过多的话就要比标示的量少给一些。

出生时体重就轻的婴儿,为了赶上正常的婴儿,有时所摄取的热量会超过120千卡。当赶上正常孩子以后,可保持在100千卡左右。如果每天每千克体重所摄取的热量在80千卡以下,就稍有些不足。但这个量对食量小的婴儿来说,并不少见。不过,即使不这样计算,只要遵守本书的各个不同月龄所写的注意事项,就可以预防肥胖。所以不喜欢计算的母亲也不必担心,只要每隔5天准时称量体重,如果每次都比前1次增加200克以上,就说明孩子正在发胖。

97. 从何时开始让孩子喝果汁？

没有明确的规定婴儿从几个月开始必须喝果汁，如果是母乳喂养，由于母乳中含有维生素 C，所以即使不加果汁婴儿也不会营养不良。如果婴儿是人工喂养，只要给他按照要求服用市面上销售的复合维生素液，也不会缺乏维生素 C。另外，即使不加复合维生素，由于奶粉中含有维生素 C，虽然用热水冲时会多少受到些破坏，也不会像以前那样出现坏血病（见 64 是否有必要加维生素）。所以，如果给婴儿加了复合维生素，就没有必要给婴儿加果汁了。

尽管如此，还是给婴儿加果汁为好。因为即使 2 个月左右的婴儿，如果用果汁代水给他，他也会甜甜地喝，喝没了还持续吸着空瓶。婴儿的味觉感到果汁好喝，果汁可以作为维生素的补充，而且无害，所以还是要给婴儿喝。婴儿这个时期的乐趣主要是通过味觉来感受，因此要给他好吃的食物，让他体验人生的乐趣。人工喂养的孩子如果加果汁，许多婴儿的硬便也会轻松地排出来。

也有的婴儿以前隔日排便,加果汁后变成每天排便了。由此可见,便硬和便秘的婴儿要尽早加果汁。不过也有的婴儿即使加了果汁,便也一点没有变软,便秘也没有得到缓解。也有的婴儿加了苹果汁后,相反地便的间隔时间变得更长了。还有的婴儿无论如何就是不喜欢喝果汁(就像有的大人不喜欢吃水果一样)。总之,如果不试一试就不会清楚孩子属于哪一种。最好是根据孩子的喜好来调整浓度,使婴儿能持续喝,以使他的大便通畅。

由于担心母乳喂养的婴儿给果汁后便的次数会更多,因而多数给果汁的时间都不太早。但是,从训练婴儿吮吸奶瓶的橡胶奶嘴和让婴儿喝到香甜的果汁的意义上来讲,最好在婴儿 2 个月前一点一点地加果汁。加果汁后,婴儿的便会稍微带点绿色,这没有关系。

给婴儿喝果汁,最好在他口渴的时候,如洗澡后、散步回来后等时间。当然即使只喂母乳,不给果汁喝,也不会发生婴儿尿液过浓的现象。

98. 果汁的喂法

给婴儿喝果汁,并不是为了给他加维生素C,主要目的是为了让他喝香甜的饮料,所以没有必要计算哪种果汁含维生素C多。每个季节最盛产的水果,就是最好吃、最便宜、最新鲜的水果汁。春天可用橘子、苹果、草莓,夏天可用西红柿、西瓜、桃,秋天可用葡萄、梨,冬天可用苹果、橘子。柠檬四季皆有,可以通用。

如果婴儿喜欢喝,罐装的天然果汁也可以喂,但是那种虽然以果汁命名,却以糖水和人工色素为原料的饮品不能给孩子喝。

制作果汁时最重要的是要注意清洁卫生。医学意义上的清洁卫生,就是不要让细菌侵入。为了预防细菌的侵入,要把使用的器具用开水消毒。当然,也可以使用榨汁器。现在的水果由于喷洒农药,所以榨汁前要削掉果皮。榨出的果汁不能直接装到奶瓶中,因为果肉会堵塞奶嘴的孔,所以要过滤。

书上常写过滤要用纱布,但纱布的消毒很麻

烦。先用香皂洗干净,在太阳光下晒干,折起来一块一块地叠放着装到消毒锅中。当然,每次可以多消毒一些,这样可以避免每天都做这项工作。

担心自己消毒不彻底,而没有信心自制果汁的人,可以喂婴儿罐装的天然果汁,这样在母亲的精神卫生方面有益处。

给婴儿饮用原汁还是稀释果汁,可灵活处理。满月后的婴儿可加 1 倍的凉开水。如果婴儿不加糖也喝,最好就不加。不太喜欢喝时,也可以少加些糖。一般每次可给 20 ~ 30 毫升果汁。为解决便秘的问题,给婴儿喝稀释的果汁无效时,可以改喂原汁,也可以增加量。如果婴儿特别喜欢喝,对便又没有任何影响的话,每天也可以喂 2 次,量也可以逐渐增加。但是,在这个月龄 1 次的量不能超过 50 毫升。

99. 锻炼婴儿

说到婴儿的锻炼,一般最先想到的是日光浴,可是,1 ~ 2 个月的婴儿还不能进行日光浴。在做日光浴之前,必须做室外空气浴,使皮肤得到一定程度的锻炼。

日本以前的育儿方法，使母亲在无意中给婴儿做了室外空气浴，穿着衣服的婴儿，每当换尿布时，衣服都会打开到胸部，在没有暖气的日式房间中自然就接触了冷空气。不过现在的婴儿都穿着上下分开的服装，房间中冷的时候也会用暖气取暖，换尿布时，就不会感受到温度差的刺激。

现在的婴儿和以前的婴儿相比，接受无意识的室外空气浴的机会已经很少了。因此，母亲应该有意识地给婴儿做室外空气浴，也可以利用换尿布的机会做室内空气浴。婴儿吃奶 1 小时以后，情绪很好时可以做简单的腿部体操 1 ~ 2 分钟，屈曲膝关节，伸曲腿部，一边唱着“屈伸”的歌、一边做。不要勉强地去拉膝关节，以防髋关节脱臼，婴儿可以体验到锻炼的乐趣，在 2 个月末的时候，每天做两次这样的体操也没关系，详细情况请参照集体保育的婴儿体操（见 127　婴儿体操的做法）。

除了做室内空气浴外，还可以抱孩子到室外，即使是严寒季节，只要风不大，就可以每天出去 1 次，让婴儿吸入外界空气。在背阴的地方气温在

18~20℃以上时,把孩子抱到户外,开始时可以停留2~3分钟,每天总计要达到30分钟以上。在有日照的地方应该给孩子戴上帽子,以防受到太阳的直接照射。抱孩子上街时,不要到人多的地方去。在儿童公园,注意不要让球碰到孩子。

100. 养成抱的毛病

婴儿的哭闹有很多理由,因为饿而哭闹的是最多的,也有因为尿便湿了感觉不舒服而哭闹的,还有因为肠腔中积存了气体感到不适而哭闹的。喂奶之后还没过多长时间就哭闹的话,母亲就要检查一下尿布是否湿了。如果尿布没有湿,婴儿还在哭,母亲就会不知道怎么办了。其实不要着急,既不是因为饿了,也不是尿布湿了而哭闹的婴儿,是想找人抱了。如果任其哭闹而不管,婴儿就会"哭成习惯",那样的话过了3个月后还会经常哭闹。有人担心一哭就抱的话,就会养成要抱的习惯,那就放不下了。上年纪的人经常会忠告说"抱成习惯以后就不好办了"。在公寓中,一家三口生活时,抱着婴儿就没法做家务,一想到这一点，婴儿哭闹也不抱，就那么放着不管，确实有哭 4 ~ 5 分钟后就不哭了的孩子。另外，也有稍微抱一会就不哭了，2 ~ 3 分钟之后就睡着了，放下也不再哭了的孩子。这也许是因为一抱婴儿，其肠腔中的气体改变了位置，感觉好些的缘故。还有的婴儿哭时抱到外边转一圈，情绪就会变好，再放下时，也会心情愉快不再哭闹。

因为抱，婴儿心情变好，生活变得平和的话，就应该在他不哭时，每天当中也抱几次。另外，被抱着，婴儿身体变得自由一些，这也属于这一时期婴儿的一种运动。有抱成习惯不好的思想，除了喂奶之外，绝对不抱婴儿的做法是错误的。哭是婴儿惟一的交流手段，如果忽视了这一手段，婴儿就会因为得不到回应而生气地哭闹。

被抱着对婴儿来说是愉快的事，所以，婴儿一被抱着就高兴。可是，不是所有的婴儿都希望被抱着，抱不一定就养成毛病。可是，也有无论如何希望被抱着的婴儿，一放下就像被烫着一样哭起来，即使抱起来也不马上停止哭泣，边摇边到处走，才好不容易停止哭泣，刚认为好一点了，一放下就又开始哭泣。这是天生爱哭的孩子，对这样的孩子不想养成抱的习惯,任他哭闹不管,有时会形成疝气。哭得厉害,邻居也会来抗议,就不得不抱他了。经常哭的孩子和不大哭的孩子都是天生的。

感受性强的孩子,对其他孩子感受不到的刺激也会感到不快。还有表现欲强的孩子,会把自己的不快,用大声哭泣表现出来。不哭的孩子,怎么抱也不会养成毛病。爱哭的孩子不得不抱,所以抱的习惯并不是随便养成的。可见,不抱就哭个不停的孩子并不是育儿上的失败,不要怕养成抱的毛病,而忘了让婴儿接触室外空气。

有的母亲认为,因休假回娘家而使婴儿养成了抱的习惯。事实上那是因为被抱出去的婴儿感受到了室外空气浴的乐趣,而开始寻求快乐人生之故。只在家里躺着,对母亲来说很轻松,可对婴儿来说就不愉快了。

101. 给未成熟儿补充铁剂

无论哪一个婴儿都是从母体吸收了铁剂后出生的,铁是制造运输氧气的血红蛋白必不可少的成分,铁剂不足就会造成血红蛋白不足,引起贫血。早产的婴儿出生时从母体吸收的铁剂量少,一过 6 周常出现贫血。因此,早产的婴儿,出生 1 个月后必须开始补铁。早产儿用的奶粉中加入了铁,已经可以用来补铁。而只用母乳喂养的婴儿,就要到医生那里去开铁剂。

严格来说,应该通过婴儿的血液检查来决定补铁量,可是婴儿一旦开始吃牛奶以外的东西,计算铁的摄取量就困难了。为了安全起见,出生后 1 年内都要补铁,断奶之后可以通过食物补铁(见 214　早产儿的断奶)。

环　境

102. 防止事故

以前 1 ~2 个月的婴儿都呆在家里,所以可以说不会发生户外事故。可是现在有汽车的人增多了,开车带着婴儿外出的情况也多了。因此,1 ~2 个月的婴儿有时也会发生交通事故。颈部还不能挺直的婴儿,最好不要开车带着,在不得不开车带着时,如果不能很好地支撑头部,急刹车或被追尾时就危险了。为了不碰到头部,要用帽子充分保护头部。另外,抱着孩子的人必须系好安全带,最好不要坐在副驾驶席上。

发生在家里的事故当中,从床上坠落是最多的,婴儿脚的力量变强了,因为踢被的反作用力就会导致坠床(见133　防止事故)。婴儿1个人在床上时,一定要做个围栏,一旦坠落床下,为了不导致受伤要铺长毛绒地毯。婴儿床放在窗边时,不要用别针别窗帘,风一吹,窗帘摆动,别针有时会掉下来,恰巧落入了正在哭着的婴儿的口中,被婴儿咽下后,会刺伤气管。这类事情曾经发生过,应引以为戒。

婴儿用自己的指甲抓伤脸部(不会造成一生的伤痕)的情况,在这一时期也增多了,所以要经常给婴儿剪指甲。剪指甲时要使用婴儿用的尖端圆形的剪子,V字型的指甲刀也可以,但是理发用的剪子是不行的。

其他事故的预防,请再读一遍“80　防止事故”。

103. 婴儿的旅行

随着回故乡分娩的人数的增多,1～2 个月的婴儿的旅行也增多了。母亲多通过交通工具从农村的娘家回到城市的自己家,这种旅行多乘飞机,而且母亲已经习惯了。如果是乘飞机,人工喂养的婴儿在途中喂 1 次牛奶就可以了。飞机上有冲牛奶用的热水,随着婴儿乘客的增多,飞机上还准备了婴儿用的床。

父亲驾驶私人汽车,母亲不能抱着婴儿坐在副驾驶席上,而应该坐在后排座位上,并且系好安全带。婴儿睡觉时也要用安全带固定好。在小汽车中,用冷气或者暖风时,要常常停车换气,父亲必须做到在车内不吸烟。夏天在没有冷气的车里,如果母亲必须抱着婴儿的话,最多开 30 分钟,就要把婴儿放在凉爽的地方躺一会儿,母亲的体温和地面的热辐射有引起婴儿中暑的危险。如果是冬天,要 30 分钟左右换 1 次车内的空气,这样只要车摇晃得不厉害,就会和在家中的感觉一样。喂奶的时候应把车停下来,休息 1～2 小时,这样

6 小时左右的旅程就不算什么了。在坐火车旅行时,母乳喂养的婴儿比较好办,而牛奶喂养的婴儿就辛苦了。

把婴儿放在车中,父母到路边餐馆用餐是不可以的,因为空调停止或加热器过热,经常会使婴儿中暑。在途中必须喂 3 次牛奶时,要准备 3 个消过毒的牛奶瓶,这是因为在途中使用过 1 次的牛奶瓶,完全清洗消毒是困难的。将奶粉装入煮沸消毒后干燥的牛奶瓶中,拧上奶嘴,盖上奶嘴套,然后,再带上 3 次用的热水就可以了。如果不需要补充热水,也可以不带大热水瓶。只旅行 1 ~2 天的话,可以不加果汁和维生素。除冬季外,途中婴儿会口干,所以,应喂些茶水或凉开水。

旅行的时候,为了不弄脏母亲的衣服,婴儿下半身的卫生应比平时要注意。气温高时,尿布中积存的排泄物,会引起臀部糜烂,所以旅行中要不断换尿布,这就需要多准备尿布,也可以利用纸尿布。

炎热的季节,给婴儿穿得很少,有时会因列车上的冷气过冷使婴儿感到凉。为了能够调节,必须给婴儿带上凉时穿的衣服。这一时期的婴儿颈部还不能挺直，带出去的时候因为不能让身体直立而必须躺着，所以就好像是搬运似的，母亲还应带着能让婴儿躺着的似吊床的东西比较方便。这种东西只能用到 3 个月左右。当婴儿的颈部挺直之后，能够自己抬头东张西望，就不需要它了。这时，婴儿会在抱着他的人的身上扭来扭去，抱起来就不轻松了。

104. 春夏秋冬

住在公共住宅的人很少带婴儿到户外去，所以，春秋季节气候好的时候，应该常带婴儿到户外去。

夏天婴儿出汗多，所以要注意不要让婴儿长痱子。长痱子与其说与照顾得好坏有关，不如说与婴儿的体质有关。可能的话，每天应该给婴儿洗两次澡，这实际上相当于一种治疗。贴身衣服应该能吸汗，并且常换。

天气突然转热出汗多的日子，尿量明显减少，尿湿的情况也减少了，有的母亲会因为婴儿不排尿而去就医，这似乎没有必要。

夏季,无论是母乳喂养的婴儿,还是牛奶喂养的婴儿,都应该每天喝2~3次凉开水,或20~30毫升淡果汁。特别是汗多的婴儿更应如此。

天特别热时,有时头部的痱子会化脓,所以要勤换枕套。如果在枕部痱子多,应该用毛巾包上冰做1个冰枕。因为热,晚上睡不着时,应该在离婴儿2米远的地方开风扇。使用空调时,不要让婴儿直接吹冷风,把室温调节到比外界气温低4~5℃比较合适。如果调节到20℃以下时,就有些过凉了。

天气一热,食量小的婴儿开始不愿意喝牛奶了。这时,不要把牛奶瓶硬塞入婴儿口中,应该降低牛奶的温度,使其与水管的水温相当或者比水管的水温稍低一点。

夏季,蚊子多起来。这个月龄的婴儿基本上不会得脑炎,可是如果母亲完全没有免疫力,即使婴儿很小也有患病的可能。在脑炎流行地区,用蚊帐防蚊子是比较安全的,而关上窗户喷洒杀虫剂,对婴儿来说是不安全的。另外,用蚊香也可以,但用时不要将房间封闭。

冬季,母亲患感冒时,即使发热也可以喂奶,但要带上口罩。家里其他人员患了感冒,尽量不要接近婴儿。母亲服用的抗生素可在母乳中出现,但量很小,所以除了四环素以外,只要不是长期服用,就没有问题。

房间温度以20℃左右为宜,如果低于15℃就冷了,超过25℃又过热了。使用煤炉取暖时,如果废气不能排到室外,应该每1小时通风1次。在寒冷的地方,必须整夜使用煤炉时,应该安装室外排气装置。

室温在15℃以下,婴儿感到冷时,在被中使用电脚炉比较简便而且安全。在快2个月时,婴儿的脚开始活跃了,所以电脚炉要离开婴儿20~30厘米以上;电热毯因为过热,有时会引起脱水,所以不用为好。

天冷之后,不能随意到户外去了,但是除了在风很大,或下雪、下雨的日子外,最好每天能让婴儿接触两次室外空气。

105. 家里有人患肺结核时

在我们的头脑中有一种固有的印象,即婴儿

患结核是很可怕的,所以如果家里有人得了肺结核,母亲就会惊慌失措。不过,现在肺结核已能够用药物治疗了,所以不必惊慌。

做结核菌素试验是很方便的,能很快地知道是否得了结核,这是我们的常识。可是,对出生后1~2个月的婴儿这个方法是不适用的。这是因为结核菌素试验并不是在传染了结核的第2天就能出现阳性,而是过半个月或者1个月后才会出现阳性。从医院回来才半个月左右传染了结核的婴儿,出生后40天左右,还不会出现结核菌素试验阳性的结果。因此,结核菌素试验阴性不能说明没有患结核。当然,再过1个月做结核菌素试验,如果结果是阳性,证明患了结核而进行治疗,并不为时过晚。可是,在等待的1个月期间,疾病有可能发展,如果感染严重时,疾病发展的可能性非常大。如果感染程度很轻,可以等到结核菌素试验出现阳性之后再治疗;如果认为感染很重,就不需等待结核菌素的结果就开始治疗,这样做是比较安全的。虽说是治疗,也只不过是吃异烟肼,所以不用担心不良反应。治疗1个月之后,再做1次结核菌素试验,如果是阴性,说明已经避免了感染（虽然浪费了异烟肼），停止治疗就可以了；如果结核菌素试验阳性，可以继续治疗。

那么，如何区分婴儿感染的轻重呢？只有靠推测。经常咳嗽，有空洞，痰中发现了大量结核菌的人，经常抱婴儿的话，就可以考虑为严重感染；虽是肺结核，但病变轻微，痰中不容易找到结核菌的人，经常抱婴儿的话，如果不经常出现颜面潮红，就可以考虑为轻度感染。

所以，如果发现家里有人患了肺结核，首先要分辨出其严重程度，拍 X 线片，如果发现有清晰的空洞阴影，就可以考虑属于排菌期（检查痰，如果发现了细菌，就确实有感染的可能）。母亲，或者始终照顾婴儿的祖母出现空洞时，可认为婴儿有严重感染。给婴儿做结核菌素试验，如果是阳性，当然应该马上服用异烟肼。因为注射链霉素有出现耳聋等不良反应的危险，所以一般不用。

即使婴儿结核菌素试验阴性，如果经常抱婴儿的母亲或者祖母有空洞时，也应考虑为虽然感染时间短，但结核菌已经进入婴儿体内开始活动，而应开始治疗。和母亲或祖母相比，很少抱婴儿的父亲或祖父有空洞时,如果婴儿伴有经常咳嗽,可认为有严重感染;如果婴儿几乎不咳嗽,也许没有被传染,可以在1个月后做结核菌素试验呈阳性时再开始治疗。

经X线检查,虽然发现有病灶但看不到空洞时,不论病人与婴儿是什么关系,都可以在结核菌素试验阳性之前不做治疗。对于有自然感染者(未注射BCG,结核菌素试验出现阳性),不论发病与否,都预防性地给予异烟肼,是比较安全的。

以上说的是对婴儿的处置。而对重要的病人如何治疗呢?当然,发现结核的医生会给予治疗的。在这里,要从婴儿的角度考虑一下家里的结核病人怎么做最好的问题。

虽然确诊为肺结核,但没有空洞,痰中不易发现结核菌、也不咳嗽的病人,如果本人尽力配合治疗,对婴儿来说就没有太大危险。如果父亲,或者祖父、祖母是这种轻症结核病人,他们可以继续与婴儿一起生活。但婴儿必须每隔1个月做1次结核菌素试验,以观察是否转为阳性。

母亲如果是轻症结核时,应该避免过劳,尿布应该让别人去洗,找人帮忙做一部分家务。母乳喂养时,为防止传染,母亲要带上口罩,其他可以照常。1~2个月的婴儿睡觉的时候比较多,所以母亲不必过劳。

母亲有空洞排菌时,应该在排菌结束之前(治疗1个月,基本不传染了)带口罩。口罩应该每天更换。不过,母亲不要注射链霉素,因为链霉素会出现在母乳中,也会损伤婴儿的听力。

父亲或祖父有空洞排菌时,在排菌结束之前,不要与婴儿同室。如果婴儿的哥哥患了结核,治疗本人就可以了。因为小儿结核与成人不同,不会形成空洞,所以不会传染。不过为了安全起见,每隔1个月,婴儿还应做1次结核菌素试验。另外,小儿结核一般多是从成人那里传染而来,所以必须做一下全家人的X线检查。

经常来玩的邻居患了结核时,也应该给婴儿做结核菌素试验,如果是阴性,就过1个月再做1次检查;如果是阳性,就须用药。即使邻居的男主人患了结核,其染有病菌的夫人来串门也不会传染。

异常情况

106. 吐奶

在1个月到2个月的婴儿当中,还有习惯性吐奶的孩子,基本上是那些从出生后半个月养成了吐奶习惯的孩子,特别是男孩子比较多。摸一下孩子的身体如果不发热而且很健康,吐奶前没有痛苦的表情,突然就"呼"地吐了出来。吐过之后,就像什么事也没发生一样,这是习惯性吐奶。详细情况请再读一遍"83 婴儿吐奶"。

吐奶的量有多有少,如果吐奶很多的话很快就会饿,在间隔不到3小时的时间里,婴儿就会因为想吃奶而哭闹,这时当然可以喂奶。用母乳喂养的孩子发生吐奶的好像多些,用牛奶喂养的孩子也经常见到。牛奶喂养时,有时也可以考虑是牛奶喂多了。如果从增加牛奶之后出现了经常吐奶,就要试着减少牛奶的量。

如果喂奶时不抱着婴儿,那么过1个月后,婴儿吐奶的情况比较多见。因此一定要把婴儿抱起来喂奶,将他上身直立,直到打嗝为止。

在母乳喂养的婴儿当中,过 1 个月之后仍经常吐奶,一般多是出现在母乳分泌旺盛期,每次吃奶不把两侧乳房都吃净就不甘心的食量大的婴儿。和上个月相比,如果婴儿体重的增加突然变明显了,大便的次数也增加,体重每天增加 40 克以上时,可以控制一下喂母乳的量。

多数婴儿无论怎样改变母乳的喂养方法和调节牛奶的喂养量,都不能使其吐奶得到控制。可是只要婴儿很健康,经常笑,大便也没什么变化,就可以不去处理。习惯性吐奶一般 3 个月,最迟 5 个月后就会自愈。

吐奶的婴儿有时候吐出的奶会流入耳朵里,但不会引起中耳炎。流入的奶可以用消毒棉吸出,如果用不干净的布擦的话,会损伤耳道的入口而引起外耳炎。为了不使吐出的奶流入气管,对于经常吐奶的婴儿,要让其身体侧卧。

以上说的都是习惯性吐奶,以前从没有吐过奶的婴儿突然吐奶,并出现痛苦的表情,或者吐奶后大声哭闹时,就应该到医院就医了(见 112　婴儿突然哭闹时)。

107."消化不良"

经常有母亲带着1~2个月的婴儿,到医院检查时说"婴儿消化不良"。一询问,母亲所说的"消化不良",是便中混有白色的粒状物,或带有绿色,或有透明的黏液。这种情况在母乳喂养的时候比较多见。再询问一下婴儿的情况,就会回答说"仍然健康";检查一下婴儿,没有发现异常的情况。如果是母乳喂养的孩子,排这种便就不属于是疾病。但母亲还会说"可是,最近便才变成这样的,以前的便都很好"而不认可。关于母亲对婴儿期排理想便的问题,请阅读一下上个月的"84 婴儿的消化不良"。

到目前为止,一天只排便2~3次,一过1个月就变成了5~6次,或者黄色的便变成了绿色,或者糊样的便变成了混有粒状物,这一般多是由于母乳喂养的时候,母乳分泌得很旺盛而引起,这一点可以通过婴儿体重的增加情况和前个月比较一下就清楚了。如果上个月每5天体重增加没有达到150克的婴儿,这个月每5天体重增加到150

~200 克,这就肯定是喝母乳的量增加了。

即使是只用牛奶喂养的婴儿,在这一时期持续颗粒状便的也不少见。如果在生后 1 个月喂母乳,没有出现粒状便的婴儿,但在换成牛奶之后出现了绿便就会让人担心。认为是刚开始换牛奶不适应,就换成了其他食物,可是婴儿还是同样排绿便。实际上,这样的绿便持续 1 个月至 1 个半月自然会变成黄便。这样的绿便之所以不用担心,是因为婴儿的情绪很好,体重也在持续增加。有时把新鲜的菠菜绞成汁,每天给婴儿 50 克以上时也会出现绿便。

不论是牛奶喂养还是母乳喂养,只要是婴儿健康,体重增加,就不要把便的次数增多、"腹泻便"等情况放在心上。我们喂奶是以抚育婴儿为目的,并不是为了让婴儿排好便。这种时候,如果因为便不好就停掉牛奶换成米汤,或者是禁食、静点,或者注射葡萄糖等进行所谓的"治疗",这只是在治疗便而没有考虑到婴儿。林格液或者葡萄糖,是婴儿没有能力吃奶或者脱水时给予的东西,通过所谓这样的"治疗"把经常笑的健康的婴儿弄哭的人,是不关心婴儿体重增加等情况的人,所以也不会去测量婴儿的体重。说是“消化不良”,却不量体重而进行治疗,是不明智的,还是改变一下方法比较安全。

母乳分泌非常充足,婴儿的体重按每天 40 克增加时,可以限制母乳的喂养量。具体方法是在喂母乳前,在茶或者是凉开水中加糖,喂 20 毫升左右,这样一来,便的次数大多都会减少。不过有时母乳分泌不十分充足时也会出现“腹泻便”,在这种情况下,如果体重增加很少(5 天 100 克以下)就要加牛奶,加牛奶之后,多会变成“好便”。平均每天体重增加 30 ~ 40 克,婴儿健康,吃奶很好时,就不要考虑便的情况了。

108. 便秘

关于婴儿的便秘,请阅读上个月的“85 婴儿的便秘”。只是到了这个月,因为能够加果汁了,所以有的婴儿就免去了灌肠的麻烦。喂什么果汁为好,不能一概而论,根据婴儿的喜好不同进行选择,既有喝苹果汁能够通便的婴儿,也有喝了苹果汁便反而变硬的孩子。可以从相应季节最容易买到的水果开始尝试各种水果汁（见 98　果汁的喂法）。

喂多少果汁合适呢？可以在不断尝试的过程中找到最合适的量。最初在 20 毫升的果汁中试着加 10 毫升左右的凉开水，如果便还没有变化，就可以不加凉开水了，而只喂纯果汁。如果 1 次不行就每天喂两次。如果喂果汁不能缓解便秘，可以使用乳酸菌饮料，喂量可以与果汁相同，酸奶酪也可以，但是这类饮料多少都含有一些有形物，所以两个月以下的婴儿有时很难食用。

不论是喂果汁，还是给乳酸菌饮料，便秘仍然不见好转时，就可以灌肠，但不赞成用泻药。

以肛门为中心，有一圈放射状的皱褶，其中如果有 1 个皱褶发生裂伤，排便的时候就会出现疼痛。这种因为疼痛造成不能用力排便而引起的便秘，如果用乳酸饮料或者果汁能使大便变软的话，2～3 天就可治愈，所以不要去药店买治痔疮的药。

109. 湿疹

婴儿1~2个月,是脸上和头上经常出现湿疹的时期,请阅读“89 面颊的疙瘩和臀部的糜烂”。湿疹还是要尽量趁轻时治疗为好。发生湿疹之后,很快就会扩散。症状很轻的时候,每天涂1~2次含有肾上腺皮质激素的药膏就会很快治好。有很厚的油痂时,取掉油痂后就会出现红色的糜烂,如果有脂液渗出的话,在家庭中就不容易处理了。

如果接受医生的治疗,多数很快就会治好,但其中也有好了之后马上又反复,而不易治好的情况,这种时候母亲也不要着急。如果没有一种到时候肯定会好的乐观态度,就会给医生造成压力。

如果母亲每次就医时,只是说“没有办法了吗?比以前又加重了”之类的话,医生就会对自己的技术产生怀疑,而开始使用各种药效强的药。使用肾上腺皮质激素中加入氟的药效强的药膏,或者用只含有肾上腺皮质激素的药膏。使用含有氟的肾上腺皮质激素的药膏,时间一长皮肤就变薄,出现线状斑,或者发生出血。另外,口服肾上腺皮质激素,马上就会好,可是持续一段时间后,就不见效了。逐渐加量,时间一长,就会出现肾上腺皮质激素的不良反应,婴儿的脸胖得非常圆,婴儿的肾上腺皮质也不起作用了,而这并不是湿疹本身引起的损害。所以,对湿疹,母亲必须做好长期治疗的准备。如果婴儿的头顶出现了油痂,不要硬性取掉,待其自然痊愈。如果只是头部出现湿疹,其他部位都正常时,可以不去处理,等待 6 周后,会自然痊愈。

洗澡时,是否使用肥皂,可以试一下再定。如果使用之后,湿疹扩散,就可以不用;也可以试用一下湿疹用的肥皂(弱酸性)。要经常换枕套以保持清洁,贴身衣服要采用棉质物,新物品应洗过之后再用。婴儿不要做日光浴。

用过很多药仍不见好转时,如果在牛奶喂养的情况下,把一部分奶粉换成脱脂奶粉也是一种方法(把 7 勺奶粉换成 3 勺或 4 勺脱脂奶粉)。纯母乳喂养时,母亲也可以把母乳换成牛奶。不要做所谓的“改善体质”注射,外力改善不了体质,不要做无用功糟蹋婴儿。总之,每天都能观察到婴儿的是母亲,是每天涂几次含有肾上腺皮质激素的软膏好,还是持续用几天含氟的药效强的药膏好,就靠母亲自己判断了。

110. 积痰

快到2个月的婴儿,有时嗓子里会发出“咝儿、咝儿”的声音,这是因为积痰的缘故。有时抱着婴儿的手会感觉到婴儿胸部发出的“咝儿、咝儿”的声音,和摸猫身体时感觉一样。半夜或者是黎明,婴儿“咳儿、咳儿”咳嗽,喝了很多母乳或牛奶之后,咳嗽的同时有时将奶全部吐出来。可是婴儿本人却非常健康,经常露出笑脸,喝奶也很好,量一下体温也不高。除了积存痰之外,什么变化也没有。因为吐奶而去就医,一般会诊断为“支气管炎”,有时还会加上“哮喘性”,然后医生还会说:“做一阶段吸入治疗吧”。

这种积痰的婴儿占来小儿科就医的孩子的二三成,这是属于一种支气管分泌稍旺盛的体质,像汗或者口水的分泌有个人差异一样,支气管的分泌也有个人差异。请注意,就像把经常出汗的孩子不能当作病人看待一样，也不能把因为痰而发出“呲儿、呲儿”声的婴儿当作病人看待。

这个月龄的孩子不会因为咳嗽而晚上睡不着，如果只是发出“呲儿、呲儿”声，还是不要把他当作病人看待为好。之所以这样说，是因为要治疗支气管分泌旺盛的体质的孩子，锻炼皮肤和黏膜是最好的方法。这样一来，婴儿就必须接触外界空气。如果当作病人看待的话，他就会被关在屋子里不出来，而失去了锻炼的机会。

有人经常会问：“让这样的孩子洗澡好吗？”其实只有母亲了解孩子洗澡后“呲儿、呲儿”声严重了，还是即使洗澡了也没有关系。还没怎么样婴儿就开始了“呲儿、呲儿”声的话，那么就不要洗澡了。不过，第 2 天又很健康，食欲也没有变化的话，就可以试着洗澡。如果仍然没有加重，就可以继续洗澡。洗澡也是对皮肤的一种刺激，也是一种锻炼。容易积痰的体质持续的时间比较长，如果不去在意，就会通过锻炼逐渐好转。如果把这种情况当作疾病去就医，1 个月当中就会有半个月左右的时间，必须吃药或者打针。如果经常去看病，还会在候诊室感染其他疾病。

如果听说是“哮喘性”的,母亲就会更震惊了。不过只要婴儿很精神,经常笑,喝奶也很好,这种担心就是多余的了。其实应该担心的是父亲的烟,如果父亲不能戒烟,也应该在房间外吸。曾有过这样的报道,如果母亲每天吸烟10支,其婴儿哮喘的发病率是不吸烟母亲的婴儿的2倍。

111. 经常哭的婴儿

在产院时就比其他婴儿能哭的孩子,回家之后也经常哭闹,有时会打扰邻居。

有的婴儿只在吃母乳或牛奶时安静,吃完之后刚过30分钟,就像火烧一样哭起来,而且出汗,换掉湿的尿布之后,还是哭个不停。母亲以为是母乳或牛奶不足了,测一下体重,平均每天增加30~35克左右,说明也不是因为营养不足而引起的哭闹;或以为是因为便或气体积存而不舒服,就喂果汁或灌肠,使每天都能正常排便,结果还是哭闹;或以为是深秋天气冷了,就在被中放了暖水袋,结果婴儿还是一样的哭闹。只要一抱起来就安静了,但不能总抱着,可是一放下又哭起来,而且习惯晚上酣睡，他就像在和父母开玩笑一样，即使去就医，医生也不会发现哪里不正常。

这样的婴儿，在 20 人中约有 1 人。住在同一公寓的婴儿都很安静，母亲就会担心，周围的人会嘲笑自己的育儿方法不当，这时如果父亲说“你不会照顾孩子”，母亲就更感到羞愧了。但是，没有人会哭一辈子，要乐观地想他一定能好。并不是没有因为大脑的问题而昼夜哭闹的孩子，这样的孩子没有情绪好的时候。我们这里所说的爱哭的婴儿在不哭的时候情绪很好，会露出可爱的笑容。有的老年人会说那是抱惯了，其实这是不对的。不抱就不停地哭，一抱就很快好了，所以还是抱起来好。而且不要只在家里抱，还要抱到外边散步，接触外边空气。接触了外边的空气，看到了外边的东西，有些疲劳了，回家之后就会睡觉。再大一点之后，开车带着他出去兜风，就会停止哭闹。怕养成抱的习惯，经常放着不管，让婴儿持续哭闹，是不应当提倡的。因为哭闹虽然不会损伤大脑或产生其他问题，但因为腹部用力有时会引起疝气（脐疝、腹股沟疝）。

112. 婴儿突然哭闹时

一直情绪很好或者睡着的婴儿,突然就像哪里痛了一样地哭起来,即使抱起来也哭个不停,这时也许是肠道的某个部位出现了阻塞,如果不是那样的话,不处置也没有生命危险。

肠道阻塞多是因为疝"嵌顿"引起的(见 139 腹股沟疝),腹股沟(在大腿根部性器官的附近)的疝最容易引起"嵌顿"。如果平时就发生过腹股沟疝,在这种情况下,就要打开尿布,观察一下性器官的附近,如果那里异常肿胀、变硬,疝不像平时那样返回腹腔,说明已经发生了"嵌顿"。以前没有发生过疝气,初次在腹股沟处发生疝气,有时也会突然"嵌顿",这时候因为母亲完全想不到疝气的问题,所以就会喂奶或者哄婴儿,这样做因为不能控制疼痛,婴儿哭得会更厉害。这时如果取下尿布,看一下性器官附近的话,就会发现某一侧有异常肿胀的情况,但是一般母亲想不到这一点。所以如果婴儿突然哭闹,不懂得去取下尿布,去观察一下腹股沟部是不行的。当然,因为凸肚脐也是疝的一种,也能引起“嵌顿”,所以平时发生过凸肚脐的婴儿,如果突然哭起来,必须观察一下脐部。肚脐部“嵌顿”时,肠管会发出“咕噜、咕噜”的响声。

肠套叠时,相连的肠管套在一起,肠腔不通畅,所以非常疼痛。喂牛奶也会吐出来,隔 5 分钟或 10 分钟疼痛加重是其主要特征。1 ~ 2 个月的婴儿发生肠套叠的情况较少,但也不能说绝对没有。

不管是疝的“嵌顿”,还是肠套叠,都必须马上带婴儿到外科进行处置,因为早期治疗不用切除肠管。肠道阻塞时,婴儿的病情比较凶险,母亲也会感到非同小可(见 181　肠套叠)。

临床中还可见到婴儿突然大声哭闹,像发生肠套叠一样,但又和肠套叠不同,不用处置也能自然治愈,这种病被称为“大肠病”。这种病发生比较频繁,1 个月的婴儿可以出现,2 ~ 3 个月的婴儿最为多见,男孩、女孩都可能发生。“大肠病”与肠套叠相同的症状是:突然像哪里痛一样地哭起来,而且怎么做都哭个不停。不同的是:哭的方式不同,肠套叠的患儿是哭几分钟就停下来,又哭几分钟再停下来,这样反复,哭声逐渐变弱,然后会吐牛奶、无力。而“大肠病”的患儿可以持续大声哭闹20~30分钟,哭闹停止后,马上变精神;而且不会吐奶,喝牛奶也很多,在下1次发作的间歇期,能持续正常几小时,排便也正常,脸色也不会变成灰色。最初母亲因为很害怕就带婴儿去就医,等进到诊室时,婴儿却正常了,医生就会说:“没有异常啊”。结果回到家后,发现每天都这样发生2~3次,持续几天之后,就会认为原来哭闹后就没事了!

对于“大肠病”患儿,抱到外边去,或者灌肠,或者给他听“嘎啦、嘎啦”的声音,有时会治愈;如果上述方法不起作用,有时能哭闹2小时。“大肠病”是常见病,发病原因不明。一过3个月,就像被遗忘一样地自愈了;既不需要吃药,还可以洗澡,也可以喂果汁通便。如果原来是只用母乳喂养的婴儿发生“大肠病”,母亲一停喂牛奶,他就好了。所以,有一种流行的说法,认为这种病属于牛奶过敏。可是把牛奶换成豆奶,达到治愈的非常少,所以不能把它全部说成是牛奶过敏。它的预防方法是抱孩子到外边去散步1~3小时。深夜发病时，要减少婴儿白天的睡眠，尽量不要为了治病到处求医。

因为不容易做好性器官的防护，所以腹部的 X 线检查不安全。如果已经诊断是“大肠病”，就不需要做进一步的检查了。

此外，还有婴儿哭个不停，有时是因为感冒咳嗽引起的中耳炎。由外耳炎引起婴儿耳朵疼痛哭闹时，能从外边看到一侧的耳道肿胀且被堵塞。

113. 婴儿脚气病消失了

在以米为主食的时代，发生过婴儿脚气这种疾病，婴儿的眼神浑浊，严重时引起脑神经麻痹。有的婴儿心肌受损，心脏变大，发生循环障碍。现在，在有常识的母亲的喂养下，“婴儿脚气”已经见不到了。这是因为一般母亲不会再去采用那种只吃茶水泡饭的没有常识的饮食去喂养婴儿了。但是，现在这种诊断在老医生那里也并不是没有。婴儿反复吐奶、排绿色便时就可能被做出这种诊断。婴儿脚气是由维生素不足引起的，所以，一旦做出诊断就要注射维生素 B_1。可是,母乳喂养的健康婴儿,也会排绿色便、吐奶,但除此以外,婴儿完全健康,吃奶很好,经常微笑,体重也增加。如果母亲没有采取非常识性的饮食,并在母乳外给婴儿服用了复合维生素,那么就不必考虑会发生维生素 B_1 的不足。

即使是相当重的婴儿脚气,如果连续注射 3 天维生素 B_1,症状就会消失。如果注射 3 天维生素 B_1 之后,吐奶和绿色便仍不消失,就说明不是因为维生素 B_1 不足引起的,所以注射再多的维生素 B_1 也不会有效。

以前,婴儿脚气只发生在母乳喂养的婴儿身上,因为母乳中维生素 B_1 不足。牛奶中维生素 B_1 很丰富,所以人工喂养不容易出现维生素 B_1 不足。现在的奶粉也含有充足的维生素 B_1,所以牛奶喂养的婴儿不会发生脚气病。

114. 突然出现又马上消失的疹子

这个月龄的婴儿,有时会出现与平时比总觉得没有精神的现象,在喝奶也多少比平时少的第

2 天，全身会出现红色、细小的、似痱子样的疹子。

这种疹子与过 6 个月之后经常出现的幼儿急疹，既相似又有不同。它一般 1 天基本就可消失，但初起时不发热。在炎热的季节，容易和痱子混淆而不被注意，但是痱子不会 1 天就消失。

这样的疹子是由什么原因引起的尚不清楚，但 1 ~2 个月的婴儿经常出现。只要了解了这种情况，当发现疹子时，就不会惊慌了。这样小的婴儿是不会发生麻疹的。

集体保育

115. 写给产假后出外工作的母亲的话

没有因为妊娠和生产而放弃工作的母亲，在休完产假之后就要照常上班。可是母亲出外工作，孩子由谁来看管，这是每一个双职工家庭都会面临的问题。夫妇双方都拥有各自的工作，自然会给育儿这项重要家务带来许多的不便。女性一旦做了母亲,往往就要面临要事业还是要家庭的两难选择。按照传统的“男主外、女主内”的旧观念,女性在家生儿育女是天经地义、理所当然的。然而事实并非如此。无论是女性还是男性,都各有其优势与劣势,夫妇双方应各尽其能并互相取长补短,齐心合力携手共建幸福美满的小家庭。

维系家庭,男女具有平等的权利与义务,这种观念对于某些人来说是比较陌生的。随着社会文明进程的不断向前推进,职业女性在社会上发挥着越来越重要的作用,养育儿童的职能也逐渐由家庭转向社会。妇女产后外出工作,对于传统的角色分工以及陈旧的家庭模式是一个很大的冲击,如果男性不能“忍痛割爱”,彻底地放弃根深蒂固的男权主义思想,就不可能建立起新式家庭。

有的国家的“育儿·看护休假法”规定:孩子不满周岁的职业妇女向业主提出缩短劳动时间的要求时,业主有义务为其提供育儿的方便条件。产假结束后,是继续休育儿假,还是上班要求业主缩短劳动时间,这是许多妇女感到困惑的问题。具有 20 多年心理咨询经验的三泽直子对于这一困惑的解答是,以选择要求业主缩短劳动时间为好。其理由是,当代社会工作单位变化很快,长时间脱离岗位会失去一些发展的良机和自信心。

母亲在外工作,孩子由谁来照料?一提到家庭外保育,马上就会想到保育园,这种思维定势主要是受前苏联集体主义的影响。由于国家无力建造更多的保育园,所以鼓励民间团体自筹经费创办小型保育园。

20 世纪末期,在瑞典和美国等发达国家,国民生活比较富裕,拥有闲暇时间和宽敞住宅的母亲也有所增加,因此,家庭保育室作为保育园的一种补充形式日益增多。家庭保育室招收 3 ~ 4 名儿童,在家庭的氛围中进行保育,虽然它属于家庭外保育,但是却和家庭内育儿十分相近。

产假后的家庭育儿,进行得比较顺利的是与娘家母亲共同生活的家庭。当母女两代人在育儿方面发生意见冲突时,由于是母女关系,彼此能够开诚布公,各抒己见,最后达成和解。如果外孙和自己的女儿小时候十分相像的话,老人家将会得心应手,充分发挥其已有的育儿经验。如果与婆母共同生活的话,婆媳间需要互相理解,彼此宽宏大量,否则,由于育儿的意见分歧,会演变出诸多的家庭矛盾。

双职工家庭的妇女在产假结束之后,即使是想把孩子送进保育园,也未必能如愿以偿。虽然母亲可以自由选择保育园,但是由于目前保育园的数量还十分有限,理想的私立保育园价格又十分昂贵,所以母亲往往不能如愿以偿。不过,如果能在居住区内找到合适的家庭妇女照看孩子,那么对于职业女性来说也是一件幸事。所谓好的社区,其重要特征就是邻里间彼此信任,团结互助。

无许可保育园被称之为协同保育(见 120 协同保育)。如果运气不是很好的话,则难以找到这种保育园。认为男女应当平等地拥有外出工作权利的家庭,做丈夫的能够自觉地承担起育儿的责任。几个这类家庭联合起来建立的保育园就叫协同保育。由于不仅要付出辛苦,而且费用还要由母亲自己支付,所以从经济的运转上来说是举步维艰的。

父母一般都希望尽可能长时间地对孩子进行母乳喂养。劳动标准法第 67 条对母亲在工作时间内授乳的权利做了明确的规定:“孩子未满 1 岁的职业女性,除了享受劳动标准法第 34 条规定的休息时间以外,还有权力申请 1 天两次至少各 30 分钟的育儿时间。业主在上述的育儿时间内不得使用孩子未满 1 岁的女职工。”

如果住宅距离工作地点近的话,母亲虽然可以到保育园来送奶,但是,仅 30 分钟的时间是极其紧张的。出于无奈,许多一直进行全母乳喂养的母亲只好每天两次采用牛奶喂养。母亲一旦决定上班后 1 天两次牛奶喂养,就应当在婴儿满月后对其进行训练,否则有的婴儿就会拒绝奶瓶。母亲应当在上班之前就使孩子能够适应牛奶。如果婴儿不讨厌奶瓶嘴的话,从母乳喂养过渡到牛奶喂养并不是一件困难的事情。

虽然不同厂家的牛奶质量多少有些不同,但是,无论选用哪一家的都可以。基本的原则是,母亲应当与保育园保持步调一致,选用同一品牌的牛奶。喂奶的时间也要与保育园同步。刚开始喂牛奶时,为了使婴儿能够比较顺利地适应牛奶,应待婴儿产生一定程度的空腹感之后再喂奶为好。吃奶量因人而异。满月后的婴儿一般来说 1 次能喝 100 毫升,个别婴儿喝不了这么多,而有的婴儿眨眼工夫就能把奶喝得一干二净。对于吃奶量大的婴儿,母亲可再补喂一点母乳。

添加牛奶以后,婴儿的大便开始泛白、变硬。第1天先喂1次牛奶观察一下,如果未见异常,二三天之后再增加到每天两次。1次100毫升实在不够的话,可增加到120毫升,但是尽量不要超过150毫升。给婴儿添加牛奶以后,母亲的乳房会发涨,多余的奶水不要扔掉,应当挤出来放在冰箱里进行冷冻。因为母亲上班以后,有时在单位里乳房发涨,就需要将奶水挤出来进行冷冻,下班时再带回家。至于应该怎样挤出奶水,请阅读“61挤母乳的方法”的内容。在孩子入园之前,母亲不仅要练习挤奶水,还要练习送孩子上保育园。

在国家实行育儿休假政策以后,许多母亲在孩子出生6个月以后才把孩子送进保育园。因为产假法定是2个月,再加上至少4个月的育儿休假,共计有6个月的假期。

目前在国际上,许多儿科大夫认为最好在孩子生后3个月内完全进行母乳喂养。所以,产假2个月加上育儿休假4个月应当作为一种习俗固定下来。与此相应,社会就应实行6个月内的育龄母亲带薪休假政策。对于尚未执 行的国家或地区,工会组织应当为此而努力奋斗。因为有的母亲被生活所迫,如果是不带薪休假,就不得不去上班。母亲产后休假6个月再上班,有利于婴儿从母乳喂养顺利过渡到牛奶喂养或添加牛奶喂养,另外也方便母亲送孩子入园。

116. 婴儿的集体保育可靠吗?

进行婴儿保育的保育园,一般招收生后第57天的婴儿,也就是说,母亲产后休假8周即可把婴儿送入保育园。刚开始,许多人对婴儿这么小就离开母亲表示担忧。然而,战后50多年的经验证明,母亲休完产假后把婴儿送入保育园,孩子完全能够健康地成长。富有经验的保育员认为,生后近2个月进保育园的婴儿比半岁以后才入所的婴儿要好带一些。但是,一般来说母亲对于不到2个月的婴儿进保育园,仍然抱有不安感。母亲对保育园不信任,保育工作就不能够顺利地开展。因此,当母亲向保育园提出让孩子入所的申请时,保育员就应当及时向母亲介绍集体保育的情况。例如,可以让母亲参观一下婴儿保育,邀请母亲出席保育园的家长会等,以便取得母亲的理解与信任。保育园还应当让母亲在产假结束之前,把孩子带到保育园来与负责照料婴儿的保育员见面,以增进家、园间的彼此了解。进行集体保育,不仅要使保育员之间在育儿理念方面保持步调一致,而且要使家长与保育员之间也能够保持步调一致。因为保育园与物品寄存所不同,前者面对的是活生生的独一无二的个体,后者面对的则是无须了解其具体内容的行囊。保育员必须针对每个婴儿的特点进行保育,因此,有必要向母亲了解婴儿进所前的状况。

例如,婴儿吃奶量是多少?是否已开始喂果汁?平时比较爱哭,还是比较安静?吃完奶以后是否爱吐?大便的情况如何?身体状况是否异常?长没长湿疹?每天出外呼吸新鲜空气多长时间?穿衣薄厚等等。以上这些情况保育员要仔细地向母亲询问清楚,并记录在婴儿的“个性表”上。在熟记这些内容之前,可将“个性表”悬挂在婴儿的床头,随时提醒自己因人而异,按规律办事。

117. 集体保育是优是劣?

日本的保育园最初是为那些迫于生计母亲不得不出外工作的贫困家庭而设立的福利设施。然而现在却成为打破“男主外,女主内”的传统观念、妇女结婚后仍然可以出外工作的大后方。双职工家庭需要夫妻双方齐心合力来共同维护,保育园并不只是为母亲服务的。父母双方应当携起手来,给在旧时代诞生的保育园赋予新时期的内涵。

在过去,接送孩子上保育园的是母亲,孩子有病时从工作单位匆忙赶到保育园的还是母亲。现在,时代发生了变化,在拥挤的电车里可以看到背着孩子上保育园的父亲的身影;在家庭里,帮助母亲抚育孩子做些家务的父亲也在逐渐增多。

在众多儿童聚集的保育园,由病菌而引起的流感是难以避免的。婴儿生病以后,保育园不应当把责任全都推给母亲。因为正是为了解放妇女劳动生产力才创立了保育园。所以,保育园应设置养护室,由具有护士资格的保育员来看护病儿,或者把病儿送到保育医院(见234 保育医院)。有的母亲怕孩子在保育园被传染上疾病而不送孩子入保育园,自己也因此而辞去工作。其实,完全没有必要这样做,婴儿对于病毒的免疫力是在多次感冒后获得的。

现在,日本保育园进行的集体保育还很不完善。国家在设备上不予投资,职员的待遇也不好。园内庭院狭窄,室内没有游戏的空间。即便是在这样的条件下,集体保育仍然取得了可喜的成效,这要归功于具有奉献精神和付出辛勤努力的保育员。

集体保育的长处主要有以下几点:其一,能够培养儿童的自立精神和自理能力;其二,有助于儿童形成良好的同伴关系,发展儿童的社会性;其三,可以促进儿童运动机能的发展和提高儿童的体质。

在运动场狭小、室内条件和收容所差不多、1名保育员要看管许多名儿童的保育园,集体保育的长处是不可能实现的。在这种条件极其简陋的保育园,其工作的重心不在保育,而主要在事故的防范上。保育员用统一的标准来管理儿童,压制儿童的个性。在这种环境中,儿童学会的是如何与集体保持步调一致,但是,却不能够体验到保育员的爱,得不到爱的教育。这些儿童是孤独的。母亲在将孩子送进保育园之前,一定要好好地了解一下保育园的各方面情况,以便做到心中有数,针对保育园的不同情况,采取不同的对策,更好地促进孩子的成长。

118. 创建优质保育园

许多想把孩子送进保育园的母亲感到苦恼的一个共同问题是,优质保育园供不应求。儿童保育对于家长来说是一件大事,可是对于政府来说,似乎并不那么重要。这就需要广大市民共同努力,呼吁政府关心和扶助保育园的发展与建设,为创建优质保育园而努力奋斗。那么,究竟什么样的保育园才称得上是优质保育园呢?优质保育园应当具备下列条件:

首先,保育员与婴儿的比例要合理。一般来说,二者的比例以 1∶ 3 为佳。如果 1 名保育员要照料太多婴儿,那么正常的保育活动将无法开展。

其次,既然是婴儿保育,就应当只招收 0 ~1 岁的儿童。有的保育园打着婴儿保育的旗号,招收 0 ~3 岁的儿童,甚至不太愿意招收小婴儿,这种混龄保育应当尽量避免。

第三,婴儿室不可太狭小,要有婴儿游戏的空间。另外,婴儿室最好与阳台相通,以便于进行空气浴。

第四,保育园应与家庭建立密切的联系,家庭与保育园双方加强相互的理解与沟通,必要时,保育员应 进行家访。优质的保育不仅需要保育员付出大量的心血,而且也需要家长的密切配合。

最后,保育园离家越近越好。各地区应当创设与本地区人口相适应的保育园。尽管保育园离家很近,如果母亲工作的单位距离保育园很远的话,将会遇到延长保育的问题。

119. 延长保育

大多数的公立保育园实行 8 小时保育制,即早晨 9 点入园,下午 5 点离园。这是因为公立保育园的保育员是国家公务员,原则上工作时间应为 8 小时，但是家长却希望保育园能够延长保育时间，个别的公立保育园能够满足家长的要求。如果家长的要求得不到满足，就只好在保育园附近雇 1 名保姆，委托保姆下午 5 点到 6 点照看孩子。家长下班以后再到保姆家去接孩子。这样一来，无疑增加了家长的经济负担。

私立保育园实行早晨 8 点入园，下午 5 点离园，适当延长时间的较多。这种延长保育虽说是满足了家长的需求，但是对于儿童的健康成长是否有利，却是一个值得探讨的问题。

集体生活对于儿童来说无疑是必要的。但是家庭生活对于儿童来说也不可忽视。在保育园中，儿童学习同伴之间应当如何相处；在家庭里，儿童则学习子女与长辈之间应当如何相处。二者不可互相取代。如果延长保育，弄得孩子筋疲力尽，回到家以后喝完奶就睡着了。这就使得孩子不了解家庭生活，也体验不到家庭生活的快乐。

保育园之所以要进行延长保育，主要是为了满足母亲工作的需求。作为福利设施的保育园，满足出外劳动的母亲的需求自然是一件好事；但是，如果从教育的角度出发，母子分离 8 个小时以上,不利于儿童的成长。另外,延长保育无形中加重了保育员的工作强度,也可以说是把母亲的工作压力转嫁到了保育员身上。所以,社会应当采取适当的措施,在保障母亲们基本生活的前提下,减短其工作时间。

120. 协同保育

休完产假以后,一些母亲十分想出外工作,但是由于附近的保育园已经额满,而不能如愿以偿地将孩子送入保育园。这些母亲自发地组织起来共同创建保育园,人们称之为协同保育。协同保育分为全日保育和夜间保育(从晚5点到第2天早晨7点)两种类型。

协同保育作为私立保育园,因为没有任何补贴,从房租到保育员的工资,都由个人承担。因此,协同保育必须在热心的家长、无偿提供房屋的慈善家和具有牺牲精神的保育员的共同努力下才能开展起来,否则其艰难程度可想而知。

121. 全日保育

实行 24 小时全天看护的全日制保育园虽然为数不多,但也零星存在着。利用者多为在电视台或医院工作的母亲。由于很难找到合适的家庭保姆,所以,尽管在经济上需要一定的支出,她们也只好选择全日制保育园。母亲的苦衷虽然可以理解,但是也不可忽视全日制保育存在的弊端。

无论是父母还是孩子,都需要拥有家庭这一私人的空间,否则就会产生不安感。男女结合在一起,就是为了享受家庭这一私人世界的快乐。这种快乐感随着孩子的诞生而增强。夫妻可以自由地选择自身的生活方式,但没有权利把不适宜的生活方式强加给孩子。如果为了自身的工作而使孩子成为牺牲品,那么当初不如不要孩子。

条件允许的话,最好是白天把孩子送进保育园,下午 5 点把孩子接回家以后,再请保姆来照料孩子。如果从早到晚都雇一些外人来照料孩子,那么对于孩子的成长将产生不利的影响。孩子的健康成长,受过专业训练的保育员、众多的小伙伴、品种繁多的玩具和运动场等是必不可少的。

122. 婴儿室

婴儿室最好设在明亮的朝南的房间,每个婴儿一张床,床的间距以方便保育员走动为准,床的高度以保育员给婴儿穿脱衣服和更换尿布时不必过度弯腰为准。因为如果床铺太高,为了防止婴儿跌落下来,就需要相应地加高床的护栏。如果使用铁制的小床,必须对涂料严格把关,切忌选用涂料含铅的小床(见24　婴儿床)。

婴儿室的房间,窗户要大,而且要带有可自由开关的换气窗。最好是落地式窗户,以便于拉开窗户把婴儿床推到阳台上进行空气浴。冬季要有取暖设备。夏季,在比较炎热的地区,要配置空调。

许多保育园的婴儿保育都是在建园一段时间以后才开始的,所以往往是勉强凑合。婴儿室的房间比较拥挤,朝向不好,而且也很少有阳台。在新建带有婴儿室的保育园时,应当把婴儿的寝室与活动室分开。

123. 保育园的调奶法

设有婴儿室的保育园必须有调理室。许多保育园并没有专门设置营养师，而是由厨师或者指派的保育员来进行牛奶调制工作。在调理室给婴儿调制牛奶时应当严格遵守的一条规则是：无菌、无菌、再无菌！如果在调制牛奶的过程中，有一个环节带菌操作，那么就有可能导致全体婴儿生病，严重时还会使保育园被迫暂时关闭，由此而影响母亲的正常工作。因此，保育园必须采取一切措施做到无菌配乳，采用奶粉无疑是一种比较安全的办法。因为奶粉本身是无菌的，又是用开水来冲调，所以只要把奶瓶彻底地消毒干净，就可以调制出无菌的牛奶来。

给每个婴儿准备 3 ~ 4 个奶瓶，每天在使用前都要消毒干净（奶嘴儿和奶瓶同时消毒）。使用时随时拿取即可。厨师在调制牛奶之前，一定要用香皂和刷子把手清洗干净，然后再用清洁的毛巾擦干（毛巾使用 1 次就被污染了）。如果保育员兼任厨师，那么在给婴儿换完尿布之后，必须使用消毒液来洗手。

厨师要与保健所建立联系,每月至少接受1次大便检查。在夏季,如果患有痢疾,必须远离调理室,临时改做其他保育工作。

保育园自己制作果汁的话,最好使用果汁机。如果难以达到卫生标准,可以选购现成的果汁。

124. 保育园的喂奶法

在保育园里给婴儿喂奶的意义并不仅仅是为了满足其维持生命的需要,更重要的是使婴儿感受吃奶的快乐。快乐是一种主观体验,保育员应使婴儿能够在愉快的情绪状态下吃奶。由于婴儿的月龄各异,所以喂奶的时间也应各不相同。如果在同一时间给7~8名的婴儿喂奶,那么只好让婴儿躺着,用被子或枕头支住奶瓶,任婴儿自己孤单地去吃奶。

根据婴儿月龄的不同,应制订出相应的喂奶时间,这样在喂奶时保育员就有空闲把婴儿抱起来喂奶。躺在保育员温暖的怀抱里吃奶,婴儿才能够真正地体验到吃奶的快乐。保育员要像妈妈一样,给婴儿以温暖和安全感。把婴儿抱起来喂奶,还有利于在喂完奶之后及时地拍婴儿打奶嗝。要做到这一点,就需要合理地配置人员。一般来说,6 名婴儿至少应当配置 2 名保育员。

125. 尿布的清洗

许多保育园不负责给婴儿清洗尿布。即便是负责清洗,也是专门雇钟点工来完成这项工作。其主要原因是保育员的工作量太大,根本没有洗尿布的时间。在一些大城市,租用尿布的保育园逐渐增多。租用尿布的优点是减轻母亲与保育员的劳动负担。在不能租用尿布的地方,就需要由保育园或家庭来清洗尿布。

如果由保育园来清洗尿布,即便是使用全自动洗衣机,对于保育员来说也是一个很重的负担。因为把甩干了的尿布一片一片地抖开晾晒,晒干后再收回,逐一折叠并按姓名分别存放好,需要花费很多时间。尿布公用的话,能够节省一些时间和精力,但是必须认真做好消毒工作。如果在家庭里清洗尿布,最好有烘干机。另外,丈夫也应尽一点义务,不要把洗尿布的活儿全都推给妻子。

126. 婴儿体操

在对婴儿进行保育的过程中,最容易发生的问题是,由于保育员过于繁忙,常常使婴儿长时间躺在床上。尤其是如果喂奶的时候也不把婴儿抱起来喂的话,那么婴儿就会整日躺在床上,由于运动不足而导致发育不良。为了防止出现这种情况,保育员不仅应当把婴儿抱起来喂奶,而且应当积极地给婴儿做被动操。对婴儿体操进行过深入研究的是前苏联。

在把婴儿的集体保育作为国家的一项事业来进行的前苏联,小儿科医生的实验研究结果表明,通过做婴儿体操,婴儿的体质得到了明显的增强。下面笔者就在列宁格勒的小儿研究所的所见所闻,介绍一下前苏联的做法。与此同时,也补充一些我们研究会婴儿部的有关经验。在此所说的婴儿体操也包括按摩。

婴儿体操应严格遵循婴儿的身体发展规律来进行。否则不仅无益,反而有害。例如,不能给有湿疹的婴儿按摩、给心脏不好的婴儿做操等。在前苏联,婴儿体操的编订工作是由医生来完成的。

婴儿体操不是随便在什么情况下都可进行的。做操时需具备以下一些条件。首先,房间通风要好,并打开通风窗。其次,室内温度不得低于20℃。温度应为22℃以上并且是无风天气,最好在树阴下做操。第三,婴儿体操不便在床上进行。条件允许的话,最好制作一个高度为70~72厘米,宽度为80厘米,长度为100~120厘米的木制体操台。上面铺上草席和床单。

在做操时,保育员应当以自身愉快和饱满的情绪感染婴儿,激发婴儿的积极情绪,以便顺利地完成体操动作。在做操的过程中,保育员要不断地和婴儿说话(即便是婴儿听不懂)。婴儿也应处于清醒活泼的状态。上午喂完奶至少隔30分钟后再开始做操,如果婴儿情绪烦躁不安,就可推迟到下午再做。

为了防止发生意外,给婴儿做操的保育员,指甲要剪短,手表、胸针、戒指等饰物要暂时摘掉。做操的婴儿要全裸,这样可以在做操的同时进行空气浴。每个婴儿都应有其做操专用的床单。体操结束时,如果婴儿出汗了,保育员要仔细给他擦拭干净。

做操会使婴儿的呼吸和脉搏加快,一般来说,恢复常态大约需要2分钟左右。2分钟以后还不能恢复常态的话,就说明运动量过大,每节体操的次数应减半,以后逐渐增加次数。随着婴儿月龄的增长,完成体操的时间由3~4分钟渐渐增加到8分钟左右。

127. 婴儿体操的具体做法

生后1个半月到2个半月的婴儿体操,与其说是体操,不如说是以按摩为主。将婴儿放在体操台上,保育员面向婴儿脚底方向站立,按以下顺序给婴儿做操,共做5~6分钟。

①手臂按摩:左右臂各做4~5次。

②腹部按摩:6~8次。

③腿部按摩:左右腿各做4~5次。

④脊柱的反射运动:向左、向右侧身各做1次。

⑤抬头挺胸练习。

⑥蹬腿练习:左右腿交替做8~10次。

⑦背部按摩:上下方向各做4~5次。

⑧脚底按摩:左右脚各做4~5次。

⑨脚心按摩:左右脚各做4~5次。

⑩双腿屈伸运动:做6~7次。

以上这些体操主要是利用婴儿的各种无条件反射来进行的,所以当婴儿尚未出现相应的反射时,保育员不要勉强进行。对于趴着时还不能抬起头来的婴儿,需要在婴儿能自主完成第5节体操之后方可进行第6节和第7节体操。

在给婴儿做操时,保育员不要用力太大,特别是做伸腿运动时,要避免发生脱臼事故。每节体操的具体做法,请参照本书后所附的"婴儿体操图"。

2 个月到3 个月

这个月的婴儿

128. 从 2 个月到 3 个月

这个月龄的婴儿，眼睛已能看到东西，因此与母亲之间的“沟通”也就开始慢慢形成。在 60 天时，婴儿还只能看到视野正中的哗啷棒，而到了 90 天，看到母亲的哄逗就会露出高兴的表情。耳朵也有听觉，常常会被吸尘器声吵醒。

婴儿手脚的动作也逐渐准确起来。2 个月时还不能抓住放在手里的哗啷棒，快到 3 个月时，就可以长时间抓握在手里了。不过，还没有达到有意识地抓取东西的程度。3 个月大的婴儿几乎都有用嘴吮吸拇指或小拳头的动作，这并不是表示有什么需求，而是快活的表现。

婴儿的双臂活动日见增多，平躺时两只胳膊不断舞动。腿脚的力量也越来越大。将婴儿抱起来立在母亲的膝盖上，有的孩子会跃跃欲试，一蹦一蹦地想跳起来。在不同的季节，婴儿的运动发育情况是不同的。热天里，婴儿一般裸着身体，活动方便，所以动作发育快一些；而在寒冷的季节，婴儿穿着厚衣服，盖着棉被，所以想动也很困难。

对周围事物，婴儿越来越关心；抱着他上街时，常常对周围投以好奇的目光。笑出声的时候也比以前多起来，在高兴的时候还独自发出某些声音，而且时间越来越长。到 3 个月时，开始对玩具表现出兴趣。睡眠方式也开始有所改变，不像以前那样整天睡觉，而是与成人一样有白天黑夜之分，只是午睡时间有个体差异，多睡眠的婴儿每天上午睡 3 个小时，下午睡两个半小时，而一些活动家型的婴儿，每天上午或下午只睡 1 次。夜里睡觉也有不同，有一夜醒两次的婴儿，也有只醒 1 次的婴儿，还有的婴儿睡得较沉，从晚上 9 点一直睡到第 2 天早晨 6 点，中途换尿布也不醒。

喝奶的方式越来越明显地体现出不同的个性。对爱喝奶的婴儿来说,奶粉包装上标明的量是不够的,他们会因不够喝而哭闹,或者吸着空奶瓶的奶嘴不放。这时如果母亲渐渐增加牛奶量,每次喂到180毫升,婴儿会高兴地将其喝光。这样的婴儿体重增长非常明显,平均每天增长40~50克左右,因此常被人认为发育状态非常好。可是,正当婴儿处于这种所谓的良好状态时,却突然从某一天起变得不喝牛奶了,即使改变牛奶的浓度、更换奶嘴或把奶晾凉也都无济于事。母亲怕不喝奶孩子会饿坏,就将奶嘴硬塞进婴儿嘴里,这样做的结果是,婴儿一看到奶瓶就闭上小嘴,导致“厌食牛奶”的发生,详细内容请参阅“138 厌食牛奶”。

与此相反,食量小的婴儿则每次只能勉强喝下120毫升牛奶。喝奶少当然就不胖,所以每次见到邻居家的胖孩子,母亲就非常焦急,总想设法让婴儿喝下牛奶包装上标示的量,可是婴儿每次都是喝到80毫升左右后就松开奶嘴不想喝了,玩10分钟左右待高兴时就将余下的40毫升勉强喝掉,每天都是如此。这样的婴儿把喝奶当作任务,很不情愿,可是喝奶以外的时间却非常快乐。这种类型的婴儿一般夜里不醒,因此母亲能安稳地睡到早晨。

在上述两种极端型的婴儿之间,还有一种“标准型”的婴儿,每次喝奶在 150～160 毫升之间。但“标准型”的婴儿也不尽相同,在喝奶次数上有差异。有每天喝 6 次奶的,也有喝 5 次奶的,爱睡觉的婴儿甚至每天只喝 4 次奶。如果喝 4 次奶的婴儿每天体重增加在 30 克以上,就不要为了喂 5 次奶而叫醒熟睡中的婴儿。

每次喝奶之后就吐奶的男婴,快到 3 个月时开始有所好转,这时母亲会暗自庆幸未给婴儿做手术是正确的。因为婴儿曾被诊断为“幽门痉挛”,医生劝其手术,而母亲坚持自己照顾婴儿,现在终于渡过了这个时期。

这个时期常出现的困难是,一直用母乳和牛奶混合喂养的婴儿对其中的某一种奶开始出现抵触。在母乳不太充足的情况下,婴儿厌食母乳当然不会有什么影响,可有的婴儿厌食牛奶,母乳再少也只想喝母乳,牛奶一点儿不想喝。本来想用牛奶补充母乳的不足,可现在却开始不喝牛奶了,这可急坏了母亲,于是为了使孩子喝下牛奶,就硬将奶嘴塞进婴儿嘴里。一旦这样做,婴儿就可能再不喝牛奶了,这是非常常见的事。不过即使这样,婴儿也只是暂时停止增加体重而已,不会给将来造成什么危害,没有必要担心。有关调理方法请参阅“129　用母乳喂养时”后半部分。

厌食牛奶最主要的原因是喂奶量过多,这个时期无论婴儿怎么愿意喝牛奶,每次不应超过180毫升或200毫升,尤其是伏天更应格外注意。

只喂牛奶的婴儿到了2个月以后应添加果汁,而母乳中含有维生素C,母乳充足时可以不喂果汁,不过可以试喂一下,如果婴儿很喜欢吃就可以接着喂下去。用来做果汁的水果最好是上市的应季水果,喂果汁的方法请参阅“98　果汁的喂法”。婴儿对果汁口味的喜好存在着差异,有的婴儿不爱喝酸味的果汁,不要勉强。给这样的婴儿喂一些复合维生素或天然的果汁都是可以的。

婴儿的排便具有不同的特点。母乳喂养的健康婴儿每天大便次数可以达到5~6次,而有的便秘婴儿每两天就要灌1次肠。不过多数便秘婴儿过了2个月开始喝果汁以后,便秘就会逐渐得到缓解。一般来说,喝牛奶的婴儿较喝母乳的婴儿排尿次数多,但其中也存在着较明显的个体差异。有的 1 次排尿量虽少但尿比较频,而有的排尿次数虽少但 1 次尿量很多。观察婴儿的发育过程可以发现,婴儿时期尿频的孩子长大后排尿间隔时间仍然是短的。能憋尿的婴儿一夜不尿也没事。夏天有时因天气突然变热,婴儿会出很多汗,这时身体里的水分会随汗一起排出体外,因此尿量就会骤然减少。

在上个月出湿疹的婴儿,有的到了这个月会明显好转。但这样的婴儿往往又出现别的"症状",即胸内积痰,发出呼噜、呼噜的痰声。气管里像有异物卡住似的,每次呼吸时都会发出声音。如果除了偶尔咳嗽,婴儿没有与平时不同的任何其他表现,这种症状就不属于病态。咳嗽的时间,一般是在夜里睡觉和早上醒来的时候。夜里吃完奶后咳嗽时,常常连同喝进去的奶也一起吐出来,这时如果慌忙抱去看医生,往往要被诊断为"哮喘性支气管炎"(见 110　积痰)。实际上这与湿疹一样,不过是婴儿在发育的特定时期体现出的不同特点。

2 个月以后的婴儿已能看清东西,而且非常喜欢看室外。为了给婴儿更大的快乐,应该经常将婴儿抱到户外,使他充分呼吸外面的新鲜空气。除下雪特别多的北方外,其他地方即使是寒冷的季节,每天也应保证 30 分钟的户外活动时间,而暖和的天气每天要坚持 2 个小时左右。时间的长短,要由母亲根据气温和婴儿的反应而决定(见 132　锻炼婴儿)。

此外,一般从这个时期开始可以给婴儿理发(见 135　理发)。

随着婴儿到室外的时间逐渐增多,婴儿得病的机会也会随之增加,但这个时期因婴儿体内有从母体获得的免疫抗体,因此不会患麻疹及流行性腮腺炎之类的病,但是感染百日咳的可能性是有的,所以不要接近咳嗽的孩子。

最多见的是父母的病毒性感冒传染给婴儿。婴儿得了感冒以后,会出现鼻塞、打喷嚏、咳嗽等症状。这个时期,婴儿即使患上感冒也不会出现高热(38℃以上),如果超过 38℃,大多是因为中耳炎。得了中耳炎的婴儿夜里痛得直哭,不能入睡(见 142　婴儿发热时)。

2 个月到 3 个月时，婴儿可能出现的所谓重病就是先天性心脏病，此外还有疝气的“嵌顿”。当发现婴儿突然痛得大哭时，必须考虑这两种病的可能性(见 139　腹股沟疝)。

可以认为 2 个月到 3 个月期间的婴儿不会得什么严重的病，不要将婴儿的个性生理特征当作疾病去治疗。没有人能比得上母亲更了解自己孩子的特性。

喂养方法

129. 用母乳喂养时

母乳充足的婴儿在 2～3 个月这个阶段是用不着看医生的。通常体重平均每天增加 30 克左右，身高每月增加 2 厘米左右。

这个时期，喝奶量增多的婴儿每次喂奶间隔时间变长，至今为止过 3 个小时就饿得直哭的婴儿，现在可以睡上 4 个小时，有时甚至睡 5 个小时也不醒。到喂奶时间就叫醒熟睡的婴儿吃奶的做法是不妥当的。如果婴儿体重持续增加,而且睡眠时间延长,这说明婴儿已具有了存食的能力。如果每隔3小时就叫醒喂奶,即使婴儿已具有存食的能力也不会被发觉。

有生来就不太爱喝奶的食量小的婴儿,这样的婴儿一般出生时体重比较轻。本来3小时喂1次,现在变得过了3小时也不想喝,到了每天只喝3次奶的程度,母亲就会非常焦急,而且改喂牛奶也还是不喝。尽管婴儿每天只喝3次奶,但只要精神状态好,就没有必要担心。这样的婴儿夜里不会因要喝奶而哭闹,因此喂养比较轻松。这种情况下,即便体重没有增加,也还是要坚持用母乳喂养。

2个月过后母乳分泌会慢慢减少,母亲自身虽也会感觉到,但最好还是称一下婴儿的体重。如果每5天增加体重从原来的150克降至100克,就说明是乳汁不足。事到如今才开始进行乳房按摩或喝鲤鱼汤,已经不会有什么效果了。此外,如果出现婴儿要奶吃的哭闹时间提前,或夜里本来只起1次夜,现在变成一夜哭闹两三次,这就可以确定是母乳不足了。母乳不足时可先加1次牛奶试试。在母亲觉得奶最不发涨的时候(大概在下午 4～6 点之间),可用 150 毫升的牛奶喂给婴儿。当然,150 毫升不一定 1 次全都喝完,即使少于 150 毫升,只要婴儿显出满足的样子就可以。由于加了 1 次牛奶,母乳能得到充分休息,下次出奶量就会增加。如果这样婴儿能吃饱,每天加 1 次牛奶就可以了。但是,如果婴儿体重每天增加不足 20 克,则需再加 1 次牛奶,这样试着连续喂 5 天。如果 5 天后体重增加仍不到 100 克,就需再加 1 次牛奶。但不要因婴儿爱喝牛奶就过量地喂。每天如果喂 6 次奶,牛奶的量每次不应超过 150 毫升,日平均体重增长不应超过 40 克(第 5 天 200 克)。如果每天加牛奶 2～3 次,体重增加 30 克左右,就可一直坚持下去。

至今为止只喂母乳而未添加其他食物的婴儿,每天加 3 次牛奶的同时应加维生素 C(果汁或维生素 C 片,35 毫克以上/日)。

一直喝母乳的婴儿有的不喜欢用奶瓶,对于这种情况,应尽量选择婴儿肚子饿的时候喂牛奶,千万不要将奶嘴硬塞进孩子嘴里。不喝牛奶的原因也可能与胶皮奶嘴的形状及硬度有些关系,可多试几种奶嘴。

加牛奶时,不要在喂完母乳后再喂,应先喂牛奶。喂完母乳,不够的部分用牛奶补充是不行的。对硬的胶皮奶嘴感觉肯定不同于母亲的乳头,婴儿会讨厌奶嘴,何况母乳的味道与牛奶也不一样,所以婴儿不会喝牛奶。

很少有一开始就拒绝喝牛奶的婴儿,大多都是喝一阶段以后才开始不喝。这时母亲往往非常焦急,本来是担心只喝母乳营养不够才加牛奶的,可婴儿就是不肯喝。母亲担心孩子会患上营养不良,于是采取各种方法,如降低牛奶浓度,改换牛奶种类,变更喂奶时间以及准备三四个奶嘴等,想方设法让婴儿喝下。婴儿在困得迷迷糊糊时,有时能喝一些,但醒来以后还是怎么也不肯喝。有时在牛奶中加少量的乳酸饮料婴儿就会喝,但也有不成功的时候。对这类婴儿没有必要担心,喝惯母乳而拒绝喝牛奶的婴儿是非常多见的,这样的婴儿都照样喂养得很好,不会饿坏。在喂完母乳后,可以喂些糖水或果汁使婴儿没有空腹感。婴儿这时已经快 3 个月了,用母乳再坚持一下就会熬过去,体重不增加也无妨。过了 3 个月,可以给婴儿加些母乳以外的食物，如米汤等，并尽快过渡到吃断乳食品。对厌食牛奶的婴儿来说这些食品会更受欢迎。

因母乳不足首次加牛奶时，严格消毒是非常重要的（见 40　奶粉的调配方法）。加牛奶后，婴儿的大便稍有变化，较以前发白且成块，极偶然的情况可能会出现大便次数增多、水分增加，这时母亲可能会担心出现了“消化不良”。只要严格消毒，一般不会有什么可怕的后果。即使出现“腹泻”，只要婴儿状态好，可视其为牛奶的适应过程，应继续喂下去。开始加牛奶时最重要的不是观察粪便，而是观察体重，因此测量体重是很关键的。

有的婴儿开始喝牛奶后，就会喜欢上容易吸出奶的奶嘴，渐渐地放弃需要费力才能吮吸出奶的母亲的乳头，即使咬到乳头也会立即放开。如果这样就可以改喂牛奶。但夜里必定醒来喝 1 次奶的婴儿，还是把母乳“夜用”为好，因为喂母乳比较简单。夜里不起夜一直睡到早晨的婴儿，醒来的第 1 次奶喂母乳也是很方便的。这个时期仍喂母乳的婴儿，即使大便次数多，大便呈“腹泻”状也没关系。

130. 用牛奶喂养时

2~3个月的婴儿食欲很旺盛。如果因婴儿有食欲就不断增加牛奶量,势必会造成饮食过量,有的婴儿因此变成“厌食牛奶”症(见138　厌食牛奶)。虽然这只是极少数,可是这种病态的过量饮奶,往往会被母亲认为是健康的表现。过量饮奶持续下去,就会导致肥胖。所谓肥胖,就是不必要的脂肪附着在身体上,这种肥胖属于不正常的现象。为了供养这些脂肪,心脏必须进行超负荷的劳动,肝脏及肾脏也要对摄入的过量营养进行处理,而不能得到休息。然而婴儿的这种超负荷劳动,在表面上是看不出来的,母亲见孩子发胖往往会很高兴,错误地以为孩子是健康的。

母乳喂养虽然也有发胖的婴儿,但因母乳易于消化,即使过量也不会使肝脏及肾脏疲劳。因此,这种肥胖病只在喂牛奶的婴儿中发生。要预防婴儿的肥胖,只要不喂过量的牛奶就可以。牛奶一般是放进带刻度的瓶子里喂,婴儿喝多少,母亲应当很清楚,因而婴儿患肥胖症完全是母亲的责任。为了预防肥胖的发生，在这个月龄，每天的喂奶量应控制在 900 毫升以下。如果每天喂 6 次奶，每次应在 150 毫升以下，每天喂 5 次奶，则每次应在 180 毫升以下。有的奶粉包装上标示的使用说明，却将 1 次牛奶饮用量定为 200 毫升以上，这是将 6 次喂奶量改成 5 次喂奶后计算得出的结果。实际上，2 个月的婴儿如果 1 次吃 200 毫升就是过量。

所谓的 2 个月开始就可以给婴儿食用的“断乳食品”罐头是绝对不能喂给婴儿的。如果用勺子喂进嘴里，2 个月的婴儿会毫无抵抗地吃下去，但一般来讲可以尽早给婴儿吃的断奶食物多为谷类，婴儿一旦开始喜欢上这些食物，就很容易发胖。喂牛奶的婴儿即使不吃这些也很容易成为肥胖儿。

婴儿有着不同的个性，有非常能吃的婴儿，相反也有吃得很少的婴儿，即“少食儿”。母乳喂养时，喝奶量不容易掌握，少食儿往往因为发育比其他婴儿慢才引起注意。牛奶喂养就可以掌握每次的奶量，如果喝不完奶粉包装上标明的 2 个月婴儿应喝的牛奶量，母亲会立即察觉到。

有的奶粉包装上写着,体重达到5千克的2个月婴儿,每次要喝210毫升牛奶。看到这个说明的母亲当婴儿只喝180毫升时,就会非常担心。可另一些奶粉包装上标明的量却只有140~160毫升,如果婴儿能喝完160毫升,母亲就会很安心。每个婴儿都有自己的习惯。奶粉包装上标的量之所以有这样大的差别,也是因为婴儿喝奶的方式千差万别,不可能千篇一律。2个月的少食婴儿有的只能勉强喝下100毫升,这样的婴儿在1个多月的时候就不怎么喝奶,夜里也不起夜,因此在1个多月时,就可以推断这个婴儿是"少食儿"。给这种食量小的婴儿,硬性喂大量的牛奶是非常错误的做法。

少食儿的母亲没有必要羡慕其他的胖孩子,胖或瘦与2个月婴儿应具备的能力没有任何关系。在保健所的婴儿健康检查(见137 "健康检查")时,少食的原因常被说成是由于喂奶不热心造成,至于热心不热心,母亲自己最清楚,不要太在意。

为使少食婴儿多吃奶,采取给婴儿打针等方法是非常愚蠢的做法。少食婴儿吃奶少,是为了适应其本身的身体构成,是身体整体状况所决定的,注射激素等做法是违背自然规律的。本来睡眠很好的婴儿,很容易因为害怕打针受到惊吓而成为夜哭郎。此外,将牛奶调浓给少食的婴儿也是不可取的。少食不是因为婴儿胃小,而是因为其身体需要的营养量少,如果牛奶浓度增大,相应的喝奶量就要减少。

131. 什么时间给婴儿洗澡好?

婴儿的入浴时间何时好并不是生来就决定的。如果习惯了在某一固定时间入浴,这一习惯就成为该婴儿的生活规律。但这也并不是不可改变的。婴儿的入浴时间最好与同住的家庭其他成员的生活节奏保持和谐,比如双职工家庭有时要安排在夜里9点或10点。

夫妻与婴儿组成的三口之家,入浴时间的安排,应主要保证作为家庭经济支柱的人的健康和情绪稳定。在婴儿出生1个月之内,主要是由父亲给孩子洗澡,而2个月以后,一般情况下母亲就可以开始给婴儿洗澡了。天气冷时,如没人帮忙,一个人无法给婴儿洗,可以不必每天洗澡,而是应选择周日及其他休息日家人能帮忙的时间。暖和季节,只要注意锁好门,母亲一人就可以完成。父亲一般是苦于给婴儿洗澡的,但如果有的父亲愿意给婴儿洗澡,还是等他每天下班回家后再洗。那种回家后就哼着歌谣进浴室的父亲,是不适合承担这个任务的。

在娘家分娩的母亲过了1~2个月后,就要和婴儿一起回到几代共室的婆家,从这时开始就有可能发生家庭纠纷。2~4点的洗澡时间没有什么问题,关键是在娘家形成的晚上9点以后给婴儿洗澡的习惯。为了适应婴儿的生活规律,婆家所有的家庭成员的生活节奏都要被打乱,因为大家都要等到9点以后婴儿洗完后才能洗澡。这种做法对家庭的和睦是不利的,应该使婴儿的生活节奏适应整个家庭的习惯。

母亲担心的是,在娘家一直最先入浴的婴儿,到婆家后改成大家洗完后再入浴,会不会感染上什么病。如果不是早产儿,2个月的婴儿一般是不会轻易因洗澡而感染疾病的,过去的人不是常带着2个月大的婴儿到公共浴池去洗澡吗。不过，眼睛比较容易感染，所以，不要用浴池的水给婴儿洗脸和洗头。

家庭成员中有的人无论如何想要第 1 个入浴，这种情况最好是由这个人给婴儿洗澡，但老人除外。有的男性绝对不进女性洗过澡的浴池，如果碰到有这种风俗习惯的人就麻烦了。如果母亲一定要坚持让婴儿最先入浴，那就只能为其中一方另建 1 个浴室了。或者，公共浴池离家很近的话，可带婴儿去浴池洗澡，在浴池开门后第 1 个进去。

132. 锻炼婴儿

有很多母亲怕孩子养成让抱的习惯，从婴儿 2 个月以后就尽量不去抱婴儿。这样的母亲可以腾出很多时间把房间整理得干干净净，或自己为婴儿做衣服，或在庭院中种植花草等。有的母亲为了不影响做家务，想让婴儿养成在床上老老实实呆着的习惯，所以，除了喂奶和洗澡以外就尽量不去抱婴儿。这种做法也许可以使家里干净利索，也可以为婴儿做很多的衣服，但是这样做的结果,婴儿的运动能力不能得到很好的发展。特别是老实的婴儿,让他睡觉也不会生气哭闹,当然就得不到抱。这样的婴儿抬头、坐立的时间都较其他的婴儿要晚。因此,这个时期每天累计应抱婴儿 2 个小时左右。抱起的婴儿因想看东西,就要支起脑袋和脖子,使用颈肌,同时上身总想挺直,这时就会用到背、胸和腹部的肌肉。另外高兴时还要挥动小手,这样就活动了手部的肌肉,这些都属于婴儿的运动。

只是抱抱婴儿还不够,除了冬天寒风凛冽的天气和下雨天之外,还应尽量抱婴儿到室外活动。眼睛已能看到东西的婴儿,看到外面奔跑的车辆和玩耍的孩子,会非常高兴。早春、晚秋及冬季可以带婴儿到日光下晒太阳,但其他季节最好不要直接受阳光照射,因为母亲的体温和太阳光的热合在一起,会使婴儿体温上升过高。这个季节可以让婴儿躺在箱型的婴儿车中,推到外面呼吸一下新鲜空气。

洗澡除了保持身体的清洁外,经常用暖水冲身还可以起到锻炼皮肤的作用。只要心脏没有问题,经常洗澡对婴儿是有好处的。

关于婴儿体操，请参阅“126 婴儿体操、127 婴儿体操的具体做法、144 婴儿体操”。经常抱的婴儿这个时期可不必做这些体操。早春、晚秋及冬季应坚持10分钟以内的手脚及脸部的日光浴。现在不像以前那样提倡日光浴，主要是为了预防癌症。据有关统计资料表明，脸、手脚等常晒到太阳的部位以及户外工作的人容易多发皮肤癌，因此，日光浴的时间应控制在合成维生素D必要的时间以内。当然，不能说婴儿晒了太阳就会马上患皮肤癌。

环 境

133. 防止事故

这个时期婴儿最易发生的事故是坠床。切不可因为婴儿还不会翻身或不会爬就粗心大意，以为不会有问题，让婴儿独自睡在没有栏杆的床上。由于婴儿在睡觉时经常用脚蹬被，蹬几下就会窜到床边，从而坠落到床下。婴儿用的床一般不很高,掉下来虽不会摔成重伤,但常会碰到头部。这时婴儿就会大声哭,母亲往往是被哭声惊动而跑来,这才发现自己的宝贝掉在地上。母亲会非常担心,这么小的婴儿头摔在地上会不会造成脑部内伤。我们还没有听说过 2 个月的婴儿从床上坠地后留下什么毛病。房间里不管是铺木地板还是塑料砖,都不会发生脑出血。有的母亲也许要带孩子去外科检查,当看到婴儿笑盈盈的表情时,医生会感到困惑,不过还是拍个 X 线片,然后告知无事,这时母亲才会放心。婴儿头部做 1 次 X 线检查虽不会有什么问题,但还是尽可能不要给婴儿照射放射线。

从床上摔下一般不要紧,但乘车时从后面被撞,或急刹车时头撞到挡风玻璃上,就不是小问题了。因此,带婴儿乘车时不要坐在副驾驶位置上,抱孩子的人要系好安全带。必须格外注意保护好婴儿的头部,母亲应始终搂抱着婴儿头部。

2 个月大的婴儿仍然容易发生因母亲的乳房而导致窒息的事故。母亲在婴儿旁边舒服地躺着喂奶,婴儿含着母亲的乳头,这时如果母亲困得打起瞌睡来就有可能使乳房堵住婴儿的鼻子和嘴,这么小的婴儿又不能推醒母亲。因此,母亲喂奶时必须抱起婴儿坐着喂。

塑料布或塑料口袋掉到婴儿脸上,也会引起窒息。因为 2 个月的婴儿还不能自己拿开它,所以婴儿睡觉的枕边应保持整齐利落。常吐奶的婴儿不要使用塑料围嘴,因塑料围嘴卷到脸上会盖住婴儿的鼻子和嘴。把塑料布铺在枕头下也是不安全的。有的母亲因怕婴儿吐奶洗床单麻烦,就用塑料布代替毛巾铺在枕头底下。当婴儿偶然成俯卧位时,塑料布就会堵住婴儿的嘴和鼻子而引起窒息。

还曾发生这样的事故,母亲按美国方式让婴儿俯卧睡觉,因床单被尿浸湿使 2 个月的婴儿窒息死亡。

猫或老鼠溜进屋里,舔吃粘在婴儿脸颊和嘴边的牛奶时经常会咬伤婴儿。所以哄睡婴儿后出去购物时,一定要关好门窗以免这些动物进来。注意床角下不要放东西,以免老鼠蹬着这些东西爬到婴儿的床上。

冬天用电脚炉给婴儿取暖时,外出前要确认一下电脚炉放的位置不要离婴儿的脚太近,而且旧的电脚炉在使用前还要进行认真的检查,以免烫伤婴儿。

134. 兄弟姐妹

当婴儿有年幼的哥哥或姐姐时,需注意由嫉妒引起的危害,尤其是一直作为独生子受到优待的幼儿,一旦成为哥哥或姐姐,更应加倍小心。嫉妒心的大小因人而异,即使相同年龄的幼儿也完全不同。有的幼儿会为小弟弟或小妹妹的到来感到非常高兴,伸出小手热心帮忙。而有的幼儿却不高兴妈妈抱小婴儿,总是缠着要妈妈抱自己。

2 个月后,当幼儿慢慢明白了这个新来的小婴儿不是家里的客人,而是要一直住下去时,有的幼儿就会表现出很强的嫉妒心。因此,往往在婴儿 2 ~3 个月时,容易发生嫉妒心强的孩子伤害婴儿的事故。做母亲的应了解幼儿的嫉妒心态,对平时不喜欢小婴儿的孩子要格外戒备。不应只是戒备,还应让孩子明白,即使有了小弟弟或小妹妹,父母对他的爱仍不会改变。如果孩子还处在幼儿阶段,应经常抱一抱,晚上睡觉前陪在旁边讲讲故事。千万不能因为成了哥哥或姐姐，就对他们向妈妈的“求爱”不屑一顾，这样做会遭到孩子意想不到的报复。

与嫉妒心相反，大一点的孩子对婴儿有时会表现出各种“关爱”，可是这种“关爱”有时也会导致对婴儿的伤害。比如，看到婴儿哭了，就把放在厨房里的前 1 天喝剩的奶拿来喂给婴儿，或者怕婴儿冷把被子盖在婴儿的脸上。因此母亲应时刻注意不要让大孩子和婴儿同在 1 个房间里。

大孩子上幼儿园后，常常从幼儿园将各种各样的疾病带回家传给婴儿。但由于 2 ~ 3 个月的婴儿体内有从母体内获得的免疫抗体，某些病是不会被传染的。婴儿 3 个月之内不会感染上麻疹、风疹、流行性腮腺炎及乙型脑炎，但可能感染上百日咳、水痘（水疱疮），而且百日咳是年龄越小病情越重。因此，当小婴儿要降生时，必须先给上幼儿园的大孩子注射百日咳预防针。3 个月大的婴儿得水痘的很少，到 4 个月时有的婴儿可能就会被感染上，不过即使出水痘症状也很轻。

尽管大孩子患的猩红热不会传染给婴儿，但不能就此认为引起猩红热的溶血性链球菌对婴儿无害。如果得猩红热的大孩子住院前曾和婴儿接触过,那么最好还是和医生商量一下处置方法,这时大多数医生会使用抗生素。大孩子感染痢疾和伤寒后也是一样。在这种情况下,保健所会对其住的房间进行消毒,母亲对牛奶的消毒也应更加严格。

在幼儿园体检时被诊断为"结核"的大孩子不会将病传染给婴儿。因为幼儿几乎不会出现结核空洞,而肺门淋巴结结核也是不会传染的。不过,在幼儿园诊断的"结核"是否正确,有必要斟酌一下(见555 结核)。

135. 理发

带婴儿乘车去远地方的时候越来越多。与在家门口抱着玩不同,外出时要换上像样的衣服,头发也要理一理。婴儿理发应使用剪子而不宜用剃头刀,因为剃头刀易使皮肤留下肉眼看不到的伤痕。

有一种风俗习惯,为使头发稀少的婴儿长出浓密的头发,把婴儿的头理成光头,这是一种迷信的做法,是不可取的。此外,当婴儿的头部受到碰撞时,有少量的头发总比没有头发的光头要安全些。

136. 婴儿的户外活动

2 个月后的婴儿眼睛已能看清楚东西,每当看到室外的东西时会非常高兴。使婴儿心情愉快的同时,通过室外空气的刺激锻炼婴儿的肌肤,这就是婴儿的户外活动。无论如何户外活动对婴儿都是有利的。活动时间长短要视婴儿的头部直立情况而定,如果婴儿头立得很稳,抱着在外面呆上 20 ~ 30 分钟,婴儿也不会感到特别累。往返 20 分钟以内路程的外出购物,可以抱着婴儿去。

这个月龄的婴儿自己坐在婴儿车里是非常危险的。让婴儿躺在车里推着外出时,要选择比较好的路,不要走凸凹不平的路。母亲打扫院子或晾晒衣物时,可以让婴儿躺在婴儿车里,放在母亲能看得到的地方进行空气浴。

婴儿的头如果能完全立直,背着外出也不是不可以。不过,这适合冬天用厚实的棉斗篷包裹着的时候,其他时候还是不背为宜。

抱这么小的婴儿去商店买东西还为时过早。看电影更是绝对不能去,因为电影院空气污染严重,且经常有病人去电影院消遣,有可能感染上结核之类的疾病。在炎热的夏季最好不要抱婴儿远行,因为母亲的体温传给婴儿,会使婴儿的体温过度升高。

137.“健康检查”

婴儿在3~4个月时,保健所就会通知婴儿去体检。在保健所成立初期,婴儿体检曾起过很大的作用。有的母亲在体检之前不知道自己缺乳,有的母亲把牛奶调配得过稀,还有的未给婴儿加任何果汁,这时保健人员就会给这些母亲发出警告:这样下去会造成婴儿的营养不良。保健人员的努力工作解救了众多婴儿的生命。当时因预防婴儿的营养不良是最重要的工作,因此,保健所将测量婴儿体重作为起点,给所有来体检的婴儿测量体重,从中发现没有达到“标准体重”的营养不良婴儿。这种体检方法逐渐成为健康检查的程序,并且一直延用至今。

用奶粉喂婴儿的母亲有的是按奶粉包装上标示的量调配牛奶。可是,也许由于商业利益,一般奶粉瓶上标的量往往多于婴儿的必需量。有的婴儿能喝下这些量,而有的婴儿却喝不完。母亲以为婴儿奶量达不到这个标准是不行的,因此总是想方设法让婴儿按这些量喝牛奶,这种做法常常持续到婴儿 3 ~4 个月接受健康检查之前。

在保健所测量婴儿体重后,没有达到《母婴手册》中规定的标准体重的婴儿就会被留下来。这些留下来的婴儿分两种类型,其中一种是母乳喂养的婴儿。在日本,喂牛奶的婴儿比较多,所以整体的婴儿平均体重更接近牛奶喂养婴儿的平均体重。另外,比起喝母乳的婴儿,喝牛奶的婴儿要吃得多,平均体重在逐年增加。如果对 100 名婴儿的体重进行排序,即使是发育正常的喝母乳婴儿,也要排在第 50 位以下。

还有一种类型的婴儿虽用牛奶喂养,但每次不能全部喝完包装盒上标明的量,总要剩下 20 毫升或 30 毫升。与能喝下“标准量”的婴儿相比,在长到 3 ~4 个月后两者的体重就会有明显差距了。

遗憾的是,使用至今的未修改的《育儿指导》将区分出来的这类体重偏轻的婴儿判定为营养不良,并指导母乳喂养的母亲们应给婴儿加牛奶,而对用牛奶喂养婴儿的母亲则提醒她们要加倍努力使婴儿吃得更多一些。这种忽视婴儿个性的"指导"过于呆板,结果只能是给婴儿带来麻烦。

虽说在健康检查中偶尔也会发现因先天性髋关节脱臼和心脏病而体重偏轻的婴儿,但大多数情况并非如此,而且体检后并不能使婴儿的喝奶方式及体重有明显的改变。习惯喝母乳的婴儿,硬要他改成牛奶,他不会很快接受。尽管母亲想尽了各种办法,可婴儿就是不肯喝,因此体重的增加仍然同上个月一样不足。这时母亲就会受到指责,被认为是不负责任,从而使母亲的心理压力过大导致神经症的发生,这样的事例并不少见。

核心家庭时代的"健康检查"与征兵时期的身体检查是不同的。应鼓励母亲学会喂养健康婴儿的方法。现代城市中的"健康检查"应重视的是营养过剩,而不是营养不良。

春夏秋冬 参阅"104 春夏秋冬"。

异常情况

138. 厌食牛奶

3 个月左右的婴儿本来很喜欢喝牛奶,但从某天开始突然变得不爱喝了,这时母亲非常担心,千方百计想让婴儿喝,可是越着急婴儿越不喝,最后婴儿一看到奶瓶就烦得直哭。在这种情况下,母亲的做法应该是,首先改换奶粉,不行的话再将牛奶浓度调稀一点,如果还不喝可把奶晾凉点再喂,或将橡皮奶嘴换一换。这样做还不解决问题的话,晚上在婴儿似睡非睡时,偷偷地将奶嘴塞进婴儿嘴里,睡意正浓的婴儿会稀里糊涂地喝下去。如果实在不喝牛奶,可喂一些果汁或凉开水。

据厌食牛奶的婴儿母亲讲,在不喝牛奶之前,有 1 ~2 周婴儿出奇地爱喝牛奶。看一下体重增长记录可以发现,这个时期婴儿每天体重增长超过 40 克。

奶粉的成分虽然在制作时尽可能地接近母

乳,但不论技术怎样进步,奶粉与母乳还是有区别的。虽然大多数婴儿能够接受并充分消化,可也有一部分婴儿对较浓的奶粉还是不能适应。据欧洲最新的研究,奶粉比母乳浓度要高,因此在调配奶粉时,应比要求的再稀一些。厌食牛奶的婴儿大概是因为2个月左右时,喝了较多的浓度较高的奶粉。厌食牛奶不是什么疾病,而是婴儿的身体功能不适应奶粉的一种反应。

长期过量喂牛奶的婴儿,肝脏及肾脏非常疲惫,最后导致"罢工",以厌食牛奶的方式体现出来。消化牛奶如此费力,所以对易消化的果汁及水就会很高兴地接受。可以认为,厌食牛奶是婴儿为了预防肥胖症而采取的自卫行动。这是婴儿发出的警告:"妈妈,牛奶给多了",这时母亲应该做的是,让婴儿的肝脏和肾脏得到充分的休息,不可再继续给婴儿喂他不喜欢吃的牛奶,应多补充些果汁和水,直到婴儿能重新开始喝牛奶为止。这种时候母亲千万不能急躁。明白了厌食牛奶的原因后,应沉着冷静,这样婴儿的厌食才会慢慢好起来。还从没见过因厌食牛奶而饿坏的婴儿。经过10天或半个月的细心照料,婴儿肯定会再度喜欢上牛奶的。即使每天只能喝 100 毫升或 200 毫升牛奶也不必担心,只要尽可能地满足婴儿对果汁和水的需要就不会有什么问题。因为婴儿自己会根据自身的消化能力进食,从而使肝脏及肾脏得到充分的休息。随着肝脏及肾脏的恢复,婴儿逐渐又喜欢喝牛奶了。

厌食牛奶的婴儿每当喝牛奶时非常难受,而其余时间却很精神,这是因为这样的婴儿即便不太喝牛奶,身体内也有充分的储备。只要婴儿精神状态好,就可以坚持洗澡或抱到外面进行空气浴。

把厌食牛奶的婴儿当作病人,为其注射各种药物,只能拖延厌食的恢复时间。比如,给婴儿注射含有氨基酸的营养液,会使本该休息的肝脏和肾脏加重负担从而更加疲乏;输葡萄糖及林格液也没有任何意义,因为婴儿喜欢喝糖水和果汁。为什么可以经口喝下并从胃肠自然吸收的东西,非要以静脉点滴的形式使其不自然地被吸收呢?更何况点滴会使婴儿感到痛苦和恐惧,而且会使好容易要进入休息状态的肝脏和肾脏,因得不到静养而感到极不舒服,这种做法是非常愚蠢的。

注射蛋白同化激素也是不可取的,因为婴儿的骨头过早钙化会影响身高的增长。婴儿的身体要靠其自然调节,绝不能凭着一些小小的智慧去破坏自然的规律。

厌食牛奶是对婴儿的母亲做出的最严重的警告,厌食恢复以后,仍需特别注意不能再给婴儿过量的牛奶。

139. 腹股沟疝

男婴的睾丸最初是在腹部,在即将出生前降入阴囊。睾丸经过的从腹部到阴囊的这个通道一般在出生后就关闭了,但也有闭锁不好的情况。这样的婴儿到了 2 ~3 个月,由于剧烈哭闹或便秘等原因使腹腔压力增高时,腹腔内的肠管就会顺着这个闭锁不全的通道,穿过腹股沟(大腿根部)降入阴囊中,这就是腹股沟疝。腹股沟疝一般见于男孩,但女孩也有类似的病,肠管及卵巢从腹股沟降至大阴唇。如果是卵巢降下,就会肿起似枇杷树种子一样大的硬块。肠管从通道降下是不会感觉到痛的,也不会有任何障碍。即使阴囊肿起、卵巢下降也不会影响正常的发育。腹股沟疝的危险在于,肠管在通道中拧绞在一起的情况,医学上称之为嵌顿性腹股沟疝,而此时婴儿是不发热的。

出现嵌顿性腹股沟疝时肠腔会梗阻,婴儿因疼痛而突然大哭起来,怎么哄也不停止。如果嵌顿发生时间短,可以用手慢慢推着复位。但如果持续二三个小时以上,且出现呕吐,就只有进行手术了。

有腹股沟疝病史的婴儿当出现突然剧烈哭闹时,要考虑到嵌顿疝的可能性。母亲应立即打开尿布看一看,如果与平时不同,肿得非常厉害,而且不能复位,应立即去看医生。

有的婴儿至今为止根本没有过疝气的症状(实际上这之前就有通道了),所以当肠管突然出现嵌顿时往往考虑不到嵌顿疝。因不知道婴儿到底为什么哭闹,慌忙地又是喂奶又是抱到屋外,却想不到揭开尿布看一看大腿根部。婴儿没有任何理由突然大哭时,一定要掀开尿布看一下大腿根部。如果肠管能复位,婴儿的腹股沟疝是无关紧要的,但必须时刻想到有“嵌顿”的危险。不过,不是所有的腹股沟疝都能引起嵌顿,四五人中大概只有1人,而且大多是出生后半年之内发生。

腹股沟疝是否能自愈还无定论。确实有不采取任何措施就自然痊愈的婴儿,但大多数都会因为不能自愈最后还是采取了手术治疗。至于手术何时进行,以前的做法是要等到不用尿布后才做手术,认为这样可以减少手术后的污染,因此多为3岁左右。但近来的趋势是倾向于:一旦出现腹股沟疝就立即动手术。保守的外科医生主张婴儿1岁左右做手术最合适,因为这个时期手术会好做一些。究竟在婴儿多大时进行手术,不同的医生有不同的意见。在这点上最好还是按照主治医生的指示,采用该医生最拿手的治疗方法。如果不马上手术,平时要时时注意“嵌顿”的危险,一听到婴儿突然哭叫,就要看一下腹股沟处。一旦嵌顿发生,立即和约定的医生联系手术。为了不使母乳喂养的婴儿在手术期间断奶,可以考虑母婴同时住院。如果不可能,就像欧美人一样手术后当日返回家。

以前曾有过叫做“疝气带”的,用来按压腹股沟部的用具,但现在已不再用了,这种“疝气带”不但不能防止肠的脱出,还会造成睾丸的血液循环不良。还有人用毛线织成T字型的带子系在身上。用不用这些东西其实没有太大关系,有的婴儿没用这些用具不是也痊愈了吗?

140. 湿疹不愈的婴儿

有的婴儿得了湿疹以后一直不好,到了这个月更重了。头顶上像扣了锅一样生出一层脂肪性的疮痂,脸上也有,一哭起来,裂纹处就会渗出血。痂脱落的地方变红糜烂,渗出露珠状的透明分泌物。由于瘙痒,婴儿会难受得不停地抓。医生往往将这种皮肤病诊断为过敏性皮炎,让婴儿每天去医院治疗将结痂去掉。但是,我们是不主张2个月的婴儿天天去医院皮肤科的。因为在候诊室里可能会接触到传染性皮肤病的患者,很不安全。更何况疮痂可以自然脱落,愈后也不会留有瘢痕。

湿疹婴儿的母亲最重要的是要做好长期"作战"的准备。不能太着急,否则医生就要给开一些强效的药。对于久治不愈的病人,医生往往为了维护自己的名誉,开一些外用或口服的含氟的肾上腺皮质激素药以暂时缓解症状(不良反应请参考“109 湿疹”)。

母亲最了解湿疹婴儿病情反复的情况,所以要时时注意湿疹的发作。如果洗澡后病情恶化,就应适当控制洗澡的次数,尽量使用不刺激皮肤的香皂,如果觉得不用香皂对湿疹更好,最好不要再用。紫外线对皮肤刺激很强,因此不要让日光直射到婴儿。冬天婴儿盖的棉被如果过热,也会使瘙痒加剧。人工喂养的情况下,奶粉中加一定比例的脱脂奶粉会使症状减轻(8 勺奶粉中有 3 勺为脱脂奶粉)。如要全部改成脱脂奶粉,必须在奶粉中加复合维生素。

母亲应特别注意的是,首先不要让婴儿用手抓患处。用安全的粗别针将袖口别在裤子上,使婴儿的手抬不起来。其次应注意的是,不要让湿疹患处感染上化脓性细菌,要每天换枕巾。棉被能挨到脸部的部分要用棉布包上,而且要每天换 1 次。这些东西要和婴儿的衣物及尿布分开来洗,洗前先用开水烫一下,然后放在阳光下晾晒消毒。婴儿要穿棉质的贴身内衣。新的内衣在穿之前要先洗一下,去掉加工制作时用的化学剂。

外用的肾上腺皮质激素药物最好选不含氟、

且浓度低的。每天使用 1 次，洗澡后少量涂于患处。脸上不能随便用含氟的肾上腺皮质激素药物，否则会留下瘢痕。变红糜烂处可敷上沾有清洁水（凉开水）的消毒纱布，每天 3 ~ 4 次，每次 20 分钟。为转移婴儿注意力，可以抱婴儿到外面阴凉处观看风景，但不要接近皮肤病患儿。

积痰　参阅“110　积痰”。

141. 腹泻与便秘

这个月龄的婴儿出现大便次数增多，便中混有硬块，或多少带有黏液等情况，都不必过于担心。如果是母乳喂养的婴儿，不会发生消化不良。这个时期也不会染上病毒引起的“秋季腹泻”。

喝母乳的婴儿如果进入 2 个月后出现“稀便”，首先应想到是否是因母乳分泌量增加使婴儿喝奶量增多造成的。测一下体重，如果原来每 5 天增加 150 克，而现在变为 200 克，说明确实是母乳增加引起的。这种情况，喂奶前可让婴儿先喝一些白开水，使婴儿的喝奶量减少，这样大便的次数也会随之减少。

牛奶喂养的婴儿一般不会出现腹泻。只要奶瓶及奶嘴消毒严格,这个月龄的婴儿不会患什么可怕的病。如果婴儿没有发热的迹象,精神又好,也爱喝牛奶,那么只要将牛奶的浓度调稀一些腹泻就会消除。

在夏季,住处附近流行痢疾,且母亲也患上了痢疾,1～2 天后婴儿也出现腹泻时,即使大便中没发现血或脓,也应带婴儿去医院检查一下大便。有时婴儿得了无症状痢疾会传染给家人。托儿所中痢疾的传染,大都是因为患无症状痢疾的婴儿尿布消毒不干净造成的。

当母乳喂养的婴儿 2 个月后出现便秘时,应考虑是母亲缺乳造成的。量一下体重就会清楚,原来每 5 天增加 150 克,现在只增加 100 克,由此可断定是母乳不足,应添加牛奶(见 129　用母乳喂养时)。母乳喂养的婴儿出现便秘并不一定都是缺乳造成的,有时母乳很充足,但不知什么原因婴儿开始出现习惯性的便秘。出现这种情况时可试喂一些不同种类的果汁,或适当增加果汁的量。市售的成品果汁不如自己做的。制作果汁时用的纱布过滤不要过细,滤茶用的铁纱网即可。植物细胞膜中含有的纤维可刺激肠蠕动,起到帮助消化的作用。

如果 3 天只排便 1 次,而且婴儿排便时非常费劲,憋得直哭,就应每隔 1 天灌 1 次肠。大便不很硬,且每两天能排便 1 次,排便时也较轻松,就不用在意。大便即使达不到每天 1 次也没关系。

牛奶喂养的婴儿一般容易出现便秘。如果从上个月开始一直便秘就不必太担心。有的婴儿从这个月开始能用勺喂了,可以试着喂些酸奶。现成的加糖酸奶过甜,不要给婴儿吃。最好是在普通酸奶里稍加一点儿糖。当然喂果汁也会有效果。开始喂酸奶时,量可以少一些,然后再慢慢加量,直到婴儿能每天顺利地排 1 次便,之后照此量喂下去。在不灌肠的情况下,如果 1 周或 10 天也不排 1 次便,就属于病态,特别是腹部有异常、发育也不好时,应及时去医院检查。

142. 婴儿发热时

2～3 个月的婴儿很少发热。可是,在夏天抱着婴儿乘 1～2 小时的车后,会发觉婴儿身体很热,这是由于母体的热量传给婴儿,加上天气炎热,造成了婴儿身体的体温升高。这时应将婴儿放置于凉爽的地方,枕上冰枕或喝点凉的果汁,过二三个小时就可恢复正常。

冬天也有因加热过度导致婴儿体温升高的,如将电脚炉设置在"强热"档上放进婴儿被窝,婴儿的身体就会发热。

这个月龄的婴儿不会染上伴有发热的传染病(麻疹、流行性腮腺炎等)。有时父母得了感冒会传染给婴儿,幸运的是,3 个月左右的婴儿不会因感冒出现高热。

在全家人都得感冒的情况下,如果婴儿出现一般的发热就应推测是感冒。偶尔也有颌下淋巴结化脓导致发热的婴儿。这种情况一看便会知道,婴儿颌下淋巴结肿大,摸上去很痛。这时应立即看医生,尽早用抗生素。只要早期发现、早期治疗,不用手术切除也可治愈。

婴儿发热时哭闹得厉害,应想到是中耳炎。但这种发热多在夜里,被叫醒看病的医生能否对耳朵进行认真检查值得考虑。很可能诊断为感冒,然后注射一针抗生素就了事。从结果来看,这种治疗对中耳炎也是有效的。但多数人采取的措施是,先给婴儿冷敷头部,然后等着第 2 天早上去医院。可往往在早上起来后看到从痛侧的耳朵里流出了透明的分泌物,这时才知道是中耳炎。不过,此时去医院耳鼻喉科看医生还来得及,治疗三四天后,穿孔的鼓膜就能完全愈合。

同在一起居住的老人,一看到婴儿身体发热,就非常恐慌,害怕是肺炎。在战后不久,确实有许多婴儿因得了小儿急性肺炎而死去了。值得庆幸的是,现在婴儿的急性肺炎几乎已经消失了(为申请保险有利,很多情况下将感冒“诊断”为肺炎,因此统计表上的肺炎数量并未见减少)。

患肺炎的婴儿,母亲是能看出不同于往常的。症状大多为表情异常,嘴唇发暗,不喝奶,哄逗也不笑,呼吸急促,吸气时鼻翼扇动,呼吸困难。一旦发现这些症状,应马上和医生取得联系。不过,即使在从前,急性肺炎(大叶性肺炎)也是可以自然痊愈的。支气管性肺炎可危及生命,这种病一般发生于佝偻病的婴儿及早产儿,而现在佝偻病已基本消灭,早产儿的处置技术也大有进展,加上抗生素的有效利用,所以死亡婴儿的数量逐年下降,可以说现在几乎没有死于肺炎的婴儿。

突然哭闹不止 参阅“112 婴儿突然哭闹时”。

集体保育

143. 保育园的注意事项

在专门招收零岁儿童只设有婴儿室的保育园,1名保育员一般照料4~5名婴儿。保育员所照料的这4~5名婴儿的月龄并不完全相同,有的刚出生2个月,有的则已出生10个月。因此,喂奶的时间间隔也各不相同。保育员给婴儿喂奶时,应将婴儿抱起。

有的保育园不许外来者进入婴儿室,实行无菌保育。如果要彻底地进行无菌保育,就应当在母亲把婴儿送到保育园后,把婴儿穿来的衣服全部脱下,换上保育园的衣服。还应当专用消毒毛巾来给婴儿擦脸部和四肢。保育员也应当固定。由于头发的消毒不容易进行,所以保育员应当像手术室里的护士那样戴上帽子。如果以上这些做不到，仅仅不许母亲进入婴儿室，就没有什么医学意义了。

2～3 个月婴儿的保育，最重要的一点是不要让婴儿始终躺在床上。有的婴儿比较安静，不爱哭闹，容易被保育员忽略。正确的做法应当是经常把婴儿抱起来，让他看看小哥哥、小姐姐们的活动。看到小伙伴们在练习爬，练习扶物行走，婴儿就会产生早 1 天会爬能站的愿望，这一点是保育园独具的优势。婴儿十分喜爱看小伙伴们的活动，这种快乐感是家庭无法给予婴儿的。

在保育园和在家庭一样，应当注意合理喂养，不要过量。婴儿一哭就给他喂奶，这是一种不恰当的做法。婴儿有时哭，并不是因为肚子饿了，而是想让人抱抱他。因为怕麻烦，婴儿一哭闹就把奶瓶塞进婴儿口中，甚至让婴儿口含奶嘴睡觉，此类做法就更不可取了。

招收婴儿的保育园，必须注意防止年龄较大的幼儿将传染病传染给婴儿。对年龄较大的幼儿，应当及时进行百日咳和麻疹的预防接种工作。

在保育园虽然是集体保育，但是应当注意个体差异。每个婴儿都有其特定的喂奶时间和排泄时间。可能的话,最好在每个婴儿的床头悬挂一张卡片,在卡片上填入婴儿的喂奶时间和排泄时间。

2~3个月的婴儿,上午和下午都要有一段时间的睡眠。睡眠时间也因人而异。在婴儿睡眠时尽量不要把他弄醒。有的家长认为,由于保育园白天让孩子睡得太多,使得孩子晚上在家里难以入睡,这种看法是错误的。在这个时期,贪睡的婴儿无论白天还是夜晚睡得都很好。晚上难以入睡的婴儿,白天在保育园的睡眠时间与其他婴儿相比也较少。只要在保育园正常睡眠,晚上晚睡一会儿也不必大惊小怪。如果婴儿回到家里吃完奶、洗完澡之后马上就睡着了,那么亲子接触的时间就没有了,孩子也就失去了感受家庭温暖的机会。

在炎热的夏季,保育园最好每天能给婴儿洗1次澡。这样做不仅能预防长痱子,而且有助于睡眠。一般来说,婴儿都十分喜爱洗澡。在喂完奶1个小时之后方可洗澡,洗澡的时间大约在午后3点左右。

入冬以后,父母给婴儿捂得严严实实的,以防感冒。与此相反,保育园却尽可能地锻炼婴儿少穿衣服。虽然外面寒冷 ,也不应当紧闭门窗,要定时换一换新鲜空气。

以上这些注意事项是集体保育理所当然必须遵守的。然而,实际情况却不容乐观。目前,保育园设备还不够完善,人员配备不足,这些注意事项还难以完全落实。大多数的保育园是两名保育员照料 10 名婴儿,这种状况令人担忧。试以给婴儿换尿布为例。把 1 名在地板上玩耍的婴儿抱到床上,给他脱下裤子,换上干净的尿布,然后穿上裤子,再把换下来的尿布放到某一固定的场所,完成这些动作至少需要 6 分钟。如果每天换 5 次尿布,1 名婴儿就需要占用 30 分钟,10 名婴儿则需要占用 5 个小时。另外,给 1 名婴儿喂奶和喂流食 1 天需要 1 个小时,10 名婴儿就需要 10 个小时。做午睡的各种准备工作,1 名婴儿大约需要 20 分钟,10 名婴儿则需要 3 个多小时。把这些时间合计起来看,总共是 18 个小时。即使 1 名保育员每天工作 9 个小时,那么仅照料婴儿排便、进食和睡眠就已经是满额工作了。而实际上保育员的工作并不仅限于此,她还要和婴儿做一些游戏活动,给婴儿做被动体操锻炼身体,有时还需要做一下观察记录等等。因此,如果两名保育员照料 10

名婴儿的话,将会紧张得连进餐的时间都没有。

保育园设施的建立不太规范,条件比较简陋,有的连壁橱都没有。加上人员配备严重不足,保育员多数是超负荷劳动。所以,父母们应当和保育员及园长一起共同向国家提出提高建立保育园“最低标准”的要求。

144. 婴儿体操

继续做从上个月开始的婴儿体操。如果是这个月刚入托儿所的婴儿,就需要先做一下上个月的婴儿体操(见127 婴儿体操的具体做法)。2~3个月的婴儿,运动能力进一步增强,体操的种类也有所增加。头部力量增强,两只小腿能做出弹跳动作的婴儿可增加以下两节体操:

⑪背部肌肉练习:1~2次。

⑫弹跳练习:6~8次。

3 个月到4 个月

这个月的婴儿

145. 从3 个月到4 个月

到了这个月龄，婴儿身体的活动不仅更加活跃，而且眼睛和耳朵的功能与手脚的运动也开始渐渐协调起来。

婴儿的头部立得越来越稳，每当想看感兴趣的东西时，脸就会转来转去。电视里播放广告时声音突然变大，婴儿就会顺着声音去寻找。洗澡时一向让妈妈侧抱着洗头的老实婴儿，这时也因为不喜欢洗头，会调皮地将头抬起来，很让妈妈为难。趴着的婴儿开始能用手和腿脚支撑起身体，把头抬起来。躯干的肌肉亦逐渐发育起来,不像以前那样老老实实地平躺着,衣服穿的少时总想侧过身,但这个时期还不会翻身。因婴儿不时地侧着身子乱动腿脚,不知什么时候就会窜到床边,如床上没有栏杆就可能摔到地上,因此,母亲不应将婴儿单独放在床上后离开。

这个时期,婴儿手脚的活动变得相当灵活,总想伸出小手去摸音乐盒之类的东西。接近4个月时,有的婴儿能用手抓着毛巾放到嘴里吮吸着玩,还会用双手扶着牛奶瓶喝奶。当父母把婴儿放在膝上时,有的婴儿会蹬腿蹦跳。不过,这个动作也是因人而异的。有的婴儿即使过了6个月也还是不会跳。可这样的婴儿到了会走时却与其他婴儿毫无差别。

到了这个月龄以后,婴儿非常爱动,总显出自己想做什么的样子,于是有的家长从这个时期开始给婴儿做体操(见126　婴儿体操)。其实,在家里养育的婴儿不是必须要做婴儿体操的。

像日本这样的国家,母亲照料婴儿非常细心勤奋,不分昼夜经常给婴儿换洗尿布,夏季每天至少洗两次澡。在每次换尿布和洗澡时都要穿脱衣服，这些动作在不知不觉中达到了做体操的效果。而在前苏联，即便是大月龄的婴儿，也用棉斗篷包裹得很严，不让婴儿乱动，有这种习惯的国家，婴儿体操就是非常必要的。此外，在日本，大部分季节穿的衣服很少，婴儿可以自由活动身体，所以婴儿体操就显得不是太重要。

婴儿在睡眠时间上的差异更加明显。大部分婴儿上午和下午各睡 2 个小时，然后晚上 8 点左右入睡，夜里只起夜一二次。这样的婴儿睡眠好，家长就比较轻松。然而少数入睡困难的婴儿到了晚上 10 点也不睡，只要有人在身边陪着就不想睡觉，令家长很伤脑筋。

婴儿的吃奶量也拉开了距离。喜欢喝牛奶的婴儿 200 毫升还显得不太足，而食量小的婴儿只喝 120 毫升就很满足。混合喂养的婴儿到了这个时期有些就开始厌食牛奶了。因母乳不足添加牛奶的婴儿很多都对喝牛奶有抵触。

以前常吐奶的男婴，到了这个时期吐奶的次数明显少了。而唾液分泌多的婴儿从这时起可能要流口水，不过大多数满 1 岁以后就会停止。不管怎样早晚会没事，所以不必担心。

排便的差异依然没有改变,便秘的婴儿依然还有便秘的毛病。如果婴儿能用勺吃,可以喂一些酸奶,很多婴儿吃了酸奶后,便秘有所好转。母乳顺利过渡到牛奶喂养的婴儿,大便会由原来的"稀便"变为成形的便。

头部能完全直立后,有的母亲就开始训练婴儿的小便习惯。同样是百天左右的婴儿,如果自己的孩子还不能像其他的婴儿那样养成用便器的习惯,母亲就会非常焦急。其实,这并不是"训练"好坏的问题。有的婴儿尿量较少,可攒到一定量后再排尿,对这样的婴儿一般可以估计排尿时间,到时间让婴儿坐便盆多半都会配合好,所以这只是准确掌握时间的问题。尿多的婴儿则因为不定期排尿,时间不好掌握,即便偶尔成功一二次,大多数情况还是要失败的,根本没有节省洗尿布的时间。所以,母亲没有必要非让婴儿按时间排尿。

比训练排便更重要的事情是让婴儿到户外活动,进行空气浴。进行日光浴的时间随季节而定,但每天至少应保证 2 个小时。就是在寒冷的冬天,也应用棉外套包裹着婴儿到室外呼吸新鲜空气。婴儿头部完全直立后也可背着出去(见172背婴儿)。接触室外的新鲜空气,可以锻炼婴儿的皮肤和呼吸道黏膜,而且比起呆在家里,外面的一切更会令婴儿心情愉快,这种良好的精神状态非常有利于婴儿的身体健康,因此,母亲应该多带孩子做这种有益的户外活动。婴儿白天到外面活动,晚上就会因疲劳而较快地进入梦乡。因此,睡眠不好的婴儿应尽量带着到外面活动。

过3个月后,也许就有人指导母亲添加断乳食品。不过,不必过于着急,没有规定要所有的3个月婴儿都必须吃断乳食品,要根据婴儿的特点来决定。婴儿吃断乳食品要有如下条件:一是婴儿本身想吃母乳或牛奶以外的其他食品;二是婴儿能用勺吃东西;最后是婴儿吃东西很慢,上身必须能保持稳定(能坐在吃饭用的婴儿专用椅上)。婴儿是否想吃乳品以外的其他食品,不仅应当试一试,而且应当训练。用勺喂吃东西的过程中,婴儿的脸颊和舌头的运动使下颌跟着动起来,这样渐渐学会咀嚼。将婴儿放在大人的膝上喂食物,会使上半身慢慢坐稳,坐椅子也就不成问题。

有的婴儿很喜欢吃母乳和牛奶以外的食品,

而有的婴儿到了5个月之后才开始吃。婴儿并不会因早吃断乳食品而变得结实,也不会因吃得晚而导致“偏食”。既有很快就能习惯用勺吃东西的婴儿,也有每吃1勺就要洒一大半、怎么也不习惯用勺的婴儿。

断奶不应是道德的训练,不该让婴儿吃他不喜欢吃的东西。应将饮食作为人生的一种快乐,渐渐地让婴儿习惯、接受,这是对婴儿进行的生存方式的教育。如果体会不到这种快乐,那么这种教育就是一种愚蠢的教育。对乳品以外食品的喜好,不是外部强加给婴儿的,而是婴儿自身内部慢慢形成的。

断奶并不一定要按某种规定的方案去做,但无论如何最初还是要一点一点地从用勺练习开始。爱喝果汁的婴儿,可将果汁分出一部分改成用勺喂。不喜欢吃果汁,不想喝母乳或牛奶以外任何东西的婴儿,可以试着喂一点菜汤或面汤,如果这些都不吃,就过半个月以后再开始。听说附近的婴儿用某种方法断了奶,于是有的母亲也采用同样的方法。可是这样做是否能成功,要取决于自己的孩子与邻居的孩子特性是否相同。适合于所有婴儿的断奶方法是没有的，但所有的婴儿都肯定能按照自己的个性特点完成断奶过程。

3～4 个月这个期间要开始进行各种预防接种，保健所会通知接种日期，一定要按时去（见 150　预防接种）。预防接种的目的是通过接种，使婴儿的体内产生免疫的抗体。如果婴儿的身体状况不好，就会影响接种效果。所以，母亲发觉婴儿有什么异常时，应告知接种单位，并适当推迟接种日期。

这个时期是婴儿几乎不得病的时期，即使兄弟姐妹中有患麻疹的，也不会传染给婴儿。流行性腮腺炎也不会传染，但有感染上水痘的婴儿，不过症状会很轻。父母感冒有时会传染给婴儿，但不会有高热，只是出现流鼻涕、打喷嚏、咳嗽等轻微症状。由细菌或病毒引起的腹泻很少见。湿疹一直很严重的婴儿，多从这个时期开始有所好转。

寒冷季节，婴儿的手拿到被子外面有时会发生冻伤（见 204　冻伤），而炎热的夏季则易引发暑热症（见 177　暑热症）。

到这个时期为止，如果不向下强拉婴儿的双脚，就不再会发生后天的髋关节脱臼（见 45　先天性髋关节脱位)。

喂养方法

146. 用母乳喂养时

母乳喂养的婴儿除了有"稀便"或两天便 1 次的毛病以外,其他方面都让母亲非常省心。因此,只要别人不跟母亲说,母亲大概不会想到给婴儿添加母乳以外的食物。另外,大多数婴儿吃了 3 个月的母乳后,对牛奶很抵触,因此现在想喂牛奶也不是很容易。所以,在保健所婴儿体检中,听到"您的婴儿体重不够标准,要加牛奶"的劝告时,母亲感到非常为难。即使没有这样的劝告,母亲也非常清楚自己的母乳已经不够,因为婴儿的体重增加日平均只有 10 克(一般为日平均 20 克左右),夜里婴儿也经常因肚子饿而哭闹。曾经想过加牛奶给婴儿喝,可婴儿怎么也不肯喝。3 个月的婴儿已经有自己的主意了,一旦不喜欢,不论怎样都不会喝。硬把奶嘴塞进婴儿的嘴里,只能引起婴儿的反感，每当看到奶瓶就开始大声哭闹。这种时候不必着急，因为到了 4 个月，婴儿就可以吃断乳食品了。在此之前，只要婴儿和从前一样健康快乐，即使不吃母乳以外的食物也无妨。婴儿的体重增加在这一阶段可能缓慢，但不久就会恢复正常的，这对婴儿漫长的一生不会有任何影响。如果母乳严重不足，婴儿饥饿难忍，慢慢地也就不得不喝牛奶了。

一般情况下，食量小的婴儿只吃母乳就够了，而能吃的婴儿是要补充牛奶的。

体重增加太少或母亲因工作要外出，必须给婴儿加喂牛奶时，前 1 天可先试着喂 1 次，什么时间都行。调配 150 毫升的牛奶，如果喝剩 20 毫升，说明该婴儿属于少食婴儿，第 2 天再配牛奶时就不要超过 150 毫升。如果婴儿头 1 天就将 150 毫升全部喝下，那么从第 2 天开始，每天喂 5 次奶的婴儿可加 1 次 180 毫升的牛奶，每天喂 6 次奶的婴儿则加 1 次 150 毫升的牛奶。按这个量喂还不够喝时，可适当增加喂牛奶的次数。但不要全部改成喝牛奶，最好一半母乳一半牛奶，这样比较轻松，比如每天喂 5 次奶时，3 次喂牛奶，两次喂母乳。特别是冬季早晨起床时,母乳是非常方便的。一定记住,每天喂3次以上牛奶时要加果汁。每10天体重增加200克的吃母乳婴儿,洗浴后只加1次果汁(夏天再多加2~3次白开水)即可,一直到4个月为止。

婴儿每天吃奶次数在这个阶段几乎是固定的。有的婴儿每天5次,夜里不起来。还有许多婴儿每隔4小时1次,5次以外夜里还要加1次,共喂6次。医学上还无法证明3个月大的婴儿夜里喂奶有什么害处。西洋式的育儿方法是,婴儿3个月以后就与父母分开房间住,为了不影响父母的生活,夜里一般不喂奶。而像日本这样的国家,习惯婴儿与父母同住一间屋,夜里婴儿醒来一哭闹,母亲就要起床换尿布,婴儿哭闹不止时,还要抱着哄睡。这时,有奶的母亲常常把乳房贴近婴儿,让婴儿喝着香甜的母乳安静地入睡,这是哺乳的母亲享有的一种特权。不能因为羡慕西方人的生活习惯就放弃这个权利,否则将是极为愚蠢的做法。

147. 用牛奶喂养时

奶粉包装上这样注明:婴儿从 3 个月起,每次喝奶量应达到 200 毫升以上。这是按每天喂 5 次奶的标准计算出来的量,并不是要每天喂 6 次奶的婴儿也达到每次 200 毫升以上这个量。可是,大部分母亲却稀里糊涂,明明每天喂 6 次奶,还要将每次 180 毫升增加至 200 毫升。实际上,这个时期的婴儿很爱喝奶,把 150 毫升的奶全部喝光后,还总是吱吱地吮吸着空奶瓶不放手。奶瓶如果是 240 毫升容量的,因上半部分空着,母亲总是不由自主地想增加奶量。

据从前的小儿科医生的经验,最好不要让婴儿每天的奶量超过 1000 毫升。如果 1 次喝 180 毫升,6 次的量加起来就要超过 1000 毫升。虽然超过 1000 毫升也不一定马上出现什么异常,婴儿既没有稀便,精神又好,体重增加也正常,邻居的母亲们看到后都会夸奖:"真是一个大胖娃娃!"做母亲的听到这些会越发高兴,继续以每次 180 毫升的量给婴儿吃奶,甚至有时加到 200 毫升。

然而,婴儿吃奶量超过1000毫升以后,迟早会引起异常反应。其一是厌食牛奶的发生(见138　厌食牛奶);其二是导致过胖。所谓过胖就是身体内部堆积了不必要的脂肪组织,使心脏的负担加重。过胖的婴儿由于背负着多余的脂肪,动作迟缓,站立行走时间也较其他婴儿晚。所以,尽管婴儿爱喝奶,每天的总量也应控制在1000毫升以内。为了将婴儿每天的喝奶量控制在900毫升之内,大食量的婴儿可适当喂些果汁、酸奶(以婴儿能喝的最低浓度)等,以减少牛奶的量。现在有种240毫升装的奶瓶,用这种奶瓶给婴儿喂奶,母亲总会感觉喂的量少而产生怜悯之心,其实这是不必要的。

牛奶喂养的婴儿中也有不少属于少食的。在保健所身体检查中被查出体重不够标准的,大多是这类婴儿,他们的母亲被这样劝告:“要严格按要求喂牛奶”。可这些婴儿的少食并不是到了3个月后才开始的,而是从上个月就一直没能达到奶粉包装上标示的量。150毫升的奶每次都喝剩下40毫升或50毫升,这种少食的婴儿是无法胖起来的。没有办法使他胖起来也好,因为没有必要让婴儿太胖。

婴儿胖不起来的原因，到底是吃的少还是因为有病，母亲会比初次见到婴儿的保健所医生更清楚。虽然少食婴儿牛奶吃的不多，但精神饱满，脸上常常露着笑容，腿脚跳跃灵活。如果 3 个月的婴儿能够这样，在发育上就可以说没有任何问题。一次喝 120 毫升奶还是喝 180 毫升奶，这是婴儿的自由，就像保健所没有权利要求母亲必须每顿吃两碗饭一样，对婴儿也没有权利提出每次必须喝 180 毫升奶的"忠告"。

很多母亲因婴儿喝奶量达不到要求，每天带着婴儿去医院注射一些所谓的能使婴儿胖起来的药，由此破坏了婴儿原本平静快乐的生活。"我比世界上任何人都了解这个孩子！"这样的母亲缺乏这种自信心。

148. 断乳食品的准备

虽然现在给婴儿吃断乳食品的时间普遍提前了，但从 3 个月开始吃断乳食品还是未免太早了，因为对婴儿来讲没有这个必要。可是，对另外一些人来讲，积极推荐 3 个月婴儿能吃的断乳食品却是非常“必要”的,这就是食品厂推销员。

最近我们已开始认识到,4 个月以前的婴儿是不适合吃断乳食品的。一是容易导致肥胖儿的产生;二是断乳食品中含有的盐分将来会引起血压升高。母乳充足及爱喝牛奶的婴儿,在体重每天增加 20 克左右(第 10 天为 200 克)的情况下,即便有人劝也不要断奶。月龄越小的婴儿,断乳食品制作越麻烦,花费时间越多,这些时间实在太可惜了。厂商推出了 3 个月婴儿能吃的断乳食品,但不要去买,即便是成品,给这么小的婴儿吃下去也还是耽误时间的。做断奶食物的时间,不如带婴儿到户外进行空气浴。提前 2 个月或 3 个月给婴儿喂菠菜、土豆等对婴儿一生没有任何意义,而如果错过了锻炼婴儿的时机,使婴儿的抵抗力减弱,患上不该得的疾病,就很可能使婴儿的人生道路多几分曲折。所以,即使听到邻居同龄婴儿的母亲说自己的孩子已经开始吃断乳食品了,也大可不必着急。

如果总觉得该是吃断乳食品的时候了,那么就先从练习用勺开始,因为断奶的过程不过是使婴儿习惯吃固体食物而已。固体食物不能用奶嘴吃,只能用勺或筷子吃,所以要使婴儿学会吃固体食物,练习用勺是非常关键的。早些开始练习用勺是可以的,只是不能影响锻炼的时间。

不必为此作特别的烹制,可将至今为止每天用奶瓶喂的果汁取出一部分改用勺喂。开始时婴儿的舌头可能不太好使,有时会把果汁洒出来,因为婴儿以前已经喝惯了果汁,所以不管怎样也会吃下去。30毫升果汁的量,用勺喂一部分,剩余部分装在奶瓶里喂。

确实有需要断乳食品的婴儿,如母乳不足而又不肯吃牛奶的婴儿。这些婴儿除了母乳以外,需要增加一些有营养的食品。这样的婴儿也应该从练习用勺开始。连续1周或10天,试着用勺喂一些果汁、菜汤或其他清汤,如果吃得很好,就可按本书4~6个月中写的方法(见168 断奶的准备、194 断奶过程中的注意事项)实行逐渐断奶,但是不可急于求成。

给婴儿过早喂断乳食品的母亲有着共同的解释:婴儿饿得哭闹时,喂断乳食品就会停止哭闹,所以就接着喂了下去。实际上,如果在喂奶后婴儿仍然哭闹,应该抱着到室外去。

149. 锻炼婴儿

过了3个月的婴儿,每天应到室外活动3个小时。天气好时,可让婴儿躺在婴儿车里把他推到室外,但最好还是抱着婴儿散步,因为这个时期的婴儿对各种各样的事物都会感到好奇,抱着时会挺直身体,转动脑袋左右观看。高兴时还会不停地摆动胳膊,所以对婴儿来讲,散步是一项很好的运动。就是在寒冷的季节,只要不刮大风,在充分保护好婴儿的手脚和耳朵的前提下,选择较暖和的时间,抱婴儿到室外进行至少20~30分钟的空气浴,这对婴儿是非常有益的。呼吸冷空气可以锻炼婴儿的气管黏膜。夏季可带婴儿到室外阴凉地方,但必须带上帽子。春季和秋季也应注意不要让太阳光晒到婴儿的皮肤。从外面散步回来,如果出了汗,就马上换下内衣。为了补充出汗失去的水分,应喂些果汁或开水。

大部分婴儿过3个月后,头就能立得很稳了,俯卧时会摆出要爬的姿势,头抬起来看着前方。到了这种程度时,可以让婴儿每天俯卧4~5分钟。比起躺在床上望着天花板,还是趴着玩更有意思,所以婴儿会很高兴。天气不好或母亲没有时间,一天不能保证 3 个小时的空气浴或散步时间时,应让婴儿做体操(见 144、164　婴儿体操)。

出外活动时应该给婴儿穿多少衣服呢?早春、晚秋时节,如果是进行空气浴,应注意不要让婴儿着凉,衣服要比母亲多穿一些,而一般季节,散步的时候和母亲穿的一样多就可以。

日本这样空气湿度较高的国家,洗浴不仅可以防止脂肪堵塞毛孔,同时也是锻炼皮肤的一种有效方法,因此,要尽量多给婴儿洗澡。洗澡对睡眠也是有好处的。

150. 预防接种

日本 1994 年修改后制订的预防接种法分为两种,一种为法律规定的接种,另一种为随意的接种。所谓法律规定的接种是在学校或保健所集中进行的,由社区医生所做的“定期接种”。随意接种是根据母亲的要求,由为婴儿看病的小儿科医生所做的“个别接种”。说到随意,有可做可不做的意思，一般会被认为是效果不大，有不良反应的接种。但小儿科的医生认为，“流行性腮腺炎”及“水痘”之类的疫苗，每位婴儿都应该接种。随意接种的不同就在于，要事先预约一段时间，另外要自费。

表1　公费预防接种

预防疾病	疫　苗	标准年龄	次数	间隔
白　喉 百日咳 破伤风	百白破三联 疫苗（注射）	出生后3～12个月 第一期（初次） 一期复种（初次起6个月后） 二期复种小学6年级	3 1 1	3～8周
脊髓灰质炎	脊髓灰质炎活疫苗（口服）	出生后3～18个月	2	6周以上
麻疹	麻疹活疫苗（注射）	出生后12～90个月	1	
风疹	风疹活疫苗（注射）	出生后12～90个月 复种12～15岁	1	
结核	BCG（皮下注射）	未满4岁 结核菌反应阴性者	1	

表2　自费预防接种

预防疾病	疫　苗	接种年龄	次数	间隔
流行性感冒	流行性感冒疫苗（注射）	任何年龄	2	3～4周
腮腺炎	腮腺炎活疫苗（注射）	1岁以上	1	
水痘	水痘活疫苗（注射）	1岁以上	1	
乙型肝炎	乙型肝炎疫苗（注射）	从出生起至任何年龄	3	3个月

译者注：表1、表2是日本实行的接种情况，与我国略有不同。

白喉、百日咳及破伤风的预防接种 是在婴儿出生后 3～12 个月之间进行。“百白破三联疫苗”初种时接种 3 次，每次间隔 3～8 周。为了使免疫时间持续，在婴儿 12～18 月内，再接种 1 次（一期复种）。然后，在小学 6 年级时再接种 1 次白喉与破伤风的混合制剂（二期复种）。

接种百日咳混合制剂的第 2 天，注射的地方会红肿，但数日后就会消失。有的婴儿身上的疙瘩可能持续几个月，最后也能自然消失。另外，3%～4% 的婴儿在接种后 24 小时以内会出现 37.5℃ 以上的热度，这不必担心。超过 6 个月的婴儿接种疫苗时有可能引起高热惊厥，因此应尽早进行接种。以前一直认为百日咳疫苗有引起脑部障碍的不良反应，但其后的调查表明这与疫苗没有关系。

麻疹疫苗 是减毒的活病毒，一般是和风疹的减毒疫苗混合注射。在 12～90 个月期间任何时间接种都可以，但最好是在 15 个月以后，这样可使免疫时间持续长一些。1 岁以前患麻疹的婴儿病情非常严重，因此也有在 1 岁之前接种的，这种情况下，15 个月时应再复种 1 次。在日本，麻疹疫苗只接种1次,而有的国家接种2次,即10年后再复种1次。

接种麻疹疫苗6~10天后,10%~20%的婴儿会出现发热、出疹子等症状,不用管它。

脊髓灰质炎疫苗　也是减毒的活病毒,在婴儿出生后3~18个月期间服用两次,每次间隔6周以上。在美国要再服1次。婴儿服下疫苗后,有时因哭闹又全部被吐出来(30分钟之内)时,需再服1次。有的婴儿可能回家后才吐,但只要能保留1/10的量就不会影响接种效果。

BCG　是减毒的牛型结核菌的活疫苗,出生后可立即接种。有接触结核病患者可能性的婴儿应尽早接种。特别是经常乘坐拥挤的电车或汽车的婴儿以及去托儿所的婴儿必须接种。接种前应首先确定结核菌素反应为阴性(发红直径在9毫米以下)。已接种的孩子到了小学2年级再作1次结核菌素试验,如果是阴性,就再接种1次。

流行性腮腺炎疫苗　是减毒活性病毒,出生12个月后注射一次。接种2~3周后有时会引起单侧腮腺肿起,这不用在意。即使引发无菌性脑膜炎,也不至于导致死亡。

水痘疫苗　同样是减毒活性病毒，出生 12 个月后注射 1 次。成年后患水痘一般都很严重，易在脸上留下瘢痕，因此应尽早接种。接种后 14～30天，有时会出现发热和起疹子，这没有关系。因肾硬变或哮喘使用肾上腺皮质激素药的婴儿最好接种水痘疫苗。

乙型肝炎疫苗　如果母亲为肝炎病毒携带者，婴儿出生后必须立即开始接种。6 个月为止，应共计接种 3 次。至于这之后应复种多少次，目前还没有定论。

流感疫苗　是在预测来年的流感类型后制作出来的疫苗，预测准确时是有效的，但大多数情况下预测是不准的。

接种不及时，有间断　不必从头再开始种起，像百白破三联疫苗和脊髓灰质炎疫苗这类的接种，将规定的接种次数完成下来就可以。

151. 结核菌素试验

婴儿在 3 个月或 4 个月时会被保健所叫去做结核菌素试验，如果试验结果是阴性就要接种

BCG。这个试验是将0.1毫升的结核菌素液体注入皮下,48小时后观察局部结果。如果只有针头痕迹,轻度发红,直径在4毫米以内时为阴性;发红且直径超过10毫米为阳性。其中间值(5～9)毫米×(5～9)毫米为疑阳性,疑阳性是不能接种BCG的。

结核菌素反应阳性,多表示婴儿体内有结核菌存在。但近年来结核患者减少,因结核菌以外的细菌感染而呈阳性或可疑阳性的婴儿也很多。家庭成员或经常来访的大人中如果没有患结核病的,婴儿不可能染上结核病。所以,婴儿的结核菌素试验为阳性时,与婴儿有过接触的大人必须做胸部X线检查。

在周围没有结核病患者的情况下,婴儿却出现了阳性反应。这时请再确认一下起反应的部位,如果只是轻微的红,摸着也不发硬,也许就不是感染了结核菌。尤其是既没乘过车、去过商店,也没到过候诊室的婴儿,感染上结核菌更是不可思议。可是,反应处如果红得非常厉害,摸着又很硬,那确实就是阳性了。

因为婴儿在自然感染(不是因为接种BCG,

而是从结核病患者处感染上结核菌而使结核菌素反应呈阳性）后容易引发疾病，因此首先要拍 X 线片，检查胸部有没有变化。但 X 线片也未必能完全看清楚胸部的结核感染情况，因为有些地方的病变 X 线是很难照到的。然而，不管 X 线能否发现，如果是结核病就会不断发展，所以，应尽早进行治疗，这样会更安全些（见 555　结核）。

152. 卡介苗（BCG）

4 岁之前，每个婴儿都要做 1 次结核菌素试验，如果是阴性就要接种 BCG。自从 BCG 成为法定的预防接种后，就有人责备 BCG 的说明越来越不详细。接种 BCG 的目的是为了不让婴儿感染上结核，就是感染上也会很轻地过去。接种 1 次 BCG，即便是对很重的感染也会有预防效果，而不太重的感染可以免疫数年。当然，由于个体差异不能一概而论。接种 BCG 后 3 ~ 4 周，结核菌素反应变成阳性，这就说明已形成了人工免疫。不过，也有接种 BCG 后结核菌素反应仍不呈阳性的。不管呈阴性还是疑阳性，只要接种不失败，就可以认为已形成了免疫抗体。通常接种 BCG 后，使用比一般试剂浓度高且精制的结核菌素，检查结果就会是阳性。

近来的研究表明，接种 BCG 可以维持数年的免疫功能，因此不必每年反复进行结核菌素试验。第 2 次可以在小学 1 年级时接种，第 3 次可以在初中 2 年级时接种。

目前有必要重新考虑接种 BCG 是否有必要。BCG 原来是在结核患者特别多，化学疗法还尚未发现，且没有很好的隔离设施的情况下开始实施的下策。而现代社会，结核病患者大大减少，治疗也变得如此简单，BCG 的不利方面就体现出来了。由于接种 BCG 后反应呈阳性，因此，对少数结核感染者(其中有结核病人)，已不能再使用这个手段进行检查。结核菌素反应的强弱不能区分自然感染和 BCG 接种后的转阳之间的区别。

拍 X 线片检查结核病人变得越来越困难。特别是在不会看婴儿肺门淋巴结结核 X 线片的医生越来越多的情况下，更是如此。在没有接种 BCG 的情况下，胸部 X 线检查后被诊断为结核时，只要结核菌素反应为阴性，就可以从这种误诊中解脱出来。对婴儿的自然感染,不管发病没发病,只要进行 6 个月的化学治疗,就可以起到防病的作用,得到与接种 BCG 同样的(甚至比 BCG 更好的)免疫力。因此,应该有一种更新的方法,就是在没有进行 BCG 接种的情况下,一旦发现结核菌素反应呈阳性,应马上进行化学预防。是否要接种 BCG,要看婴儿的感染机会的多少。结核病学家认为,从流行病学角度看,如果青春期的孩子自然阳性率在 10% 以下,这个地区就没有接种 BCG 的必要。遗憾的是,日本目前还没有对结核感染进行流行病学调查的方法。所有的婴儿都要接种 BCG,到底有多少人属于自然感染,用结核菌素反应是无法知道的。

目前的问题是,是确信 BCG 接种后不会得结核,X 线片的"结核"诊断只是误诊;还是在不接种 BCG 的情况下,婴儿与结核患者接触后做结核菌素试验(接触 1 个月以后),如果是阳性,就做化学预防。

可是,有一点应肯定,即在家庭成员中有结核患者的情况,或者患者从结核病疗养所出来到有婴儿的家庭开的商店来买东西时,以及去国外一些结核病较多的国家回来后,就务必要给婴儿接种 BCG。

环　境

153. 防止事故

现在 3～4 个月婴儿最致命的事故就是车祸。夜里爱哭闹的婴儿一坐上车哭闹就会停止,因此每天晚上大人都要带着婴儿乘车出去兜一圈,这时就有发生车祸的可能性。带婴儿乘车时要千万保护好婴儿的头部,以防冲撞,一切防御措施要齐备。有关带婴儿乘车的要领请阅读“102　防止事故、103　婴儿的旅行”。乘坐出租车时,要认真考虑婴儿在急刹车时会遇到什么情况,抱着婴儿的母亲应坐在最安全的地方,不要坐在正对着玻璃的座位,比如前排驾驶员旁边的座位。

每个家庭都发生过婴儿坠床的事故,第 1 次大多发生在 3～4 个月之间,因为 5 个月或 6 个月以后,婴儿的行动特别活跃,大多数母亲为保险起见都要在床边安上栏杆，而在 3 ~4 个月时则比较疏忽，床边一般不安栏杆。当母亲把婴儿放在床上自己离开到隔壁房间去时，婴儿就可能掉到地上。坠床虽不至于死亡，但万一婴儿的头部卡在床与墙壁之间就有可能发生窒息而导致死亡。因此，床与墙壁之间要么衔接紧密，要么留出 50 厘米以上的距离。

没有使用床的家庭，有时在风和日丽的深秋把婴儿放在套廊（译者注：日本房屋的一种格局）上睡觉，这样也容易发生坠落。当婴儿能用脚蹬开被子以后，就必须时时注意防止婴儿从床上摔下来。

如果让 3 个月的婴儿拿东西，婴儿会用手抓着一直不放开。这个时期常会发生的事故是婴儿拿着哗啷棒胡乱挥舞而弄伤自己的脸。另外，还常发生误将玩具吞进喉咙里导致窒息的事故。因此在这个时期，不要让婴儿独自一人拿着有吞咽危险的玩具玩。

婴儿的脸部或头上出湿疹时，因为发痒会用手去抓，为防止抓破后留下疤痕，有的母亲用纱布做成袋子套在婴儿的手上。可是，这并不是一种安全的方法,因为袋子里的纱布线头会缠在手指上,慢慢地嵌进稚嫩的指头里,从而影响手指的血液循环。由于出湿疹,婴儿不宜常洗澡,袋子套在手上时间一长,血液循环受阻的手指就会出现溃烂。

此外,婴儿常把手上的套袋拿到嘴边舔,弄湿后就会沾上灰尘,很不干净。母亲害怕婴儿吮吸手指而给婴儿的手套上袋子,这种做法是有害无益的。与污染了的袋子相比,婴儿的手指反而要干净得多。

154. 春夏秋冬

这个月龄的婴儿头已抬得很稳,若恰好赶上春秋季节,应尽可能抱到外面接触新鲜空气,锻炼身体。3 个月时正逢夏季的婴儿,吃牛奶的量或许会稍微减少(吃母乳的婴儿因不能直接看到,即使减少也不易察觉)。这种时候最好不要要求婴儿吃奶粉包装上标示的量。但当婴儿的吃奶量从原来的 160 毫升减至 100 毫升时,就要首先考虑是厌奶症(见 138　厌食牛奶)。对于上个月每天吃奶总量只有 400～500 毫升的少食婴儿，到了盛夏也同样是会出现减少的情况。对于每天只能勉强喝下 200 毫升奶的婴儿，母亲会担心是否能饿坏，但只要婴儿精神好就没有关系，气候转凉后会好起来的。另外，也可将牛奶晾凉一些（15℃左右）再喂给婴儿，千万不要逼迫婴儿。

夜间室温达到 30℃以上的地方，应给婴儿用冰枕（用毛巾包上），这样既能使婴儿睡得香，又能预防痱子。通宵点着电风扇睡觉对婴儿是不利的，可以在睡觉前用微风轻轻吹婴儿的头部，电扇要离开婴儿 2 米左右。当然用扇子也可以。

防蚊虫叮咬最好的办法是用蚊帐，通气好的房间也可点蚊香。可是，加热后没有气化烟雾冒出的杀虫药是不安全的，因为药量多少看不出来，即使多了也不知道。在密闭的房间里用喷雾式的工具喷洒防虫药对婴儿来说也是不安全的。

炎热的天气，婴儿非常爱出汗，相应地尿量就会减少。因此和以前相比，尿湿尿布的次数会突然减少，对此，母亲一定会非常恐慌。对于这种情况，只要给出汗多的婴儿充分补充水就可以了（白开水、果汁、麦茶等）。预防痱子最有效的方法是洗澡,酷暑时节应每天入浴两次。

父亲放暑假后常常想带婴儿去海水浴场,对3个月的婴儿来讲还稍微早了一些。不仅从家到海边的路上酷热难耐,即便到了海边,婴儿下水也成问题。而且婴儿晒到太阳很容易引起皮炎。现在的海水浴场非常混乱,就是有阳伞遮挡也不能保证没事。旅馆也因拥挤不欢迎带着婴儿的夫妻。尽管从电视里看到许多游乐场所非常热闹,但对这个月龄的婴儿来说还是不要有这种奢望。

在7月中旬,如果婴儿每天半夜到清晨出现高热,那就是得了暑热症(见177 暑热症)。只要采取降温措施,是会很快恢复过来的,不会因暑热症而死亡。

冬季不要错过锻炼的机会,应选择稍暖和的天气带婴儿到外面进行日光浴。出去时要注意保护好婴儿的手脚以防冻伤。袜子口过紧也不利于脚部的血液流通,容易引起冻伤。婴儿一旦冻伤,不仅精神欠佳,夜间还会哭闹(见204 冻伤)。

被窝里如果不够暖和,最好用电脚炉,这样即使房间里不是很暖和也没关系。使用电褥子有些过热,最好不用。不要整夜点着煤气炉或煤油炉睡觉,室温加热到大人醒着时不感到冷的程度即可。

冬天也应隔天给婴儿洗 1 次澡。有冻伤的婴儿最好每天入浴,这对治疗冻伤是有好处的。

兄弟姐妹　参阅“134　兄弟姐妹”。

异常情况

155.“消化不良”

在 3～5 个月期间,婴儿的“消化不良”并不是什么可怕的事情。因为这个期间的婴儿没有吃什么不易消化的食物,大部分婴儿只是吃母乳、牛奶和果汁。开始练习用勺的婴儿,也只是吃一些菜汤、清汤和面条汤之类的东西,而这些都是易消化的营养食品。这里所说的“消化不良”,几乎都是指婴儿出现“稀便”的情况。大便里带有颗粒状物,并混有黏液,大便由黄色变成绿色,由有形便变成水样便,次数增多。这时如果去看医生,常常会被诊断为“消化不良”。可是,仅仅以便的形态判断婴儿的消化是不准确的。我们是在养育婴儿,所以最重要的要看婴儿的状态。婴儿的情绪与平时完全一样,爱吃奶,不发热,体重增长正常(每天平均增长 20 克),这就说明“稀便”对婴儿是无关紧要的。实际上,婴儿常常在没有任何明显原因的情况下出现“稀便”。母乳分泌量突然增多,或牛奶过量,或果汁种类改变等都经常会导致大便的次数增多、水分增加。如果考虑到这些原因,并能排除这些原因,婴儿就能很快恢复正常。

“稀便”最麻烦的是,在不知不觉中痢疾杆菌或病原性大肠杆菌进入婴儿喝的牛奶中,进而侵入体内引起的肠炎而出现“稀便”。如果是这种情况,婴儿会有异常的表现,如发热、不如以前爱吃奶、吐奶、笑容消失、体重骤减等症状。但是只要在配制牛奶和果汁过程中严格消毒,就不会染上痢疾杆菌或病原性大肠杆菌。而母乳喂养的婴儿还没有吃果汁时,可以说绝对不会发生细菌引起的腹泻。只要母亲对自己调配的牛奶和果汁有信心,即使是“消化不良”也大可不必担心。

夏季,如果母亲自己在 2 ~ 3 天前开始腹泻,在喂奶前必须将手彻底洗净,否则易使病菌侵入婴儿体内。不过,细菌引起的腹泻用抗生素可以治愈,因而腹泻不会延续很长时间。

延续较长时间的"稀便"大都是因母亲过分小心所致。开始出现无原因的"稀便"时,母亲非常惊慌,将至今为止的母乳与牛奶混合喂养改成只喂母乳(不仅母亲,医生也这样要求),想等婴儿大便正常后再给加牛奶。可是"稀便"一直不见好转,不得不只用母乳坚持。这样一来,"稀便"往往要持续 1 周以上。如果有"稀便"的婴儿状态很好,可以逐渐增加牛奶量,慢慢恢复原来的喂养方法,这样大便不久就会恢复正常。一般来讲母亲是不容易下这个决心的。吃代乳食品的婴儿出现"稀便"时也是一样,停掉代乳食品而只喂牛奶,"稀便"不会立即改变,只有在恢复代乳食品以后才能逐渐恢复。如果婴儿无异常,较轻的腹泻不改变原来的喂养方法也同样能治愈。当出现腹泻的婴儿精神很好,只是因饥饿才哭闹,这时如果母亲只喂母乳或只喂稀牛奶,腹泻就会持续下去,通常把这种腹泻叫做"饥饿性腹泻"。在 11 月末到第 2 年 1 月这个期间,8 ~ 9 个月至 1 岁零

3～4个月的婴儿可能会发生严重的腹泻。但即使邻居的孩子得了这样的腹泻,也不会传染给3～4个月的婴儿。

不喝牛奶　参阅“138　厌食牛奶”。

便秘　参阅“141　腹泻与便秘”。

156. 感冒

医院小儿科最常见的3～4个月婴儿患的疾病是感冒。感冒是由各种不同病毒引起的疾病的总称,但实际上,确定感冒到底是由哪种病毒引起的并不是很容易的。

感冒是传染性的疾病。周围如有人患了感冒,过一二天后婴儿也出现了感冒的症状,就可以诊断为感冒。因为这个阶段,婴儿是不会得其他疾病的。一般情况是,母亲开始出现打喷嚏、鼻子不通气、稍有发热、头痛等症状,当母亲自己感觉到得了感冒时,婴儿已经被传染上了。当然,父亲从工作的地方带回感冒传给婴儿的情况也非常多见。也有初次去商店购物回来后第2天就出现感冒症状的婴儿。

这个月的婴儿由于体内还有从母体中获得的免疫力，即使感冒也不会发高热，一般只有 37.5℃。症状多为鼻塞、厌乳、流涕、打喷嚏、咳嗽等，但并不很痛苦。有的婴儿还会出现眼圈发红，流口水，食欲减弱。多数婴儿二三天后症状就会消失。大概到了第 3 天时，透明的水状鼻涕就变成黄色或绿色的浓鼻涕。三四天后，不爱喝奶的婴儿就会恢复正常。有时，感冒还会伴有腹泻、大便次数增多等。

以前，早产儿及营养不良的婴儿有时会因感冒引起肺炎，但现在可以说已经没有这种情况了。婴儿感冒时虽有些发烧，但只要精神好，情绪也好，就不必担心是肺炎。抗生素及各种注射药物对引起感冒的病毒是无效的，但医生往往采用抗生素进行治疗，他们认为抗生素能消灭病毒以外的肺炎双球菌和链球菌，从而预防由这些菌引起的肺炎。

在婴儿有明显的感冒症状期间，应控制入浴。如婴儿吃奶困难，可减少半勺或 1 勺的奶粉，但果汁可继续按量喂。

平时痰多的婴儿经常在早上起床前咳嗽。这

样的婴儿即使感冒已经好了,但咳嗽也会持续下去。如果认为这是感冒没好,仍把婴儿当作病人,婴儿就会被迫在家里多关上 10 天或半个月。

以前就有痰鸣的婴儿,只要不流鼻涕,吃奶正常,不再发热,就可恢复和以前一样的生活。总是给婴儿穿得过多,不经常洗澡,反而会减弱婴儿对疾病的抵抗力。

157. 积痰

来小儿科看病的婴儿中,大约有 1/4 是胸部有痰鸣音的婴儿。有的婴儿从出生半个月就开始有这个毛病。出生 1 个月内的婴儿由于太小,医生不能让他们来医院进行治疗。可 3 ~ 4 个月的婴儿如果有痰鸣音,医生也许就会说:“这是小儿哮喘,请来医院注射改善体质的药”。可是,目前为止还从没听说这些改善体质的药有效,倒是有些婴儿自从开始注射后,夜里经常因惊吓而哭闹。

1 个月左右时,婴儿的主要症状是胸部有呼噜呼噜的痰声,而到 3 个月后,婴儿的吃奶量有所增加,夜里咳嗽时就容易将喝下的牛奶吐出来,使母亲非常恐慌。如果被诊断为“小儿哮喘”或“哮喘性支气管炎”，对母亲将是非常大的打击。为了治好婴儿的病，母亲会不惜一切代价，一听医生说要打增强体质的药，就不顾婴儿哭闹和惊吓，到医院接受注射治疗。

容易积痰确实与体质有关，但是否有必要为此改善整个体质却值得讨论。易出汗同样也是体质问题，但对出汗是不需要进行特殊治疗的，因为出汗本身对生活没有妨碍。对积痰也可同样考虑。婴儿虽然胸部有痰声，早晨晚上咳嗽不止，但如果婴儿玩得好，爱吃奶，体重也相应增加，即使有积痰也不妨碍婴儿的正常生活。咳嗽时，有时会将喝下的牛奶吐出，这也不必担心，如果婴儿想吃，可以再喂一些。为防止吐奶，晚上最后一顿奶可适当减量。积痰的婴儿长大后并不一定都会成为“哮喘”病人。几乎所有积痰的婴儿在成年之前症状都会减轻，渐渐地忘记积痰的经历。只有极少数疏于锻炼的婴儿长大后才成为“哮喘”病人。

不应把易积痰的婴儿当作病人对待。如果婴儿精神好，不发热，常露笑脸，爱吃奶，就是个健康的婴儿。不要给婴儿穿得过多,尽量带婴儿到室外活动。幸运的是,积痰的婴儿肠道功能很好,极少发生腹泻,喂代乳食品也不那么困难。从这一点上说是比较省心的婴儿。

积痰的婴儿洗澡必须小心,因为洗澡可促进血液的循环,使支气管分泌旺盛,痰增多。当察觉婴儿洗澡后痰比前1天增多时,最好停止给婴儿洗澡。可是,又不能因为婴儿积痰的状态一直不好就长时间不给婴儿洗澡。这种时候,可试着简单洗一洗,如果积痰没有改变,就可以每隔1天给婴儿洗1次澡。母亲应了解入浴对积痰婴儿的影响,从经验上把握什么时候入浴对婴儿最适宜。

如果不是大风天气或气温急剧下降,应尽量多带婴儿去室外接触新鲜的空气,以锻炼婴儿的肌肤和气管。可是,如果父母在家抽烟,就会使得婴儿到外面呼吸新鲜空气成为做无用功。此外,还应经常用吸尘器除掉灰尘,保持房间空气洁净。寒冷的夜里,有人将屋里充满热蒸气,这种做法是不提倡的。不必特意做什么特殊的事情,应把婴儿的锻炼作为重点。

158. 高热

3 个月左右的婴儿很少出现高热。如果在 38℃以上，一般就不属于小儿科范围的疾病了，如中耳炎。至今为止夜里睡觉从不哭闹的婴儿突然在某 1 天夜里开始哭闹不止，睡不好觉时，首先应想到中耳炎的可能性。次日清晨如看到某一侧的耳孔湿润，就可断定是鼓膜破了（婴儿的鼓膜即使破了也会很快愈合，不必担心）。然而，由于耳内流出的透明液体很快变干，母亲往往察觉不到婴儿耳朵的变化，从一开始就流出黄绿色脓汁的情况极少见（见 595　中耳炎）。

中耳炎以外最常见的病是颌下淋巴结化脓。得了这种病时，婴儿的右侧或左侧颌下肿得很硬，头部不能转动，用手摸时非常痛，一般体温在 38℃左右。如果这时尽快使用抗生素，不用切除就可治愈。但多半由于肿块很快化脓，不得不进行手术。这种病外科很容易治疗，不必担心。

肛门周围长出的“疖子”变硬发红时婴儿也会发热。当看到婴儿大便时痛得直哭，就可断定是这种情况,这时体温一般在38℃左右。对母亲来说,婴儿一发热就掀开尿布查看肛门似乎有点牵强。

关于幼儿急疹在后面有详细论述(见226 幼儿急疹)。此病一般7个月以后的婴儿多发,也有3~4个月婴儿发病的。但这个月龄的婴儿发病时,发热不会超过3天,有的1天就退热,而疹子通常是在退热以后才向全身蔓延。这种疹子很像麻疹,在炎热季节,很容易把疹子当作痱子。不过,即使是疹子也能自愈,所以把他看作痱子也无妨。

病毒性脑膜炎引起发热的情况不能说绝对没有,可以从意识不清、痉挛等症状进行判断(与细菌性脑膜炎不同,不会致死)。

炎热的夏季(7月中旬至8月中旬),4个月以后的婴儿患暑热症(见177 暑热症)的较多,3个月的婴儿也时有发生。这种病从发热的"类型"大致可以推断出来。婴儿的症状只是高热,而且高达38~39℃,从半夜一直持续到次日上午,而到了下午就退下去了。开始的二三天因不知道是什么原因,母亲可能会非常恐慌。但由于婴儿的身体状态很正常，所以可以预料不会是什么大病。

高热如果持续 4 天，就应给婴儿检查一下尿。如果尿非常浑浊，就可能是膀胱炎。此病极少，一般于夏季发病，且多见于女婴。3～4 个月的婴儿持续高热是极少见的，所以遇到这种情况时，务必请医生彻底查明原因。如果婴儿好像特别痛，哭得厉害，就应让医生仔细查看一下耳朵。

159. 夜啼

习惯性的夜啼虽然在婴儿的每个月龄中都会发生，但有的婴儿早在出生后二三周就开始了。婴儿夜里一哭起来就没完，有的甚至持续一二个小时。哭的时候，面部涨红，非常用力，给人感觉好像什么地方特别痛。大多数婴儿只要抱起来轻轻摇晃两下就会停止啼哭。住在公寓里的家长，往往因为怕婴儿啼哭吵醒邻居，所以婴儿一哭就只好抱起来。可有的婴儿即使抱起来也还是哭个不停。对这样的婴儿，可以等稍大些后（1 个月以后）带他出去坐车兜风，婴儿会出乎意料地马上停止啼哭。

当肠道充气而妨碍了肠的通畅时,婴儿会非常难受,这时如果进行灌肠婴儿就会停止哭泣。吃奶很多、体重也比较重的婴儿有时夜里也会啼哭,这种啼哭就不是由饥饿引起的。

夜啼是从古至今就一直存在的现象,如果不了解这点,肯定会担心婴儿是不是得了什么疾病。解决夜啼的办法有很多,首先父母应坚信夜啼是可以消除的,另外白天散步,喝牛奶时不要吸进气,灌肠如有效(将液体稍微加热)应坚持,夏季枕冰枕(用毛巾包起),冬天避免过热,母乳喂养时母亲停止喝牛奶等,都可以改变夜啼。

一般夜啼都是习惯性的。至今没有过夜啼毛病的婴儿,如果在 3 个月时突然晚上开始哭个不停,起初父母会非常担心,可因为不发烧,所以可以推断不是中耳炎或淋巴结炎之类的炎症性疾病。夜啼的婴儿体重增加正常,大便也通畅。婴儿出现肠套叠时(见 181　肠套叠)也会哭闹厉害,但与一般的夜啼方式有所不同。夜啼时婴儿哭闹是持续性的,而肠套叠是反复性的,每隔 5 分钟左右哭一阵儿,而且吐奶。

婴儿夜啼的第 1 天难免要惊动医生。有的婴儿不是夜间啼哭而是白天哭闹，请参阅“112　婴儿突然哭闹时”。

160. 出眼眵

出生 3 个月左右的婴儿，有的早晨起床时眼角会出眼眵，或者眼泪汪汪的。仔细一看便可发现，下眼睑的睫毛倒向眼内侧，触到了眼球。这些向里倒的睫毛刺激角膜以后眼睛就流眼泪或出眼眵。其原因是由于婴儿的脸部脂肪丰满而鼓起，使下眼睑向眼内侧倾斜。这种现象多见于婴儿出生后三四个月，因这时婴儿的脸是最胖的。到 5 个月以后，婴儿的脸部消瘦下来，眼眵也就自然会消失。

因眼睛出眼眵而带婴儿到医院看病时，眼科医生有时会劝其做手术。在这个时期最好还是不要给婴儿做手术，因为手术后婴儿的眼睛要被裹上绷带，不满 1 岁的婴儿如果眼睛被蒙超过 3 天，视力会明显下降，这一点已经得到证实。因此婴儿如果不得不蒙上眼睛，最多也不要超过 1 天。

出现这种情况时,只要把倒向眼睛的刺激角膜的睫毛拔掉即可。这种靠自己能消除的病症,最好还是不要采取手术的方法。当然,出眼眵并不都是由倒睫引起的,也有因“流行性结膜炎”(急性结膜炎)引起的。急性期的症状主要为白眼球充血,有的婴儿因眼眵多,早上起来时上下眼睑粘在一起而睁不开眼。婴儿的“流行性结膜炎”一般是由细菌引起的,点上含有抗生素的眼药,二三次就会痊愈(见557 结膜炎)。

将眼泪从眼部输送到鼻子里的泪管如果先天堵塞,婴儿就会出现多泪的症状。90%的多泪婴儿在1岁之前泪管会自然开通。这样的婴儿虽然容易感染结膜炎(红眼病),但只要及时发现引起结膜炎的细菌,用相应的抗生素就会治愈。

161.“佝偻病”

提起佝偻病,现在的母亲们大概不会有什么印象,因为这种病现在几乎绝迹,所以母亲们从没见过婴儿佝偻病的症状。佝偻病是一种由于体内维生素D缺乏,而使骨骼生长障碍,从而引起骨骼变形的疾病。现在的婴儿一般是不缺少维生素 D 的，即使是牛奶喂养的婴儿，因奶粉中强化了维生素 D 的成分，所以也不会发生维生素 D 不足。

早产儿比较容易缺乏维生素 D，但现在医院里一般都给早产儿服用复合维生素，并指导母亲回家后不要间断，所以不会像从前那样出现维生素 D 严重不足的婴儿。如果给早产婴儿拍骨骼 X 光片，3 个月以前还多少可以看出一点佝偻病的迹象，但 6 个月时再查，就会发现这种迹象已经自然消失。随着维生素 D 缺乏症的消失，我们可以弄清一个事实：从前被认为是佝偻病的“症状”，现在看来也并非都属于佝偻病。

消瘦的婴儿双臂向上举起时，可以看到一部分前胸肋骨（肋骨和肋软骨的分界处）像串珠一样凸起。有的婴儿胸廓下方像喇叭一样张开，最下面的肋骨明显向外突出。有的婴儿胸骨下部凹陷呈漏斗状，因此称此为“漏斗胸”。相反，还有的婴儿胸骨中央突起，呈“鸡胸”状。

在婴儿健康检查时，有时看起来发育正常的婴儿会被医生诊断为“乒乓头”，很令人吃惊。在婴儿头部右后侧或左后侧（有时是两侧）大概相当于钱币大小的区间上,当用手用力按压时,会像乒乓球一样陷下去,这种现象并非病态,随着婴儿长大可以自然变硬。由于母亲平时从不用力按压婴儿的头部,因此很难发现这个问题,而看病的医生对婴儿检查却是非常认真的。他们发现在4名婴儿中大概有1名婴儿是这种情况。

虽然以前人们常把上述这些婴儿都诊断为佝偻病,但现在看来,最好还是把它看作是不同的婴儿,在各自的成长历程中所体现出的一种骨骼形态。可是,在婴儿体检或医院诊察中,医生把发现的“扁平胸”、“漏斗胸”、“鸡胸”及“乒乓头”统称为佝偻病,并指示要给婴儿服用维生素D。对早产儿来讲服用维生素D是非常必要的,但尽管这样,也不能因婴儿恢复得慢而过量服用。早产儿喂牛奶的情况下,因奶粉中已经加了维生素D成分,所以作为治疗用维生素D,每天不得超过400国际单位。这是因为过量服用维生素D会引起食欲不振、尿频、嗓子严重发干(见631　维生素过剩)等不良反应。

用牛奶喂养的婴儿,可以说不会发生佝偻病。而出生在北部深秋季节的婴儿,如果只喂母乳,就有发生佝偻病的可能。因晒不到太阳，皮肤没有制造维生素 D 的时机，加上母亲的食物中缺乏维生素 D（奶油、蛋黄、多种维生素摄取不足），这种情况下婴儿就易患佝偻病。但由这种原因引发的佝偻病症状比较轻，一般只有通过 X 线骨骼拍片才能发现。所以，在冬季日照时间短的地域出生的婴儿，如果是用母乳喂养，母亲每天应服 400～800 国际单位的维生素 D。含多种维生素的复合制剂或单独的维生素 D 剂都可以。让婴儿充分接触室外空气，进行必要的锻炼，是预防佝偻病的有效方法。

162. 斜视

斜视是指左右两眼的视线不能同时落在同一物体上。因为婴儿在 3 个月过后才能清楚地注视某一点，所以到了这个时期才能发现婴儿是不是斜视。正常的婴儿有时在睡觉之前有困意的时候也会出现斜视，而平时是正常的。这种正常婴儿的斜视到了 4～6 个月时就会消失。

斜视发生的原因，目前还不十分清楚。可能

的原因:首先是大脑中枢使两眼成像一致的力量较弱;其次是某一侧的眼睛视力差;第三是移动眼球的肌肉出现异常等。

4个月之前有时很难区分真性斜视与正常婴儿的斜视。可是4个月过后,经常出现斜视的婴儿就应去医院眼科检查。如果一侧眼睛视力不好,经过治疗可以矫正,斜视就能治愈。请参阅“231 斜视”。

突然哭闹不安 参阅“112 婴儿突然哭闹时”。

集体保育

163. 保育园的注意事项

在保育婴儿的过程中,保育员与母亲之间建立起互相信赖的关系十分重要。在外工作的母亲,由于整天忙于工作无暇照看孩子,总有一种愧疚感。因此,母亲对于保育园无形中就产生一种比其自身育儿标准还要高的“理想育儿”的期待。

一旦保育员稍有疏忽,发生一点在老保育员看来是微不足道的小过失,母亲就会大惊失色,怨声载道。保育员应该体谅母亲的心情,母亲也应该充分理解保育员。最好的办法是召开母保座谈会,请一些曾长期在保育园生活过的孩子的母亲介绍在园时的经验,以便于刚入园的孩子的母亲能够把握育儿中的轻重。另外,通过听取拥有同月龄孩子的母亲倾诉共同的烦恼,保育员可有针对性地采取相应的措施。刚入园的第 1 个月,保育园给与母亲的印象十分重要,保育员应当注意不要给母亲留下不可信任的不良印象。

除了召开母保座谈会,还应当建立家园联系簿。为了便于保育员做记录,在家园联系簿中应设计好睡眠时间、食欲、食量、情绪状态等栏目。在保育园里婴儿受了外伤,哪怕是微不足道的一点儿轻伤也要认真做好记录,否则,如果被受伤婴儿的母亲发现,就会引起纠纷。尤其是中途更换保育员的话,更应该及时做好记录。

婴儿皮肤娇嫩,如果不及时更换尿布,小屁股很容易红肿,所以保育员应该根据每个婴儿的排便规律按时更换尿布。3 个多月的婴儿腿部力量有所增强,他们可以把身上盖着的被子蹬开,甚至有时还把被子从床上蹬到地下,保育员应随时注意把婴儿床的栏门关好。保育员对每个婴儿都应精心呵护,切不可偏心。

给婴儿换下来的尿布,如果不在保育园清洗,由家长带回家的话,千万注意不要弄混了。虽然事情不大,但是不要因此失去家长对保育园的信任。如果是公用的尿布,需要在保育园清洗,则应注意一定要晾干。对于那些对尿不湿(纸尿布)无过敏反应的婴儿,虽然使用尿不湿方便些,但是,应当考虑保育园及家长的承受能力。

如果条件允许的话,最好每个星期定时给婴儿进行1次体重测量。进行体重测量的目的并不是为了追求重量的增长,主要是为了随时监测婴儿吃奶量是否合理,以便及时调整食量。如果是由于在家庭里的喂奶量太大而导致婴儿体重增长过快,保育员就应劝告家长减量喂养。对于那些因孩子吃奶量较小,体重在平均数以下而惴惴不安的家长,保育员可把体重监测记录拿给家长看,使家长了解到孩子的体重按其自身的成长速率在有规律地增长,从而解除不安心理。另外,在家里吃母乳的婴儿，在保育园有时会排泄绿色颗粒状粪便，有的母亲因此产生“绿便神经质”，如果保育员能够及时地把婴儿正常增长的体重监测记录拿给母亲看，母亲的“绿便神经质”便会不治而愈。

保育员应当认识到，婴儿的母亲和自己一样，都是在外辛苦工作的女性。刚做母亲的女性因缺乏必要的育儿知识，经常提心吊胆，惟恐出现差错。保育员作为拥有一定育儿知识的专业工作者，有责任给母亲以相应的育儿知识和热心的鼓励。对于婴儿经常出现的一些常见病，保育员应当掌握基本的识别与护理办法，不要动辄就给母亲打电话，让她把孩子接去看医生，把一些本来属于自己的责任完全推卸掉。保育员对于母亲应多一些理解。

保育园需要许多专门人员。如管理膳食的营养师，管理健康的保健医和管理庭院的勤杂工。大多数保育园没有配备这些专门人员，所以保育员身兼数职，什么都干。分工作业的保育园并不是完全不可能的，在一些地方也零星存在一些这样的保育园。例如，东京都某区的保育园就是在分工体制下建园的。该保育园定员为100人,0~1岁儿童9名,保育员4人;1~2岁儿童11名,保育员4人;2~3岁儿童14名,保育员3人;3~4岁儿童20名,保育员2人;4~5岁和5~6岁儿童均为30名,保育员各为2人。保健医和营养师各1人,厨师3人,事务员2人,主任1人,园长1人,临时工3人(每天出勤4小时)。由于分工较细、人手多,所以,保育员有充裕的时间开展许多活动和进行日常保育。

164. 婴儿体操

生后3个月,婴儿的胸部肌肉开始发育,身体动作逐渐活跃,在前1个月的基础上,再增加两节体操。

⑬胸部按摩:4~5次,向上抬起运动4~5次。

⑭翻身练习:左右各1~2次。

具体做法:请参照书后所附婴儿体操图。

4 个月到5 个月

这个月的婴儿

165. 从4个月到5个月

虽然月龄只长了1个月,婴儿的成长却比上个月明显得多。这个月的婴儿能够清楚地表达自己的感情,流露出喜怒哀乐等不同的情绪,不顺心时放声大哭,而高兴时经常笑出声来。爱哭的婴儿与老实的婴儿差别越来越大。

从这个时期起,婴儿对周围的事物不仅是看,而且对看过的东西也开始有记忆。当然,最开始记住的还是接触最密切的母亲的面孔,一看到母亲就会露出非常高兴的神态。有的婴儿一看到母亲离开自己的身边就开始哭。当听到有人喊自己的名字时,会立即转过脸去寻找。打针时哭得厉害的婴儿,从此以后再看到穿白大褂的人就会大哭大叫。

然而,决定婴儿每天生活方式的仍然是睡眠。无论是饮食还是运动,都是由婴儿的睡眠状况来决定的。爱睡觉的婴儿早上 8 点醒来后,上午 10 点至中午睡 1 次觉,下午 2 ~ 3 点又睡一觉,然后在傍晚 5 ~ 7 点再加一觉,最后在夜里 10 点就寝,一直睡到第二天早晨 8 点。吃奶的时间为早晨 8 点、中午 12 点、下午 3 点、晚上 7 点和睡前的 10 点,洗澡时间在下午 4 ~ 5 点。这样,婴儿的活动时间大概只有白天 3 个小时和晚上 2 个小时了。白天除去上午出外换气的时间,余下的时间很少,因此也就只有 1 次喂代乳食品的时间了。

吃代乳食品的时间应选在母亲最悠闲,且婴儿非常精神的时候。上午 10 点虽然比较好,但如果婴儿正在睡觉,就不要随意地把酣睡的婴儿叫醒。打乱婴儿的睡眠是一种破坏基本生命节奏的做法,是违背自然规律的,其后果只能使婴儿产生反感。在这个时期,还是应按照婴儿的睡眠规律安排生活。睡眠时间短、白天活动时间较多的婴儿，应该想办法充分利用这些时间，使婴儿能愉快地生活。以前一般是把这些时间用于给婴儿吃代乳食品，但从现在起，应该将这些时间更多地用于婴儿的锻炼。可能的话，每天应保证 3 个小时左右到户外呼吸新鲜空气的时间。

到了这个时期，大多数母亲都已对自己宝宝的吃奶情况有了基本的了解。有的母亲曾想尽一切办法让婴儿按奶粉包装上标明的标准量喝奶，可婴儿每次总是剩下 20 ~ 30 毫升，这时母亲已经“死心”，认识到自己的宝宝是吃奶不多的婴儿。可是，有些能喝下标准奶量婴儿的母亲，误认为婴儿越胖越好，有时 1 次竟喂到 250 毫升，这对婴儿是非常不利的。这个月的婴儿应调节喝奶量，使体重增加每天不要超过 30 克。一般喜欢吃奶的婴儿也会喜欢吃代乳食品。如果在加代乳食品的同时仍能喝完标准的奶量，体重增加就很难控制在 30 克以下。

母乳稍有不足时，不必急着加代乳食品。有关这部分内容请参考上个月中提及的有关事项（见 146　用母乳喂养时）。

从这个月起可以开始练习用勺了。不大爱吃奶的婴儿,或者因母乳分泌减少而夜啼的婴儿,建议开始加断乳食物。婴儿不适应用勺吃食物,会对吃断乳食物产生厌烦心理,这时可根据情况延缓1个月再开始。

婴儿接种百白破三联疫苗或脊髓灰质炎疫苗后,身体状态会有所改变,这时应推迟加断乳食物的时间。但如果婴儿喝奶正常、情绪好,总是面带笑容,那么即使接种了疫苗,从第2天起也可开始吃代乳食品。已经开始吃代乳食品的婴儿,因预防接种要一时中断,重新开始时不必从头再来,按接种之前食量的七成或八成量开始恢复即可。

排便问题请参阅上个月的相关内容。因婴儿在这个月时用勺更加熟练,所以便秘的婴儿可用勺喂一些酸奶或水果(香蕉、苹果、西红柿、橘子)泥,这些食品可有效地改善便秘。从4个月时才开始出现便秘的婴儿也可用此方法。但是给4~5个月的婴儿吃麦芽精,或将麦芽精混在牛奶里喂给婴儿,对便秘是无效的。开始吃代乳食品后,婴儿的大便颜色会变得稍微发黑或呈褐色,这是正常的。

有的婴儿到了这个月，可以从夜里 11 点一觉睡到早晨 5 点或 6 点，这期间既不排尿也不醒。但多数婴儿夜里排尿时要醒 1 次。至于醒来后要不要给婴儿奶喝，要看具体情况。有的婴儿不用喂奶，只是稍抱一下就会睡着，这种情况母亲比较轻松。但在寒冷的冬季里，母乳充足的母亲最好还是给婴儿喂自己的奶，这样会使婴儿更快地安心入睡。牛奶喂养的婴儿如果喝完牛奶很快入睡，也可以“夜间喂奶”，当然果汁、浓度不同的酸奶也可以。

有的婴儿夜间换尿布时总要醒来，然后哭闹不停，这种情况如果婴儿臀部没有糜烂，夜间最好不要换尿布，尽量不要弄醒他。在欧美的许多家庭里，婴儿到 4 个月后就和父母分开睡在另一房间。而在日本，就是住在西式住宅里的家庭，也还是保留着父母与婴儿呈“川”字形的睡觉习惯。因在同一房间里睡觉，婴儿尿湿尿布后啼哭，父母不予理睬是不可能的。在婴儿与父母分居的欧美，母亲很早就给婴儿断奶了，而且晚上睡觉前给婴儿换上尿布后一直到第二天早晨为止不再换。由于欧美的空气湿度不高，即使这样做也不会出现什么问题,可日本的湿度较高,如果这样,许多婴儿就会出现臀部糜烂。

4~5个月的婴儿运动功能更趋活跃,几乎所有的婴儿这时头部都能完全挺直,听到声音会转着脑袋来回寻找。手的活动也变得相当自由,经常把手放到嘴里吮吸着玩,有的婴儿还能把两手合在胸前。接近5个月时,已经能开始主动抓东西了。

婴儿趴着时,能两手支撑起身体长时间抬起头。手里拿哗啷棒之类的玩具玩时还会胡乱挥动,有时碰到自己的脸就会哭起来。这个时期婴儿自己还不能坐得很稳,如果扶住腰部能勉强坐一会儿。发育稍快一些的婴儿,到了5个月能坐2~3分钟。没有必要勉强让婴儿练习坐立。

这个时期的婴儿醒着时不会老实躺着,总想翻身。在夏天穿衣服较少的时候,如果正好蹬到被子上,偶尔也能翻过身,可实际上这个月龄的婴儿还不具备把身体完全翻过来的能力。当把婴儿抱到膝盖上时,婴儿双脚并拢蹦跳的动作更有力量、也更频繁。

到这个时期还没有上述这些手脚运动的婴儿

属于老实型婴儿,可能是睡得过多所致。这样的婴儿应尽量抱到户外进行活动。看到同月出生的邻居家婴儿会坐,而自己的宝宝还不会坐时,没有必要放在心上。既有爱动的婴儿,又有爱静的婴儿,正因为这些婴儿的个性不同才表现出运动功能上的差异。但是不论哪种情况,迟早都将学会坐立、站起和跑跳等动作,1 ~ 2 个月的推迟并不意味着有病理意义。

4 ~5 个月的婴儿不会得严重的疾病。支气管黏液分泌过多的婴儿,气温稍有变化就有反应,胸部发出呼噜呼噜的声音,但只要婴儿精神好、吃奶正常、不发热,就不必担心。如果去医院看医生也许会被诊断为"哮喘性支气管炎"(见 157　积痰)。在进行治疗期间,有可能在医院的候诊室传染上其他疾病。4 个月婴儿的百日咳、水痘一般都是这样传染上的,有时还会传染上"急性结膜炎"。

这个月的婴儿极少有高热(38 ~ 39℃)。如果出现高热,大多是由中耳炎引起的(见 176　出现发热时),特别是夜里哭闹厉害而难以入睡时,中耳炎的可能性非常大。患外耳炎时婴儿也会因疼痛而哭闹,但不会发热,只是外耳孔处肿起,堵住了耳道,一碰很痛。夏季如持续高热在39℃左右,有可能是暑热症。一般从清晨到中午出现,下午就退下来了。

由于婴儿的运动越发活跃,坠床的次数也从这个月开始多起来(见171 防止事故)。

喂养方法

166. 用母乳喂养时

这个月龄的婴儿如果没有其他欲求,仍愿意吃母乳,体重增加正常(平均每天增加15~20克),就不必急于做断奶的准备,等到5个月后再开始也无妨。但是,当母乳逐渐减少,婴儿与以前相比经常因肚子饿而哭闹时,就必须考虑加牛奶。如果婴儿10天增加体重只有100克,每天应加两次牛奶。至今为止只喝母乳的婴儿,开始喂牛奶时应注意浓度,要比奶粉包装上标明的4~5个月婴儿低浓度用量还要少放1勺奶粉,调成180毫升的稀牛奶。

不要在婴儿吃母乳后用牛奶补充不足的部分,而应在母乳分泌最不充足的时候单独喂1次牛奶。如果婴儿愿意吃,五六天后可改按奶粉包装盒上标明的低浓度量喂。可如果5天后体重增加达到100克,那么还是应按少1勺的量调配。

实际上常常是由于母乳不足而添加牛奶,可许多婴儿一点儿也不肯喝。如果婴儿是因为胶皮奶嘴与母亲的奶头感觉不同而厌恶奶嘴,这是没办法的事。但如果是因为不喜欢喝奶粉,可想其他办法,如将奶粉换成市场卖的鲜牛奶(煮沸1次后再喂比较安全),稍微稀释一下并放入少量白糖,但注意不要过甜。就是这样做能喝下牛奶的婴儿也很少,多数婴儿连鲜牛奶也不喝。有的婴儿不爱用奶瓶而喜欢用杯子,可改用咖啡杯喂。用勺喂太耽误时间,还是不用为好。婴儿实在不愿喝牛奶时应放弃加牛奶,改喂牛奶以外的其他营养品,即开始喂代乳食品(见168　断奶的准备)。

由于母乳不足,婴儿发脾气将母亲的乳头咬伤引起乳腺炎的情况也不少见。婴儿不喝代替母乳的牛奶,又将自己的乳房咬痛,母亲因此会非常恼火,从而得了神经衰弱。出现这种情况时千万不能悲观。婴儿不吃牛奶也不要紧,可以依照“190 断奶的途径不止一种”中的断奶方法直接加代乳食品。

167. 用牛奶喂养时

不应认为婴儿到了4个月就该增加奶量。3~4个月时的体重增加与4~5个月时的体重增加应是相同的,只是补充运动量增加所需的相应能量即可。包装上标示的吃奶量是以体重为准计算出的基本必需量。达不到奶粉包装上标示的“平均体重”的婴儿,调配牛奶时应稍微减量,而体重超过这个“平均体重”的婴儿,也不应超过标准奶量,以防婴儿过度肥胖。每天的喝奶总量以不超过1000毫升为宜。如果每次200毫升仍不够吃,可在喂牛奶之前或喂牛奶后喂些果汁。当然,在喂牛奶之前喂些茶水或20~30毫升的低浓度酸奶也可以。此外,可以每天用勺喂1次菜汤,或适当浓度的面条汤及油少的清汤。开始时只喂

1～2 勺,4～5 天后增加至 20 毫升。如果婴儿吃的好,可每天两次,加在喂牛奶之前。一般从大人的饭菜中取出一小部分菜汤或清肉汤即可,不必特意花费 30 分钟的时间为婴儿做一小勺汤。在代乳食品上耽误太多的精力,就会减少带婴儿到室外锻炼身体的时间。

1 次喝下较多的牛奶可以持续较长时间不饿,所以 1 天喂 4 次奶时,每次喂到 220 或 240 毫升也未尝不可,只要每天总量不超过 1000 毫升就可以。体重的增加要以平均每天增加不超过 20 克为宜。

看到婴儿爱吃奶,母亲就会不断给婴儿增加奶量,而根本不在乎婴儿长得多胖。与此相反,食量少的婴儿到了 4 个月每次仍不能达到奶粉包装上写的 180 毫升吃奶量,而只能勉强喝下 150 毫升,对这样的婴儿,母亲会担心能否出现营养失调。然而,1 次喝 150 毫升也好,喝 140 毫升也好,这是婴儿天生的生存方式,破坏这种自然方式的做法是非常错误的。对少食的婴儿来说,每日 700 毫升的奶量是足够的,只要婴儿爱运动,睡眠好,情绪好,就可以说这个婴儿出生后第 4 个月的人生是成功的。尽管体重每天只增加15克左右，但对婴儿的发育没有任何妨碍。

母乳喂养的婴儿即便食量很少，母亲也不会担心，因为婴儿每次吃多少奶是看不到的。可是要是给这样的婴儿喂牛奶，调配的180毫升奶会剩下40毫升，这时会给人一种这个婴儿生活能力很差的错觉。以母乳为主喂养婴儿的日本江户时代，母亲们并不像现在这样焦躁不安。所以，食量小的婴儿4个月过后渐渐不爱喝牛奶，母亲也不应太着急，切忌将奶嘴硬塞进婴儿口中，强迫婴儿去吃。喝奶不多的婴儿中，有的婴儿厌食牛奶。父母中如有一方因讨厌牛奶味道而不喝牛奶时，这种情况比较常见。这样的婴儿给喂豆奶也不会喜欢喝，酸奶又不能代替牛奶。因此最好开始喂代乳食品，有许多婴儿虽不爱喝奶粉和鲜奶，但非常喜欢吃菜粥。

168. 断奶的准备

这里所说的“断奶”并不是指立即停止母乳或牛奶，而是使婴儿逐渐习惯吃母乳或牛奶以外食物的过程。

4个月的婴儿只喝母乳或牛奶也能很好地成长，不必特别急着断奶。《育儿指导》指出，婴儿到了4个月就要开始断奶，或者体重达到6千克后就要开始断奶等，这些规定未免过于呆板。断奶的目的是使婴儿适应吃乳品以外的食物，即对婴儿进行食物教育。教育的首要原则就是培养受教育者主动学习的积极性。婴儿是否有要吃的欲望是最重要的，如果无视婴儿的愿望，断奶就无法进行。母亲应该最清楚婴儿的情况，婴儿只吃母乳或牛奶是不是已满足了？是否还想吃其他的食物？断奶有各种各样的方法，但如果婴儿从一开始就没有想吃的欲望，就应及时中止，等一段时间后看婴儿的自然状况如何，再决定是否重新开始实施断奶。

要吃有形的食物，必须先从练习用勺开始。请参阅上个月中提到的有关内容（见148　断乳食品的准备）。如果婴儿不喜欢用勺吃东西，或用勺时将食物全洒掉，说明断奶还为时过早。从上个月开始练习用勺，且非常爱吃菜汤之类食物的婴儿可以将断奶再推进一步。

母乳不足或厌食牛奶的婴儿,如果爱吃菜汤或其他清汤,可以从这个月开始喂代乳食品。除菜汤及清汤外,如想再喂些其他稍微有形的食物,可按5~6个月中写到的方法喂一些其他食物(见194 断奶过程中的注意事项)。

有这样的例子,一直以喂母乳为主、时而添加牛奶的婴儿,到了这个月就一点儿牛奶也不喝了,出现这种情况时可采用下列食谱:

6:00　母乳
10:00　果汁80毫升
12:00　酸奶60~90毫升、母乳
15:00　香蕉半根(或马铃薯泥)、母乳
18:00　木松鱼、沙丁鱼菜汤(土豆、胡萝卜、洋葱)、米汤60~70毫升、母乳
20:00　母乳
22:30　母乳

这个婴儿的母亲是家庭主妇,因此有足够的时间自己做菜汤及米粥之类的食品。对于没有时间的母亲,可用市场上出售的、专门为婴儿制作的现成的蔬菜或米粥。

169. 锻炼婴儿

4 个月婴儿的头部已完全能挺直,而且靠支撑能独立坐立一会儿,所以抱着出去玩儿,或用婴儿车推着到外面活动就容易多了。婴儿对周围的事物越来越感兴趣,一到室外就表现出非常高兴的神情,这就为婴儿的身体锻炼提供了机会。如果可能,每天在外面活动的时间应至少在 3 个小时以上。

与有色人种相比,白种人患皮肤癌的较多,因此在白种人多的国家里,人们对紫外线极度恐惧,6 个月之前不让婴儿接触日光。这种做法不知是否也适合其他国家,但春秋季节每天 10 分钟以内的日光浴还是非常必要的。如果是比较好走的路,30 分钟左右的路程之内可以将婴儿放在婴儿车里推着出去,但路不好的地方车子摇晃厉害,就不宜把婴儿放在车里带出去。

抱着婴儿散步虽好,但夏季天气热时,母亲身体的热量传给婴儿,有时会引起婴儿体温升高。因此,抱着散步 10 ~ 15 分钟后,在阴凉处将婴儿放下来,让婴儿坐在适当的地方休息一下。在冬季风大或日照不好的天气里,尽管懒得出去散步,但为了锻炼婴儿,还是应背着孩子到室外去活动。出去时用棉斗篷将婴儿包好,只露出脸就可以了。

带婴儿出去散步时,不能像马拉松长跑运动员那样一声不吭。当婴儿看到从未见过的东西时会非常兴奋,要抓住这样的机会,让婴儿学会各种事物的名称,就好像教说话一样,比如“看,小狗来了”,“那个姐姐拿着气球呢”等等。婴儿就是在这种反复的会话中渐渐学会了语言。大多数母亲都是出于亲情,对自己还不会说话的宝宝诉说各种各样的事情,无意中教会了婴儿说话。

擅长烹饪的母亲常常不嫌麻烦,热衷于为婴儿做各种代乳食品,而且喜欢用礤菜板、筛网等用具,对这些用具的消毒也非常严格。然而她们并不清楚,从婴儿的健康意义上来讲,花上1个小时的时间做10克的菜泥汤,远不如让婴儿吃些方便简单的牛奶或母乳,然后带婴儿到外面新鲜空气中玩1个小时更有价值。如果总觉得应该给婴儿吃些菜类食物,可以选择成品的婴儿专用食品,这样做会节省很多时间。

带婴儿从外面回到家后，首先看一下婴儿是否出汗了，如果内衣被汗水浸湿，就要马上换下来，然后喂些白开水或果汁以补充水分。

可利用婴儿换尿布的时间在家里进行空气浴。方法是，换完尿布后给婴儿脱下衣服，让他光着身子俯卧，给他做皮肤按摩。在家里进行空气浴时，室温要保持在 20℃ 以上。如果婴儿没有抵触，还可以给他做婴儿体操（见 186　婴儿体操）。

婴儿的衣服尽量不要穿的过多，夏天应尽可能多使皮肤接触外面的空气。梅雨季节不能外出时，应每天给婴儿洗澡以锻炼婴儿的肌肤。

婴儿容易积痰，当胸部发出呼噜、呼噜的声音，或清晨发出阵阵咳嗽时，母亲应小心，不要让婴儿受空气刺激。只要婴儿无异常表现，吃奶正常，也不发热，在气候适宜时可以常带婴儿到外面活动，入浴也可以。

170. 进行排便训练还为时尚早

偶尔来看孙子的祖母正赶上婴儿睡醒午觉，想给换尿布，可打开一看尿布没湿，于是就在尿盆上给婴儿把尿,嘴里发出"嘘……"的声音,婴儿这时很听话地排出尿来。这样的事情在日常生活中经常会有。当这种做法被年轻的母亲看到,这些母亲就会觉得自己一直没训练婴儿定时排便是不应该的,开始对婴儿进行每天多次的排便训练。可是,婴儿却怎么也不能按要求去做,母亲非常着急。教会4个月婴儿按时排便是没有什么意义的。婴儿最早也要在1周岁以后才能告诉大人自己想小便。一般是在1周岁半至两周岁才开始不用尿布。

排尿和排便必须区别开来。排便时,有的婴儿由于大便干硬,需用劲儿才能排泄出来,因此在大便时,往往显出与平时不同的表情,这时母亲比较容易察觉到。当看到婴儿憋足力气,有异样表情时,母亲就能预感到婴儿要大便了,这是母亲凭经验感觉到的,并不是婴儿主动告诉母亲的。有的4个月婴儿的母亲非常糊涂,认为"我家的孩子已经能告诉别人他要大便了",不知内情的邻居、5个月婴儿的母亲听到这样的话,就会以为大便软,排便通畅的自己孩子发育迟缓,到5个月还不会告诉别人要排便,因而开始着急起来。大便顺畅,排便时一点不费劲儿的婴儿,母亲是无法把握时间的,只能在排便后闻到气味才能发觉。可是,婴儿小便时不用费力,因此便之前无法知道。如果算好时间,快到排尿时间时让婴儿坐便盆,也许有时凑巧能顺利配合。过了 4 个月,多数婴儿头立得很稳,所以扶着坐在便盆上也可以了。早晨醒来或午睡之后,或喝完牛奶 10 分钟,让婴儿坐便盆,如果恰巧赶上排尿时间,可能会比较顺利,但多数情况是不能令人满意的。

定时定量吃奶,且只在洗浴后喝果汁的婴儿,一般排尿时间间隔较长,定时排尿成功率较高。但 1 天要排尿 10 次、15 次的婴儿,多数都是不能成功的,即便偶尔有一二次成功,也达不到节省洗尿布时间的目的。

4 ~5 个月这个时期,婴儿不会因进行了排便训练,就养成排便时通知别人的习惯。每小时取下 1 次尿布,让婴儿坐 2 分钟或 3 分钟便盆,嘴里发出“嘘……”的声音给婴儿把尿,可以说是母亲的排尿神经症。这样做是没有必要的,顶多在早晨和午睡醒来后让婴儿坐便盆就足可以了。

环 境

171. 防止事故

这个时期最常发生的事故是婴儿的坠床。婴儿的腿脚力量增大,有的发育较早的婴儿已能侧翻身,所以很容易从没有栏杆的床上掉下来。4个月后如果婴儿已出现过两次以上这样的事故,则应在床下铺上毛毯或长毛绒的地毯,以免婴儿直接摔到地板或塑料地砖上。

在床边不要放置烤面包器、熨斗和暖水瓶等金属器具。从1米高的床上摔到地上时,即便碰到脑袋也不会有什么后果,可如果碰到金属器具后刮伤了脸,则有可能终生留下瘢痕。

夏天比较容易发生的是婴儿被蚊香烧伤。婴儿睡觉时旁边点着蚊香,熟睡中的婴儿一旦翻身,手就会触到蚊香而被烧伤。因此,蚊香应放在离婴儿较远的地方。

以前常发生塑料袋危及婴儿生命的事故。当放在枕头边上的大块塑料袋被风吹到脸上时,4

个月大的婴儿虽然会哭叫，但还不能用手将它完全拿开。因此，从洗衣店取回衣物后，应将装衣物的塑料袋及时扔进垃圾箱。

这个时期，婴儿的头抬得很稳，因此许多母亲会用婴儿车推着婴儿出去玩。当使用上一个孩子用过的婴儿车时，必须首先进行严格的“车体检查”，否则如果车子在路上发生车轴折断，婴儿就有被甩出去的危险。购买新的婴儿车时，一定要买带刹车闸的车子。

有一种非常罕见的情况，就是1~4个月期间的非常健康的婴儿“突然夭折”（见607 猝死）。本来婴儿非常健康，可却在几分钟内就死去了。这种情况大多发生在母亲离开婴儿房间的一小段时间里，母亲从别处回到婴儿床边时发现婴儿已经死了。这种悲伤的事故至今原因不明，一般发生在寒冷季节。由于是突然死亡，因此母亲首先要受到大家的怀疑，受到指责最多的理由就是，母亲使婴儿俯卧而导致窒息死亡。可是，没有脑性瘫痪的4个月婴儿，是不会仅仅由于俯卧而窒息死亡的。究竟是否是窒息死亡，可以采取解剖的方法进行确认。不过，当母亲发现婴儿的呼吸停止时,应该做的事是立即进行人工呼吸,并大声呼喊附近的人帮忙。

突然死亡也有可能是由于受到了某种意外的刺激,如改变婴儿的睡觉位置、洗澡、打针,或者看病时压着舌头看嗓子等,都可能对婴儿形成刺激。如果不了解可能引起这种不幸事故的原因,保育员及医生就可能无端地受到控告,以致触犯法律。对坚信自己的孩子是被杀害的母亲来说,承认事故属于意外是很困难的,被告的人如想不开,还会造成自杀等悲剧。

172. 背婴儿

背婴儿的做法是否合适呢?4个月后的婴儿脖子已能完全立直,当然是可以背的,但由于婴儿尚小,还不能抓牢母亲的肩,所以即使要背,也一定要用背带。商店里卖的婴儿背带比较好,托住婴儿臀部的部分很宽,且可以用一个环在胸前打结,简单方便,最好选用这种背带。有些育儿书中对背婴儿持反对态度:“背的方法会压迫婴儿的胸部,所以不宜”。可是,这种育儿书是在盲目崇拜西方，是在认为西方什么都先进的时代写的，内容完全是照搬西洋式（主要是德国式）的方法。西方人之所以不背婴儿主要是由于母亲的服装所限。背婴儿会使西服变形，另外西服上没有便于背婴儿的带子。现在许多母亲外出时都要穿西装，所以背婴儿的越来越少了。对外出时的穿着认真对待固然好，但在家里穿日常的衣服，没有必要过于拘谨，在比较随便的场合，可以无所顾忌地背婴儿。在现实中，常遇到婴儿在床上啼哭，而家务事又堆很多的情况，为解决这个矛盾就不得不背起婴儿，这时就不能顾及背婴儿的不利之处了。

已经证实，世界上凡是有背婴儿这种风俗习惯的国家，婴儿很少患髋关节脱位（见 45　先天性髋关节脱位）。日本人的祖先正是以背婴儿的做法无意识中预防了髋关节脱臼。背婴儿不仅无害，而且是母亲带婴儿外出去远处的最安全方法。一手抱着婴儿，一手提着装尿布的袋子，这时如果遇到突如其来的车子就无法躲避了。不过，在炎热的季节最好不要背婴儿，因为母亲的体温传给婴儿，使婴儿体温升高，有时会导致中暑（见 617　中暑）。

第1次背着婴儿外出时,上下车要十分小心。不要只顾自己把头低下而忘了后面的婴儿,使婴儿头部受伤。近来,出现了一种类似登山搬运工背东西时用的坚固筐架一样的背婴儿工具,让婴儿面朝后坐在上面。这是为父亲带婴儿出去时准备的,可是4~5个月的婴儿不应使用。背婴儿毕竟不同于搬运东西,是父子间通过肌肤接触互相感受彼此温暖亲情的一种交流形式。

173. 玩具

4个月以后,婴儿能够用手抓住东西,而且经常会拿起玩具放进嘴里,因此必须选择干净的玩具给婴儿玩,而且是婴儿不能轻易吞进嘴里的大一些的玩具。有的玩具坏了后其零碎的部件也能被吞进去,所以一定要选择结实不易坏的玩具。应给婴儿选择用牙齿咬不坏的玩具,如聚乙烯做的装有红色或黄色珠子的圆环或三角环。这种玩具一摇会发出声响,环内珠子的滚动声还会吸引婴儿的注意力。哑铃型玩具也是婴儿喜欢抓着玩的玩具。太小的玩具易被婴儿放进嘴里吞食进去,很危险。

多音哗啷棒也是这个月婴儿常玩的玩具,但婴儿玩时容易碰伤脸。一般是母亲拿在手里晃出响声以哄逗啼哭的婴儿,或者婴儿学爬时,放在婴儿前面摇动以使婴儿抬起头来。可以把这种玩具看作是促进婴儿运动发育的一种运动器具。当婴儿脖子上有硬疙瘩,出现斜颈时(见92　斜颈),用多音哗啷棒可以引导婴儿把脸转向扭转困难的一侧。许多家庭都把能发出声音的玩具吊在天棚上,上面拴根绳子,在下面一拽玩具就可转动发出响声。注意绳子的结点一定要结实,否则会给婴儿造成伤害。

4~5个月期间婴儿的成长速度很快,所以应特别注意安全,对身边放置的东西要格外小心。有的东西4个月时对婴儿还是安全的,但5个月时可能就会对婴儿构成威胁。用电视取代玩具对婴儿是不利的,让婴儿听那些根本听不懂的声音会妨碍父母与孩子之间的交流。

174. 兄弟姐妹
(小儿传染病的预防)

比婴儿大一点的孩子如果上幼儿园或托儿所,常会把幼儿园或托儿所中的疾病带回家来。4~5个月的婴儿能否从大一点的孩子那里感染上麻疹、流行性腮腺炎、水痘等疾病呢?麻疹是不会传染给刚满4个月的婴儿的,但快到5个月时,有的婴儿会感染上很轻的麻疹,而有的婴儿根本不被传染。

同一月龄的婴儿之所以有这样的差别,是因为婴儿身体里的免疫抗体多少有差别。有的婴儿身体里从母体中获得的免疫抗体较多,而有的婴儿较少。儿时患过麻疹的母亲,其体内形成了抗麻疹的抗体,但抗体的多少因人而异,有多有少。婴儿从母体中得来的抗体虽然逐月减少,但获得抗体较多的婴儿即使到了5个月,体内还留有足够抵御麻疹的抗体量,因此就不会患麻疹。而从母体获得抗体较少的婴儿,随着抗体的逐渐减少,快到5个月时,抗体量就不足以预防麻疹了。然而,虽不能完全抵御麻疹,但因体内还残存着少量抗体,因而即使感染上麻疹,症状也很轻。

由此可以看出,4 ~ 5 个月的婴儿在哥哥或姐姐得麻疹时,或者完全不被感染,或者被感染上但症状很轻。还是让婴儿感染为好,不必进行隔离,可以让他们同住在一间房子里。因为婴儿患过 1 次较轻的麻疹以后,一生就再也不会感染麻疹了。关于轻度麻疹的鉴别和治疗护理请参阅“206　6 个月内婴儿的麻疹”。因具有从母体获得的免疫力,而没有感染上哥哥或姐姐带来的麻疹的婴儿,到了 5 个月或 6 个月时,抗体就会消失。抗体一旦消失,就随时有可能感染。

这个月龄的婴儿是不会感染流行性腮腺炎的,因为其体内还留有从母体获得的流行性腮腺炎抗体。但如果母亲没有得过流行性腮腺炎,婴儿则可能会被感染。

婴儿从 3 个月起就有可能感染水痘。当大一点的孩子患上水痘时,就会马上传染给 4 ~ 5 个月的婴儿,但是,这时的婴儿即使感染水痘其症状也不会很重,而且水痘出的少,不会留下瘢痕。因此,在婴儿的哥哥或姐姐患上水痘后,不必将婴儿进行隔离,让婴儿现在出水痘,要比长大后再出对婴儿有利,因为婴儿长大后得水痘的症状要比现在严重得多。

偶尔有婴儿的哥哥或姐姐因没注射百日咳疫苗而患上百日咳的情况,这时如果婴儿还没接种疫苗,就会被传染上。4~5个月的婴儿患上百日咳将非常痛苦,因此应尽可能避免将百日咳传染给婴儿。可是,大孩子因百日咳开始咳嗽时,往往不会马上想到百日咳,而误认为是感冒。咳嗽越来越厉害,过了四五天后,才觉得有些像百日咳的症状。当确诊为百日咳时,婴儿已经被传染上了,这时才想到隔离已为时过晚。因此,如果发现至今很少咳嗽的大孩子开始咳嗽,就应尽快与婴儿隔离开。当咳嗽越来越重(不发热),又不像是感冒时,应去请医生看一下是否是百日咳。早期的百日咳只要使用抗生素(红霉素),病情就不会太重,很快就可治愈。隔离1周后,如果没有出现类似感冒的症状,就说明婴儿没有被传染上,要继续隔离下去。无法很好进行隔离时,要让大孩子戴上口罩。

上幼儿园的大孩子,如果还没接种百白破三

联疫苗,应该带着大孩子和小婴儿一起到就诊的医院进行接种。由于白喉、猩红热、痢疾等要住院治疗,所以在家里只要重视婴儿的健康检查即可。

夏天比较多见的"水疱疮",可以由大孩子传染给婴儿,应尽量不让婴儿接近大孩子。洗澡时要先给婴儿洗。大孩子双臂及腿脚上长出水疱疮时,要用纱布缠上,以避免流出的脓沾到其他东西上,并尽快进行治疗。

4~5个月婴儿患感冒时,虽然不会出现高热,但常有咳嗽、鼻塞等症状,非常难受,因此尽量不要让大孩子把感冒传染给婴儿。大孩子因结膜炎出眼眵时,不要让其靠近婴儿。尽管提醒大孩子不要用手揉眼睛,可要控制住并不是很容易。门窗的拉手、门把手等都有可能沾有传染"结膜炎"的细菌。母亲在照料婴儿时,务必认真地把手洗净。洗澡的毛巾要严格分开使用。不要用大孩子的洗脸盆给婴儿洗脸。

偶尔有的大孩子在医院进行血液检查后被确诊为"溶血性链球菌感染症"(见648　风湿热),这种病很少传染给婴儿。但为了保险起见,还是让医院做一下婴儿咽部菌的培养,若为阳性,需立即进行治疗。

175. 春夏秋冬

在梅雨季节至盛夏这个阶段进入5个月的婴儿,会涉及到是否要断奶的问题。这个时期所说的断奶,还只是用勺的练习而已。食具的消毒也很简单。婴儿如果愿意用勺喝菜汤,就可以喂他。

从梅雨季节开始练习用勺的婴儿,虽然接下来要赶上最炎热的盛夏,但只要婴儿喜欢吃断乳食物,不管天气热不热都可进行。有的婴儿因天气炎热不爱吃东西,可以等一段时间再说。

到了8月中旬,婴儿就会不像以前那样爱吃奶了,这时千万不要强迫婴儿,等到天气凉爽后婴儿会恢复的。当遇到这种情况时,可先试着喂一点家里现成的菜汤或肉汤,若婴儿非常喜欢吃,就可让婴儿练习用勺吃。

苦夏的婴儿到了盛夏就开始不愿喝牛奶了,可是如果将牛奶晾凉到10℃左右,婴儿就会爱喝,不妨每次将牛奶晾凉后再喂给他。

房间里通风条件不好时,应尽量将婴儿带到

室外阴凉处透一透风。利用婴儿车比较好，因为在炎热的夏季，母亲抱婴儿时会将自己身体的热量传给婴儿，使婴儿身体发热。当白天气温超过30℃时，即使是没有得暑热症的婴儿，也应该用冰枕，这将有利于婴儿的睡眠。冰枕要用毛巾包上，不能让婴儿的头直接枕在上面。冰枕还有预防痱子的作用。如果婴儿头部已经长出痱子，必须防止化脓。枕巾和床单要每天换洗。如嫌这样太麻烦，可以只在头部垫上一块毛巾，每次只换洗毛巾就可以了。最好每天入浴两次。

让4个月的婴儿看周围各种各样的东西和事物，能使婴儿的好奇心得到满足，因此，应尽量带婴儿到室外接触丰富多彩的世界，使婴儿心情愉快。冬季也应如此，只是注意不要冻伤婴儿的手脚。从外面回来后，应给婴儿做手脚的皮肤护理，方法是从手和脚部向着心脏方向按摩。

这个月龄的婴儿，夜里经常因为冷而啼哭。因此，白天应到外面充分运动，呼吸新鲜空气，睡前洗一下澡，再把被窝弄热。夜啼有时是由于冻伤使婴儿发痒而引起的，因此必须注意预防冻伤。婴儿是否易生冻伤，主要取决于该婴儿这方面的特性,对易冻伤的婴儿,房间里要有暖气,以保持室温在10℃以上。洗澡对预防和治疗冻伤都是非常有效的。

被子里取暖最好用电脚炉,电褥子太热,连大人睡醒后都会感到疲劳,所以婴儿不要使用。用热水袋也不安全。

在气候宜人的季节进入4个月的婴儿,应尽可能多到户外活动。如果烹制断乳食物和出外活动的时间有冲突,应选择带婴儿出去活动,代乳食品的烹制可推后进行。降雪多的地区,从下个月开始就可能不能出去活动,因此在这个月要尽可能地多带婴儿到户外活动。此外,降雪多且日照时间短的地方,应适当给婴儿服用复合维生素。

异常情况

176. 出现发热时

4~5个月的婴儿不会有发热的疾病。在前面3~4个月中提到的由中耳炎、颌下淋巴结化脓、肛门“疖子”等引起的发热，在这个月中也会出现。这种热是由化脓引起的，常伴有化脓病灶的疼痛。如果婴儿哭闹时看起来很痛，就应留意上述几个地方（耳朵里的情况父母是无法看到的）。

有的快到5个月的婴儿，会用手去抓痛的一侧耳朵，但许多母亲即使看到也不会察觉。直到第2天早上，细心的母亲才会注意到婴儿的耳孔处湿润，而多数母亲都是到医院后经医生提醒才知道这种病（见595　中耳炎）。

小儿发热多半是由感冒引起，但这个月的婴儿即使感冒也不会出现高热。当父母中有一方出现鼻塞、咳嗽、头痛等较明显的感冒症状时，就可以断定婴儿流鼻涕、咳嗽是由父母传染来的。这时候婴儿体温一般也只在37.5℃左右。

夏季，婴儿头部长出许多“疙瘩”时，有时体温会达到38℃左右。这时因主要进行“疙瘩”的治疗，对发热往往不会太在意。

最令人担心的是不明原因的持续发热，即夏季（7～8月）多发的暑热症。由于婴儿体温在38～39℃左右，非常令人焦急，所以带婴儿去看医生。医生一般会诊断为“睡觉着凉”或“扁桃腺炎”,然后给开些药。可第2天热仍不退,再次去医院看时,医生可能会说:“很快会退下来的”,然后又给开些不同的药。然而到了第3天还是退不下来,父母这时就开始对医生的医术产生怀疑,想到要换一位医生。当另外一名医生给婴儿看过后得出“暑热症”的诊断时,父母才开始对这种病有所了解。其实,这种病无论怎样进行治疗(使用抗生素和退热药),热都不会很快退下来,而且婴儿这时既没有咳嗽、又不流鼻涕,精神也很正常。毫无疑问,第1个医生到了第4天也会做出“暑热症”的诊断(见177 暑热症)。

幼儿急疹(见226 幼儿急疹)一般多见于6个月后的婴儿,但不能说4~5个月时就绝对不发生。这种病一般没有高热,出疹子较快。有过1次幼儿急疹病史的婴儿很多在1周岁过后还要发病1次。

177. 暑热症

这种病多发于4~8个月的婴儿,但2~3个月的婴儿有时也会发病,1 周岁过后就几乎没有了。

7~8 月期间气温高、湿度大,是暑热症的多发季节。这种病的症状主要是发热,既不咳嗽、流鼻涕,也不腹泻,婴儿的精神也可以,相对来说出汗要比平时少一些。食欲有些减退,但还不至于一点儿牛奶也不喝。

这种病发热时很有特点,从半夜开始至清晨持续高热达 38~39℃(有时可达 40℃),到了中午开始下降,下午就恢复到正常体温。这种发热方式在炎热的天气里一直持续。如果婴儿所处的环境没有改变,这种发热甚至可持续 1 个月。然而一进入 9 月份,这种持续高热就会自然好转。发病原因尚不清楚,大概是由于体温调节功能发生紊乱引起的。调查暑热症患儿的家庭情况发现,房间大多朝西,而且通风条件不好。

还没听说过婴儿因暑热症致死的病例。由于是炎热造成的疾病,因此,只要把婴儿换到稍凉快的地方,病情就会改善。从前,暑热症的患者要住院进行治疗,但现在家里一般都有空调,把室温调到比室外温度低 4℃或 5℃,就可以使患暑热症的病儿治愈。

婴儿发热时应使用冰枕。如果出汗多,要及时补充水分,果汁或白开水都可以,冷却到10℃左右后再喂。牛奶也要调配得比以前稀一些,如果婴儿愿意喝稍凉一些的牛奶,可将牛奶晾凉至10℃左右。断乳食品只要婴儿喜欢吃可继续喂下去。因傍晚时热要退下来,这时给婴儿洗澡比较适宜。天气凉爽后高热就会消失,但上午的体温仍在37.2℃左右。母亲开始担心,是暑热症还没治愈呢,还是有什么其他的病被掩盖了?只要婴儿吃奶好,玩得开心,这种担心就是多余的。包括婴儿在内的所有健康儿童,其体温未必都在37℃以下。只是在养成测体温的习惯后,对平时不太在意的小事开始注意了而已。

178. 体重不增加

到医院小儿科来就诊的婴儿中,有的是因为体重不增加而来的。可是这样的婴儿几乎都没有什么病。这类婴儿中最多见的是食量小的婴儿(尤其是夏季)。因为母乳喂养,母亲不容易掌握每次吃奶的量，只有当发现了“体重不足”后，才开始担心婴儿是不是因什么疾病胖不起来。这些喂母乳的母亲，大多是在外面受到某种触动后才开始注意到自己婴儿“体重不足”的。例如，当带婴儿去保健所时，有人当众提醒说：“你家的婴儿远远未达到标准体重，如果不加强营养，将会导致营养不良”。又如，在住所前面的广场上，有时会聚集三四位抱着同月龄婴儿的母亲，其中有的婴儿胖得手腕上出现了沟沟，相比之下自己的孩子看起来却很瘦。这时如果再听人说“你的孩子是不是有什么毛病”，母亲就会坐立不安，沉不住气了。这种婴儿确实达不到所谓的“标准体重”。但到底什么是“标准体重”呢？将 100 名健康婴儿按体重进行排列，其中第 50 名婴儿的体重就是这种所谓的“标准体重”。这 100 名婴儿包括食量大和食量小的所有类型婴儿，就像在广场上看到的一样，既有胖一些的、又有偏瘦的。没有达到这种标准体重并不意味着不健康。

婴儿的体重可以说是食欲好坏的标志，爱吃奶的婴儿体重就重些，不爱吃奶的婴儿体重相对就轻些。婴儿并不是因为健康就吃的多，不健康就吃的少。因发热等原因食欲减退另当别论。一般情况下,吃奶不多的婴儿都是不喜欢大口吃奶的孩子。为什么大人有食量大和食量小的差别不会引起人们的关注,而婴儿食量小就要受到责备呢?

乳制品厂商无视婴儿的身体功能,举办以体重决定婴儿优劣的比赛,在社会上引起了广泛的影响,这种区分婴儿差别的方法一直延续至今。用体重去衡量一个人,这是对人极不尊重的做法。食量小的婴儿只是体重轻,他们一般很少大哭大闹,夜里也不醒,一直睡到天亮,是非常省心的婴儿。食量多少与遗传有关。食量小婴儿的母亲大多身材苗条,性格温顺;而食量大婴儿的母亲一般身体比较丰满,参加健身美容体操的母亲大多属于后一类。

由于母乳不足而身体消瘦的婴儿是很少的。能吃的婴儿,当母乳不够吃时就会哇哇大哭,闹着肚子饿,这时如果加牛奶,婴儿会大口大口将牛奶喝下去。而食量少的婴儿,即使母亲的奶很充足,吃到中途也就不吃了。母亲以为是母乳不足想加牛奶,可是婴儿一点儿不肯喝。再换代乳食品喂,也被婴儿用舌头顶出来。听到“你的孩子体重不足,要加强营养”的劝告后,母亲做了各种各样的努力,但婴儿仍是只吃母乳,不吃其他东西。母亲不必为此着急,应带婴儿到医院看一下医生,如确定婴儿没有心脏异常、贫血等疾病,就只有将自己的孩子当作少食儿来对待了。婴儿不吃代乳食品也没关系,到一定时期后肯定会吃的。

牛奶喂养的婴儿也有达不到标准体重的。如果没有腹泻,那么这些婴儿也属于食量小的一类。尽管已是 4 个月大的婴儿,可每次吃奶量却只有 120 毫升左右。不过,只要婴儿状态好,运动功能正常,就没有必要担心。不必急着开始给婴儿断奶。强迫婴儿吃他不喜欢的东西,会使婴儿产生厌烦心理,以后一看到勺就会闭上小嘴。

不喝牛奶 参阅“138 厌食牛奶”。

消化不良 参阅“155 消化不良”。

179. 便秘

出生 1 个月左右开始不是每天排 1 次大便、而是两天灌肠 1 次的婴儿,可以从这个月开始练习用勺吃东西,如果用勺吃得很好,可喂些酸奶类的食品。第1天只喂2勺,如果没有什么异常,以后每天可增加1倍的量,喂到50毫升时,若婴儿开始能每天排便,就按这个量继续喂下去。增加到100毫升后仍没有效果时,可适当再多喂一些,但要看婴儿是否愿意吃,如果不愿意吃不能勉强。吃酸奶不见效时,可将水果弄碎后喂给婴儿。可是,并不是所有的婴儿吃水果后大便都能变软,这是因人而异的。比如有的婴儿吃了苹果泥后大便就开始变软,而有的反而变硬了。邻居的婴儿吃了某种水果后便秘得到治愈,但这种水果对自己的婴儿未必就有效。不管怎么说可以先试一试。要选择应季的最易买到的水果。

重要的是消毒一定要严格。礤菜板要婴儿专用,最好选陶瓷的,因为陶瓷用具洗刷或煮沸都很方便。用勺可以弄碎的食物(香蕉、桃、西红柿)最好不要用礤菜板,而用一个干净的碗即可。当然用搅拌机也可以,但前提是事先必须彻底消毒。这些食物每次吃多少为宜,要根据婴儿自身的情况来定,一点一点试着逐渐加量,直到找到一个适合于该婴儿的量,然后照此量喂下去。

并非一定要给婴儿喂水果。习惯用勺吃东西后，可以喂些水果以外的食物。可从大人每天吃的副食，如南瓜、土豆、红薯等中取出一小部分，用勺碾碎后喂婴儿。

婴儿虽然不是每天大便，可精神好，一切正常，能愉快地生活，就不要太在意。只要每两天或 3 天能自然排便，且大便时不会因解硬便而痛得叫喊，就任其自然好了。有的婴儿开始吃断乳食物后，就能每天排 1 次便了。吃了水果、南瓜及土豆等也无济于事，便秘仍得不到改善，每次排便都疼痛哭叫，这时就只有继续采取灌肠的办法了（见 141　腹泻与便秘）。

吃母乳的婴儿到上个月为止还是每天大便 1 次，可到了这个月后就不是每天排便了，这种情况有可能是母乳不足引起的。观察婴儿体重增加情况，如果平均每天只增加 10 克，就应该加牛奶（见 166　用母乳喂养时），或尽早开始吃断乳食物（见 168　断奶的准备）。

牛奶喂养的婴儿到了这个月以后开始出现便秘，应考虑是否是奶量减少的缘故。在 7 月份天热季节，婴儿一般不爱吃牛奶，只要大便时不是痛得哭叫,就不用采取什么特殊的措施。厌食牛奶的婴儿,最好尽早开始断奶(见 168　断奶的准备)。

180. 婴儿突然哭叫时

至今为止一直很健康的婴儿突然大声哭叫起来,这种情况大多是因为肚子痛。婴儿腹痛中最棘手的是肠套叠,即肠管堵塞。从 4 个月开始,婴儿就有患这种病的危险。如不进行及时治疗,严重者会导致死亡。但只要尽早治疗,不用手术即可治愈,若是时间长了,则必须进行腹部手术治疗。母亲能否及时发现病情,直接关系到婴儿的生命。单从母亲是否了解肠套叠病这一点上,就可能导致完全不同的结果,这是有别于任何其他一种疾病的地方。因此,请有婴儿的母亲务必要记住肠套叠这种病。

肠管在对吃进的食物进行消化的同时,也要输送这些被消化的食物。肠管一旦堵塞,就会发生交通中断。为解决交通中断,肠管就要加快蠕动。正是这种肠管的剧烈蠕动,使婴儿产生了腹痛。堵塞不通时,肠管就反复不断地展开攻势。有时感到疲劳了,就休息一会儿,然后再次发起进攻。婴儿腹痛的特征是持续 2 ~3 分钟到 4 ~5 分钟后,停歇 5 ~6 分钟,然后又开始痛起来,这样不断反复。由于婴儿突然开始哭,母亲非常恐慌,急忙把婴儿抱到屋外,或让婴儿吃奶,但婴儿仍然痛得打滚儿。可是,折腾 3 ~4 分钟后,婴儿又突然平静下来,开始玩玩具,或喝起牛奶。刚放下心来,觉得婴儿已经没事了,可 4 ~5 分钟后,婴儿又开始痛,并大声哭叫,平时一直伸着的腿蜷曲到腹部,从这个动作可以推断出婴儿是腹部出了毛病。如出现上述这种间歇性疼痛,就可断定是肠套叠。除此之外,婴儿不会有其他类似这种症状的疾病。疼痛反复二三次后,婴儿就把刚吃进的奶又吐出来,这是因为交通中断使吃进去的奶又返上来了。有的婴儿则是开始时就一下子把奶全部吐出,然后因疼痛大声哭闹,这种情况也同样是间歇性的腹痛。肠套叠的另一个特征是不发热。一开始时不会出现发热,只有因拖延了治疗时间而引起腹膜炎时才会出现发热。

剧烈的疼痛使婴儿面如土色,但并非所有的

婴儿脸色都出现变化。

如果怀疑是肠套叠,不要看内科、小儿科,必须去外科诊治。进诊室后应马上告诉医生“好像是得了肠套叠”,提醒医生快些进行诊断和治疗。可是半夜,仅仅凭着婴儿大哭这一点就怀疑是肠套叠,而后半夜叫醒医生看病也是一件很麻烦的事情。因此,如果发现婴儿的疼痛不是反复性的,且只哭闹1次,吃奶很顺利,吃完后就能睡着,就不要误以为是肠套叠。婴儿患嵌顿性腹股沟疝时也会像肠套叠一样出现突然的哭叫。但嵌顿性腹股沟疝时的哭闹是持续性的,而且腹股沟处可以看到肿物,从这一点可以对嵌顿性腹股沟疝和肠套叠进行区分(见112 婴儿突然哭闹时)。

哭闹的同时出现发热,多为中耳炎或外耳炎。

婴儿哭闹非常厉害,但经灌肠排出大量的气以后,婴儿看起来非常舒服,这种哭闹就是由气体阻滞肠道而引起的。

181. 肠套叠

所谓肠套叠,是指一段肠管套入另一段肠管

中。最常见的是回肠(小肠的末端)套入到与之相连的结肠(大肠的首端)中。任其发展的话,套入部位血液循环受阻,肠管腐烂,出现漏洞,最后引起腹膜炎而导致死亡。这种病一般发生在 4 个月以后的婴儿中(3 个月的婴儿也有可能发生),过 1 周岁以后发病会大大减少,但对幼儿来讲也并不排除发病的可能性。此外,这种病没有特殊的季节差异,任何季节都可能发生。

一直很健康的婴儿突然开始大声哭闹,看起来肚子痛得非常厉害(双腿向腹部屈曲),大概 3 ~4 分钟后安静下来,过一会儿又开始哭叫。肠套叠往往是以这种特有的方式开始发病。如果出现这种现象,就可以断定是肠套叠。这种症状持续 12 小时后,婴儿的脸色变得苍白,昏昏沉沉,精疲力尽,上述特有的哭闹方式也没有了。

母亲是惟一的最初目击者,如果开始出现这种症状,母亲能马上怀疑是肠套叠,婴儿就会得救。每年都能收到阅读过此书的读者来信,据她们讲,正是从这本书中了解并记住了肠套叠这个病,婴儿才得以尽早就医,并且没经开腹手术就痊愈了。

还有许多这样的例子:第1次看病时被诊断为消化不良,开了内服药并打了针。由于病情不见好转,母亲感到疑惑,再次找到医生,这次被介绍到外科,婴儿才获救。

如果发病在6小时以内(实际应该是2小时以内),可采用从肛门注入钡剂的方法,在X线透视下,将套叠的部分拉回到原来的位置。如果发病超过8小时,就要施行全身麻醉,将管子插入气管中保持呼吸畅通,然后边点滴、边进行复位。这种处置只有外科医生才能做,小儿科医生是无法完成的。发病时间如果超过24小时,就必须进行开腹手术。但此时即使手术也不能保证婴儿一定都能得救。在所有疾病中,像这种早期诊断如此重要、母亲责任如此重大的疾病几乎是没有的。

有的书中记载婴儿灌肠后会出现便血症状,是灌肠后过一段时间才有的现象。大多数情况是,由于剧烈疼痛立即去医院进行灌肠,第1次灌肠后排出与平时一样的便,而间隔3~4小时进行第2次灌肠以后,才会出现黏液便和血便。因此,最好在这之前就有明确的诊断。另外,书中还提到肠套叠常常伴有呕吐,实际上大多数婴儿在疼痛的最初阶段是没有呕吐的,有的婴儿是在 20 ~ 30 分钟后开始呕吐,而吐出有臭味儿的东西是肠套叠末期才有的症状。

婴儿在肠套叠发病初期并没有发热,过几个小时后才开始出现37.5℃左右的热。

需要反复强调的是:在发病 30 分钟以内,第一目击者必须想到有肠套叠的可能性。最不幸的是,母亲和最初看病的医生都没注意到是肠套叠,病情恶化后出现肠破裂,引起腹膜炎后才将婴儿送到外科。

5 ~6 个月的婴儿突然大哭起来,可母亲并没有留心,等到婴儿开始吐奶才发觉有些不对劲,于是便带婴儿去看医生。而过去经常打针的婴儿一进医院就知道又要打针了,哭得更加厉害。看病的医生则觉得婴儿生来爱哭,因此没有注意此时的哭闹与过去有什么不同。虽然婴儿哭得厉害,但是即使触摸检查腹部也不能发现有什么异样。于是根据吐奶的症状诊断为"消化不良",然后注射一针葡萄糖液予以控制。打针时,婴儿由于痛一定会放声大叫。回家后婴儿仍哭个不停,可母亲以为是打针引起的疼痛,并不太在意,尽管婴儿不断吐奶,可因为已打过针了,认为不会有其他问题。到了第2天,婴儿出现了便血,并且软弱无力,因此又去就医。到这时仍然以为是消化不良,并不着急,在病人很多的候诊室排队。好容易按号排到了,才被确诊为“腹膜炎”而介绍到外科。这样的例子时有发生,所以当母亲发现婴儿出现间歇性的腹痛时,应该立即想到“肠套叠”,尽快到外科诊治。在发病1~2小时之内,一般都采用从肛门注入钡剂进行高压灌肠,在X线透视下实施复位的方法。但是最好不要在内科、儿科做这种处置,因为万一在高压灌肠过程中出现肠管破裂就会引起腹膜炎,在内科和儿科遇到这种情况就不好办了。而在外科的手术室则可以及时进行必要的手术。因高压灌肠不剖腹就可使肠套叠治愈,因此常常有母亲请求外科医生“请为我的孩子做钡剂高压灌肠”,这种做法是欠妥的。在发病超过6小时以上的情况下,到底是手术治疗还是高压灌肠属于医学上的问题。如果时间过长,高压灌肠易导致肠管破裂,从而使手术难度加大。一般在肠道出血过多或有腹膜炎症状时,医生是不会选择高压灌肠的。近年来,比起钡剂灌肠,空气灌肠逐渐多起来。

随着超声波诊断技术的普及，很多疾病都是在使用 X 线前先采用超声波进行诊断。肠套叠这样的疾病，通过超声波就可诊断出来。

通过上面介绍，了解了尽快去医院外科诊治的原因。不过，在去医院的途中，由于车子的晃动而使肠套叠自然复位的例子也是有的。

肠套叠未经手术而复位的婴儿是否可以从第 2 天起就恢复平时的饮食，这要看婴儿的病情。每个婴儿都应该遵从医生的具体指导。有过 1 次肠套叠病史的婴儿，有可能还会再复发。

肠套叠病因至今不明，有的婴儿患感冒发热几天，退热以后发生肠套叠，也有的轻度腹泻后发生肠套叠。另外，肠套叠手术中发现婴儿有肠系膜淋巴结肿大，从这一点上可以断定，病毒感染也是肠套叠的病因之一。

182. 湿疹不愈的婴儿

3 个月之前，婴儿的湿疹只出现在脸上，可到了这个月，湿疹突然蔓延开来，不仅脸部，头部也长出脂溢性的疮痂,就像带上了假面具一样。当湿疹继续蔓延到后背和腹部,出现大片的红色疹子时,母亲就开始担心起来:这种怪物似的脸如果不能治愈该如何是好,婴儿的脸上如果留下瘢痕该有多烦恼。然而,湿疹这种病不管有多么严重,到时都会自然痊愈,而不会留下任何痕迹。不论是母乳喂养的婴儿还是牛奶喂养的婴儿,都有得湿疹的可能。当只吃牛奶的婴儿患了湿疹以后,母亲首先会想到换一下牛奶。可是,这样做并不能达到目的。

患湿疹的婴儿一般肠胃功能很好,不会发生腹泻。因婴儿食欲好,母亲常常将奶量增加到与8个月婴儿的吃奶量一样多,即每次180毫升,因此有的4个月婴儿体重已达到了8千克。营养状况不好时婴儿的湿疹症状会减轻。过去人常称湿疹为胎毒,给婴儿服用解毒药。这种解毒药实际上是一种泻药,婴儿服下后会引起腹泻,营养状况下降,从而使湿疹症状减轻。现代医学不主张用这种饥饿疗法治疗湿疹,而是提倡营养与湿疹保持平衡,与湿疹长期“和平共处”的方法(婴儿即使患有湿疹,也能处于良好的健康状态)。喝奶量达到8个月标准奶量的婴儿,应减少至相应月龄的奶量,但不可少于这个量。

目前惟有肾上腺皮质激素(类固醇)能起到与湿疹"和平共处"的作用。类固醇虽然有效,但因为有不良反应,所以不能长期连续使用。含氟的外用药很有效,使用时间过长(两周以上)就会出现色素减少、皮肤变白,或者色素增多、皮肤变黑,以及毛孔细菌感染引起毛囊炎等许多不良反应。在用药的最初一二天可以多涂些,病情稍有好转就马上减量,1周之内改换成原来使用过的不含氟的类固醇外用药,如果见好转,就可以完全停药。当不知何故湿疹又开始恶化,而不含氟的类固醇外用药又无效时,再改用含氟的药膏。这种做法就是所谓的"和平共处"。对患湿疹的婴儿,应时刻关注病情,了解瘙痒的特点及规律,在此基础上使用浓度不同的外用药。而对每周只能见婴儿1次面,每次只有3分钟接触时间的医生来讲,做到这些似乎是不太可能的。

母亲是对付婴儿湿疹的关键人物。使用哪种香皂不会使湿疹恶化,哪种面料的贴身内衣最适合自己的孩子,入浴是每天进行还是隔几天1次等等。这些事情惟有日常接触婴儿最多的母亲才能做出决定。

有的医生给湿疹的婴儿做变态反应试验。用各种食物提取物制成变态反应原,然后用这些变态反应原为婴儿做皮肤测试。将其中反应强烈的食物(牛奶、大豆、小麦等)当作湿疹的根源,禁止婴儿食用。由于只强调婴儿吃豆奶或特制奶,结果造成了众多婴儿的营养失调。因此,世界各国的儿科医生一致同意在营养法中明确指出湿疹是不可治愈的。营养不平衡可能会使湿疹症状减轻,但婴儿从此变得衰弱不堪,这就不能说是“和平共处”了。

因为湿疹发痒,婴儿会经常用手去挠抓,从而使湿疹加重,因此必须加以阻止。4 个月的婴儿手脚非常爱动,这时如果用别针将袖口别起来似乎有些残酷。以前常用的做法是,为了不让婴儿胳膊弯曲,将两个长 15 厘米、内径 7 厘米大小的硬纸筒(用装薯片的容器剪成)上端用绳子连起来,然后绕过衣服的后领形成 U 字型。这样,既不妨碍婴儿的上臂、手指活动,又不会刮到脸上,只是胳膊不能弯曲。

为了分散婴儿对瘙痒的感觉，可抱婴儿到室外转一转，看看周围有趣的事，让婴儿高兴起来。太阳光对皮肤有较强的刺激，应尽可能的避开直射光线。奶粉中加一些脱脂奶粉(8 勺奶粉中含 3 勺脱脂奶粉)会使湿疹得到缓解，但不可以全部用脱脂奶粉取代。

为预防细菌感染，不要接近患“传染性脓痂疹”及出水痘的孩子。

积痰　参阅“157　积痰”。

183. 眼睛异常

婴儿原来不太明显的斜视，到了 4 ~ 5 个月后会越来越明显(见 231　斜视)。

夏天得了“传染性脓痂疹”以后，头部和脸上会长出大大小小的许多疙瘩，眼眶边有时也会出现“凸起”(见 626　麦粒肿和霰粒肿)。“传染性脓痂疹”治愈以后，“凸起”也会随着消失。

婴儿的眼睛如果总是泪汪汪的，应考虑倒睫的可能性(见 160　出眼眵)。如果早晨醒来时眼睑上沾有眼眵，睁不开眼睛，多数都是“流行性结膜炎"(见557 结膜炎),必须去医院眼科就诊。然而,眼科较易发生院内感染,在医院用手开关门以后,回到家要彻底消毒,否则母亲可能在医院感染上其他的"结膜炎"。当然,也有被自己孩子感染上的可能。不过,也许是因为引起婴儿"急性结膜炎"的细菌比较弱,即使感染上也不很重,三四天就可自然痊愈。如果婴儿眼睛不红,又不出眼眵,就没有必要连续10天或半个月到医院治疗,应尽量减少院内感染的机会。以前在治疗"急性结膜炎"时必须洗眼,现在已不用了。当婴儿因不愿意洗眼而大哭时,就不要给婴儿洗了。

184. 婴儿的感冒

4~5个月的婴儿出现鼻塞、打喷嚏等症状时,大概是从父亲或母亲那里传染上了感冒。不过,6个月之前的婴儿感冒时是不会有高热的,一般在37℃左右。虽然不太爱喝奶,但不是一点儿不喝。感冒初期会流出水状的清鼻涕,三四天后变为发黄的浓鼻涕,然后慢慢开始好转。

感冒加重后转成肺炎的情况近来已看不到

了。过去,常常有营养不良的婴儿由感冒转为肺炎,可现在婴儿的营养状况大都很好。维生素 A 摄取不足时,气管内的细胞抵抗力丧失,细菌很容易侵入,但现在已基本没有维生素 A 缺乏的婴儿。佝偻病也几乎消失,这大概也是肺炎减少的一个原因。

感冒是病毒性疾病的总称,所以感冒也有各种各样的类型。抗生素一般用于中耳炎和肺炎的预防,对感冒是不起作用的。父母一方得了感冒,二三天后婴儿也出现感冒的症状,这时可以断定感冒已传染给了婴儿。婴儿即使得了感冒,可吃奶、活动都很正常,又不腹泻,这种情况下,只要给婴儿穿得暖和些,感冒自然会好起来。如果婴儿实在不想喝奶,可喂些果汁,在夏天弄凉以后吃会更好一些。流鼻涕期间,要尽量控制入浴。已经开始吃断乳食物的婴儿,只要愿意吃就可以像平时一样喂下去。

知道婴儿感染上了父母的感冒以后,就没有必要再去医院了,因为医院往往是聚集病人最多的地方,候诊室就好比病原体的陈列馆。况且,即使在医院诊断为感冒,目前也没有对感冒病毒特别有效的药物。

集体保育

185. 保育园的注意事项

孩子进入 4 个月以后,母亲和保育员要相互协商与配合的一个重要问题是从什么时候开始断奶。

把孩子送进保育园的职业女性与家庭妇女不同,职业妇女拥有的闲暇时间较少,应尽量避免过早断奶和制作精细的代乳食品,明智的做法是等到婴儿主动想吃的时候,再开始断奶。拥有较多数量婴儿的保育园,有的孩子能吃米粥、面包粥,他们陪着 5 个月大的婴儿一起吃,效果就很好。所以首先要在家里练习用勺。母亲只是用勺喂点果汁、酱汤、菜汤之类食物也占用不了太多的时间。婴儿 4 ~ 5 个月的这段时间,母亲不必在家里给孩子做捣烂的粥、土豆泥之类食物,练习用勺就可以。如果发现婴儿开始喜欢吃有形食物,就应当告知保育员。婴儿 5 个月以后,保育园每天只要给婴儿喂 1 次代乳食品,对母亲就有很大帮助,保育员不要认为喂代乳食品是特别困难的事,不要说"代乳食品还是家里喂吧",应该和母亲配合起来,共同推进孩子的断奶过程。母亲听到邻居说,同样大的孩子已经开始吃代乳食品了,或听到保健所的人说应该早点断奶,她就变得非常不安,那么保育员就应举出保育园的实例说明根本没有必要那么匆忙地断奶。

到了 4 个月,婴儿变得非常活泼好动。把他放到没有围栏的床上稍不留神就有坠落到地上的危险。因此,当其他大孩子说要小便时,不要因为急忙带那孩子去卫生间,而把 4 月大的婴儿放到没有栏杆的床上。

夏天,母亲刚抱来的婴儿大多会出很多汗,给他换内衣时,让他赤裸一会儿,散发一下过热的体温。为补充因出汗而失去的水分,可喂些茶水或凉白开水。冬季,婴儿到保育园时,露在外面的耳朵、小手会冻得通红,为防止冻伤,接过婴儿时要进行皮肤按摩。除了严寒、酷暑,在气候宜人的时候,可把孩子同床一起放到阳台上。加上来保育园路上的时间,婴儿1天最好至少有3个小时接触室外空气。

4个月大的孩子,脖子已能直立。所以可让他坐便盆小便。小便时间有规律的孩子往往坐便盆也很成功。抱孩子来保育园时,母亲怕被尿湿衣服,往往给孩子垫上塑料尿不湿,如果孩子的臀部容易靡烂,应早点给他拿下来,换上透气性较好的尿布。

保育园还要特别注意防止孩子感染疾病。有的大孩子经常进入婴儿室,但在水痘流行时,千万不要让他接近婴儿。夏季经常有"传染性脓痂疹"发生,这也会在婴儿中传播,所以应尽量隔离正在出疹的婴儿,患儿接触的物品要严格消毒,床单也要每天换洗。严格说来,传染性脓痂疹是传染病,应该让孩子在家休息。注射2~3天青霉素也就好了,因此一定要让家长给他治疗(见608传染性脓痂疹)。

曾有1~4个月的婴儿发生猝死的事件。这时,如果婴儿室仅配置1名保育员,那就很倒霉,就会成为刑事问题。所以婴儿室一定要有两名以上的保育员。万一发生了这类情况,要让医生解剖,以证明死亡的原因不是来自外部。如果追究责任,也应归咎于管理者,是他安排1名保育员负责婴儿室的。

186. 婴儿体操

到三四个月,婴儿的运动能力产生了一个飞跃,与此相适应,体操也应比原来的复杂些。

(1)手臂按摩

①抚摸式按摩,左右各8~10次。

(2)腿部按摩

③抚摸式按摩,左右各4~6次;⑮屈侧按摩,左右各4~6次;⑯伸侧接摩,左右各4~6次。

(3)腹部按摩

②抚摸式按摩,8~10次。

(4)背部按摩

④抓捏运动,左右各4~6次;　⑰揉按式按摩,4~6次;⑱螺旋式按摩,4~6次;⑲弹式按摩,4~6次。这种按摩可增强肌力,促进血液循环。

(5)足部按摩

⑳揉搓式按摩,左右各4~8次;㉑弹式按摩,

左右各4～6次。

(6)胸部按摩

⑬抚摸式按摩,4～5次。向上抱起运动,4～5次;㉒螺旋式按摩,4～6次。

(7)腿部运动

㉓腿的屈伸、交叉同时进行各6～8次。

(8)脊背运动

㉔脊背弓形弯曲运动,4～6次。

(9)仰卧俯卧运动

⑭翻身练习,左右各1～2次。

(10)站立运动

㉕站立练习,站立6～8次。

(11)手臂运动

㉖把两手臂放胸部交叉,然后再向两侧伸展6～8次。

(12)俯卧至站立运动

㉗由俯卧到站立,1～2次。

具体做法,请参照书后所附婴儿体操图。

婴儿体操图

❶

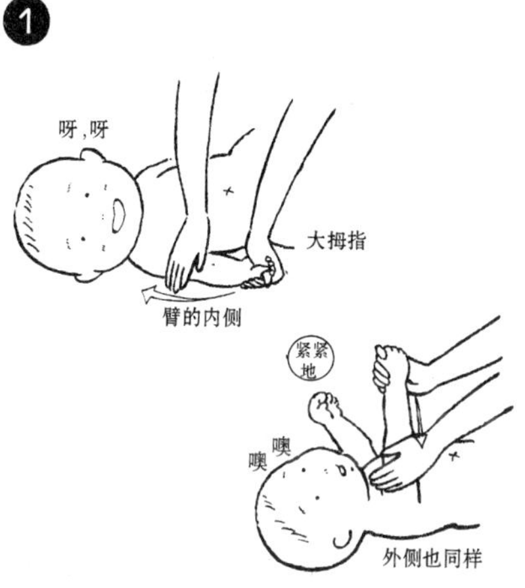

让婴儿上肢自然伸直，用手掌从手腕向肩部方向抚摩 4～5 次，然后再将婴儿的上肢抬起、伸直，以同样方法轻抚 4～5 次。另一侧操作相同。

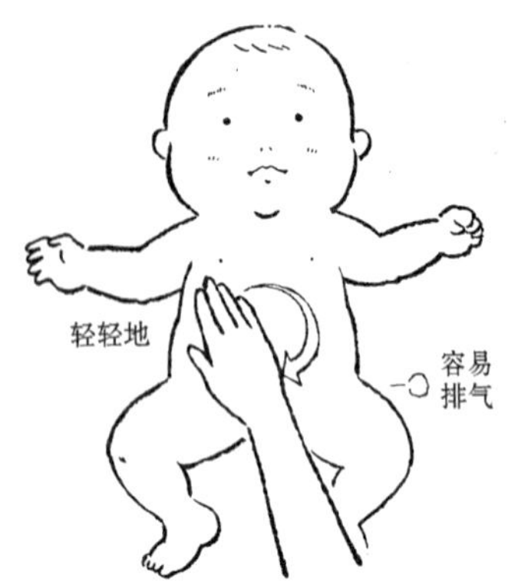

用手掌以婴儿脐为中心沿顺时针方向，呈圆形轻轻地按摩6~8次，力量不要太重。这项体操可使婴儿肠蠕动增强、排气通畅，也可以锻炼婴儿的腹部肌肉。

❸

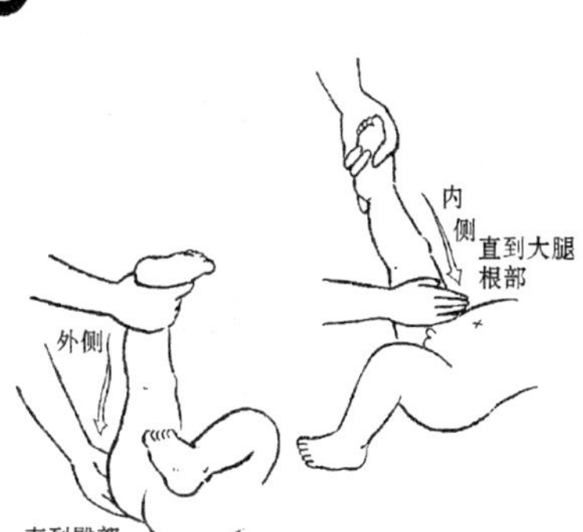

握住婴儿踝部，使腿伸直，用手掌从踝部内侧开始向大腿根部方向按摩 4～5 次。然后换另一只手握住同一脚踝，对下肢的外侧从踝部至臀部按摩4～5次。另一侧下肢做法相同。随着月龄的增加，按摩力量可以适当加大。

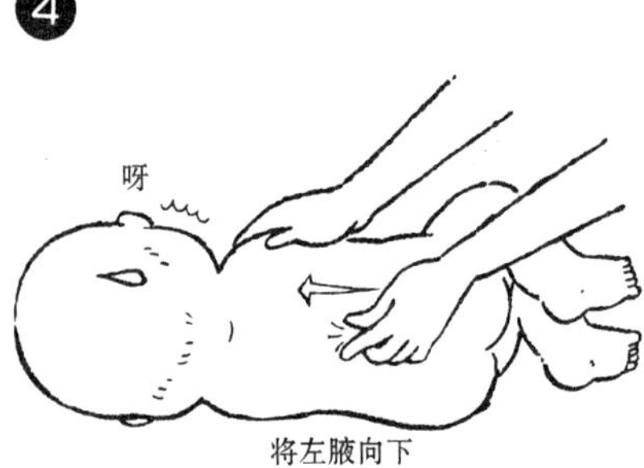

让婴儿左侧卧位，用拇指和食指由臀部向颈部自下而上沿脊柱两侧对捏 12～15 处，此时婴儿会反射性地弯曲身体，使脊柱成弓状。然后将婴儿身体转过来做另一侧，方法一致。这是锻炼背部肌肉的体操。

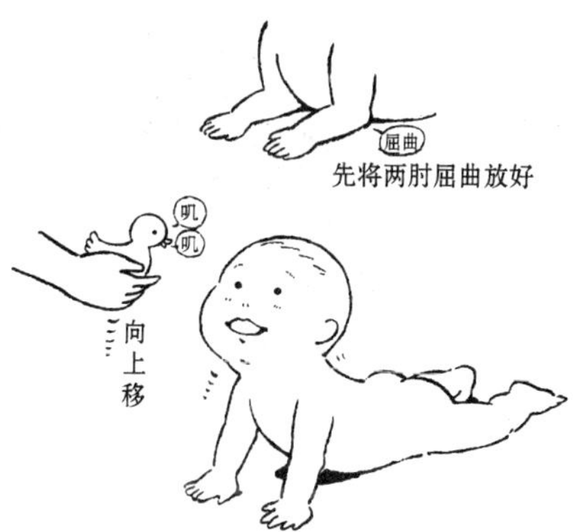

用带声响的玩具来吸引婴儿的注意力。这时如将玩具逐渐抬高，婴儿就会将胳膊伸直，抬起头及上身。这项运动要在婴儿出现图❹的脊柱反射后才能做。这样，婴儿长大一些，就会抬头看周围了。

❻

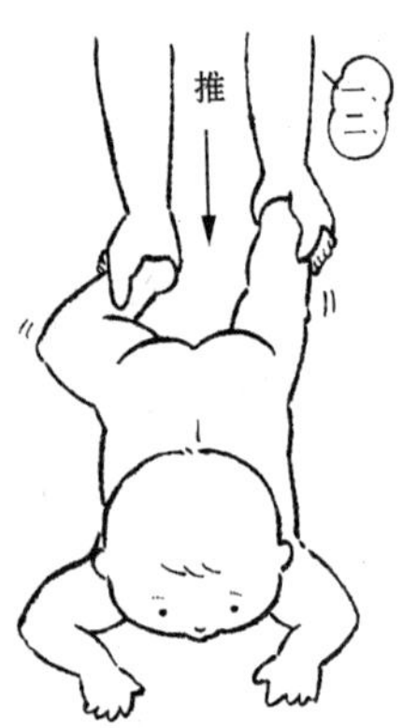

这节体操要在上5节体操都能完成后开始做。使婴儿单侧膝关节弯曲，用手掌心握住婴儿的足心向前方推。婴儿会反射性地伸直膝及髋关节。另一侧也用同样方法，左右交替做8～10次，这样婴儿就能熟练向前爬了。

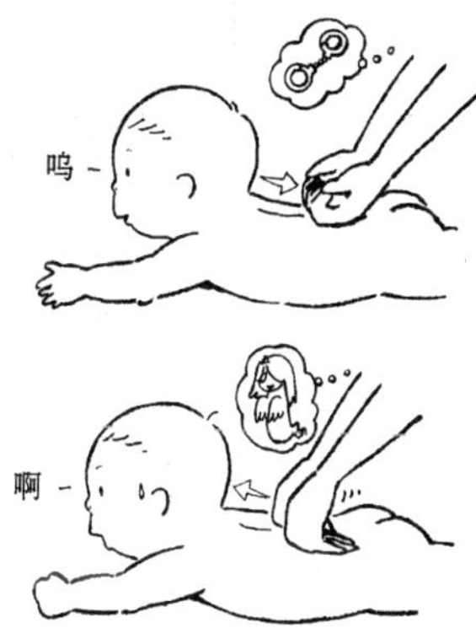

用两手背自婴儿肩向臀的方向从上到下进行按摩，然后再由臀部向肩部按摩。手法轻柔，反复进行 4～5 次。这节体操可使背部肌肉强健。

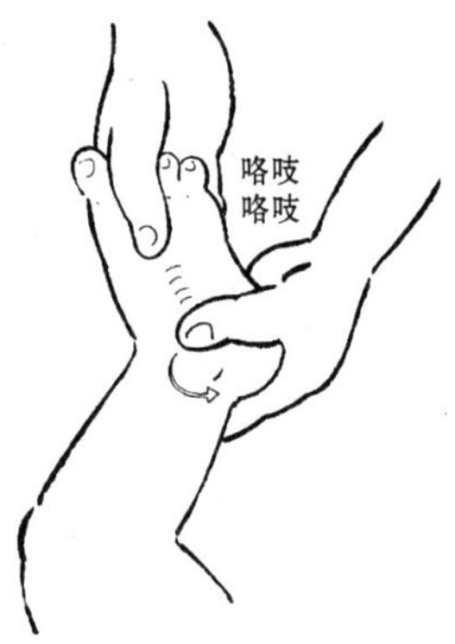

让婴儿仰卧位，握住婴儿的脚，用拇指由足尖向跖趾关节方向揉捏，揉到跖趾关节，再揉两踝周围，这样反复4～5次。另一侧做法相同。

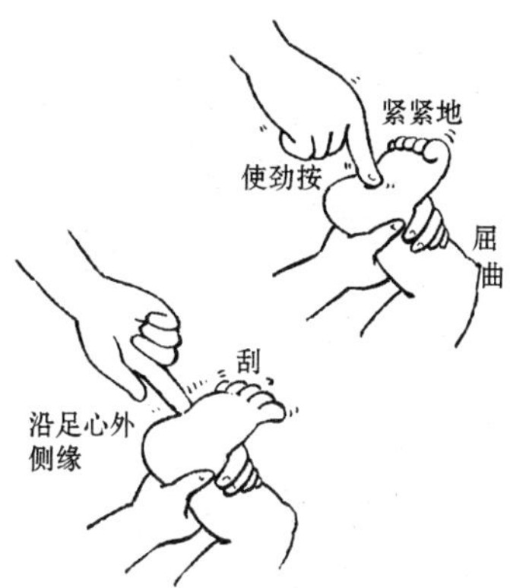

仰卧位，将婴儿膝关节屈曲，用食指按压足心。脚趾会反射性地屈向脚心；然后从脚趾根部开始向脚根部沿着足外侧缘用力刮划。婴儿的足趾将反射性地向足背方向屈曲。这样左右脚各做4~5次。这种反射有时不只出现1次。

10

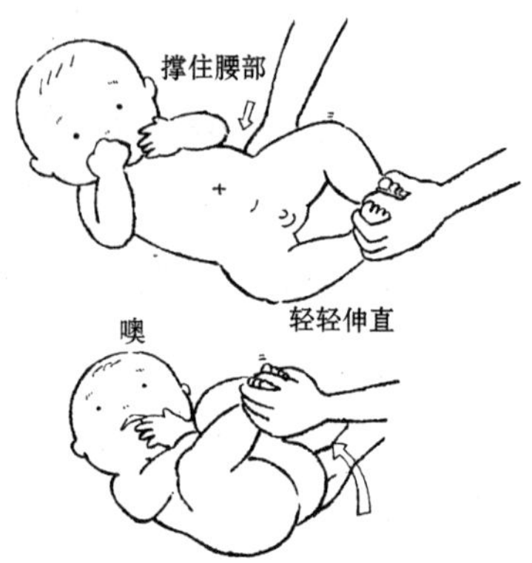

让婴儿两腿并拢，一只手握住婴儿的两脚，轻轻地使腿伸直，另一只手托住婴儿的腰部，用手心向上推婴儿足底。这样推拉双腿反复屈伸 6～7 次即可。这是为完成抱婴儿时，婴儿能迅速地伸直膝关节这一动作所做的准备工作。

11

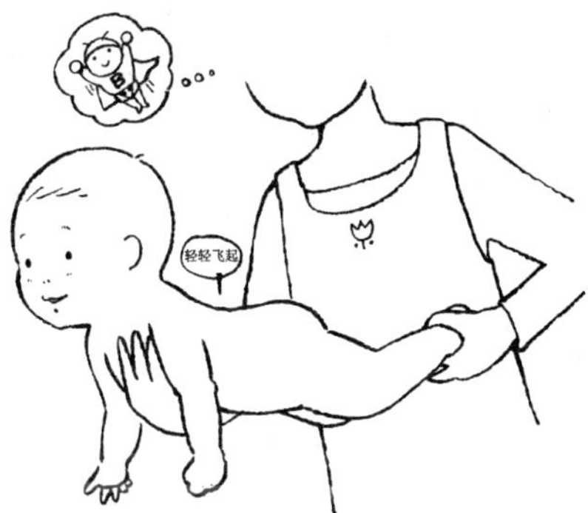

用手托起婴儿胸部，使婴儿像在空中爬行一样。在婴儿将头向后仰的同时，握住婴儿的两脚，使腿伸直与脊柱成一直线 1～2 次。可以锻炼婴儿颈部及背部肌肉。

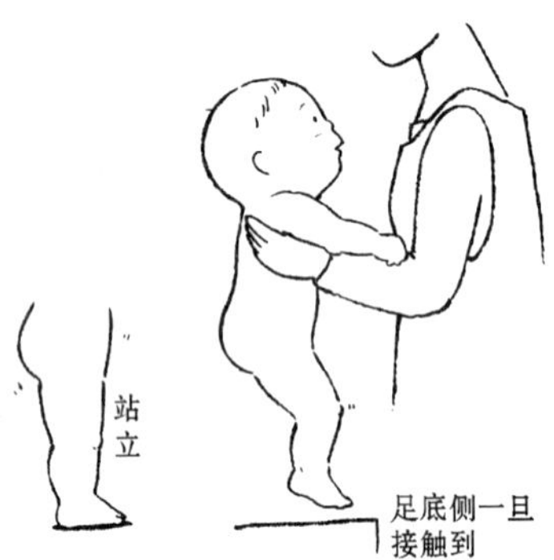

双手放在婴儿腋下托起婴儿，让婴儿的膝关节略微弯曲地站立。脚底着地时，婴儿就会伸直膝关节欲站立，反复做6~8次。若是支撑得法，婴儿能站二三秒钟。随着不断地练习，站立的时间会越来越长。

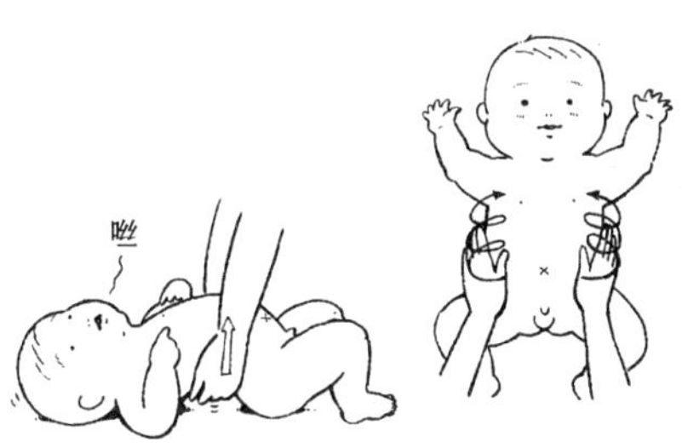

将两手掌置于婴儿胸部两侧，呈螺旋状自下而上按摩到腋下4～5次，然后，再用双手托住婴儿的后背向上抬起3～4厘米，促使婴儿做深呼吸。反复做4～5次。

14

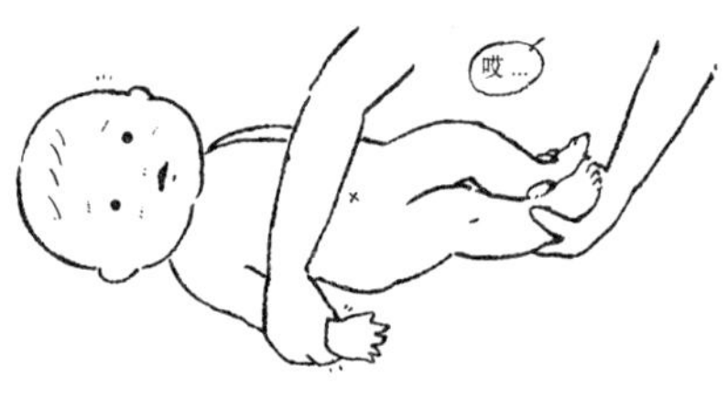

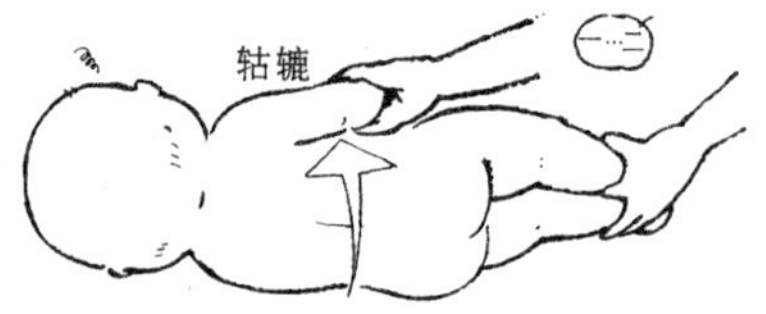

翻身的练习。用左手握住婴儿两脚，右手握住婴儿的右手，慢慢地让婴儿翻身。向右侧的翻身动作与此相同。开始做1次，以后可做两次。

15

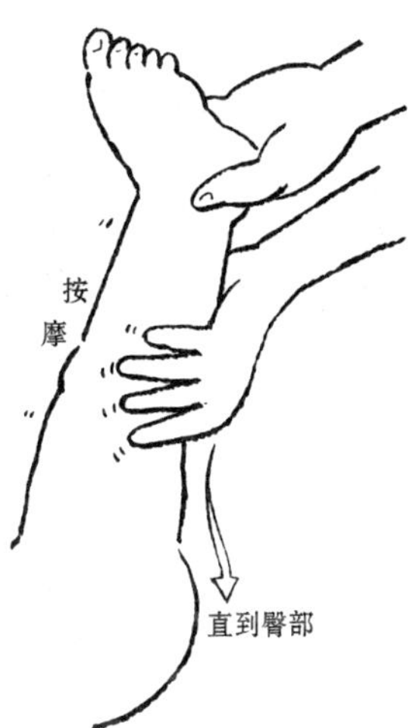

屈侧肌肉（屈曲膝关节的大腿后侧肌肉和小腿肌肉）的按摩。一只手握住婴儿脚，另一只手的拇指及其余 4 指握住婴儿的小腿，逐渐向上按摩到臀部 4～6 次，另一侧相同。

⑯

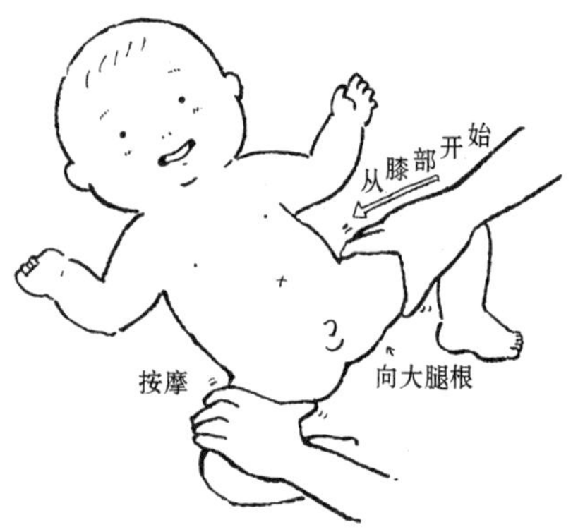

伸侧肌肉（伸展膝关节的大腿前侧肌肉）的按摩。将婴儿两腿轻轻分开，以两手拇指及其余4指握住大腿根部，由膝上方向大腿根部左右同时按摩4～6次。图⑮和图⑯做完后，再按图❸和图❽做4～6次。

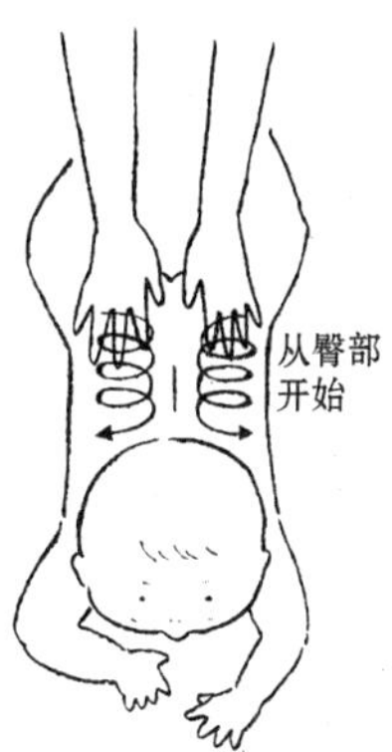

将两手掌置于婴儿臀部，沿背柱呈螺旋状向上按摩到肩部 4 ~ 6 次。在婴儿的头还不能抬起时，不能进行这项按摩。它是锻炼背部肌肉的体操。

18

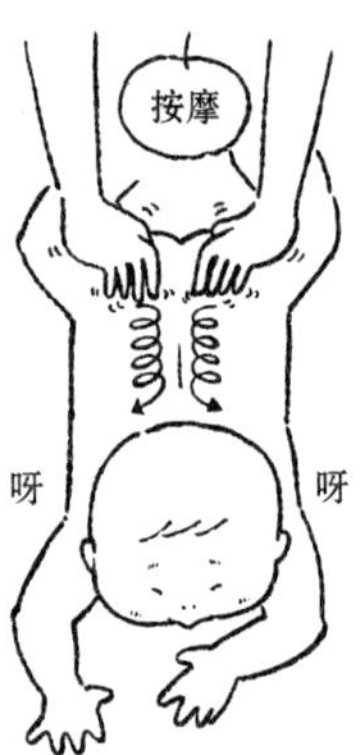

两手4指并拢，置于婴儿的脊柱两侧，从臀部开始沿脊柱向肩部呈螺旋状向上按摩4～6次。当婴儿能自由地爬动时，因会觉得痒，往往会躲避而不能完成。

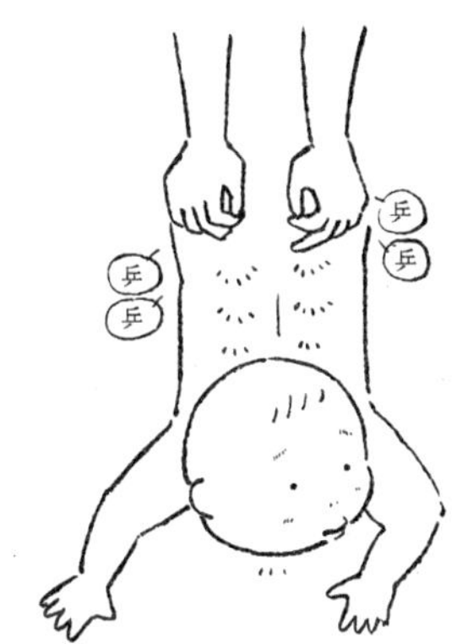

用手指弹拨脊柱两侧的肌肉。沿脊柱自下而上，两手同时进行，反复做4～6次。按图⑰、图⑱、⑲做完后，再用两手掌沿脊柱的两侧，自下而上轻轻地按摩4～5次。

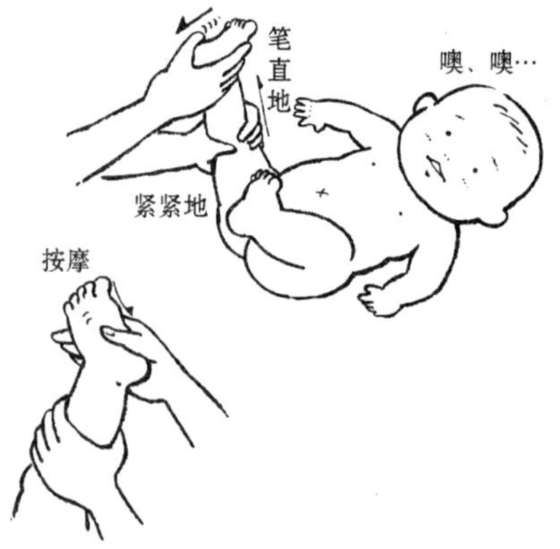

一只手握住婴儿一侧膝部，使脚不动，另一只手拇指和食指捏住脚背及脚掌，从脚尖向脚跟方向按摩，反复做4～8次。另一侧相同。

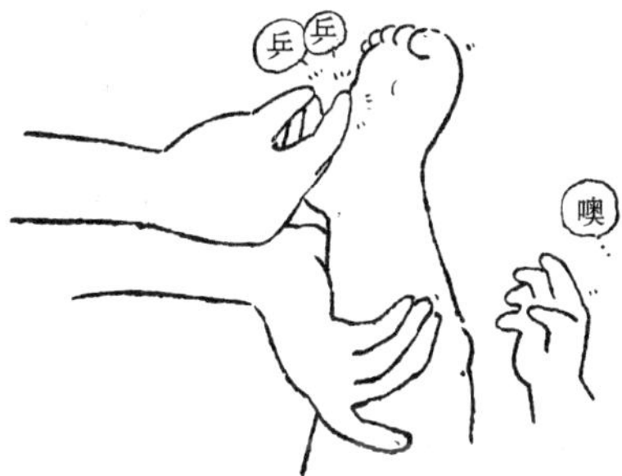

一只手握住婴儿一侧膝部，使脚固定，另一只手食指在足心处轻轻弹扣，反复做 4～6 次。另一侧相同。

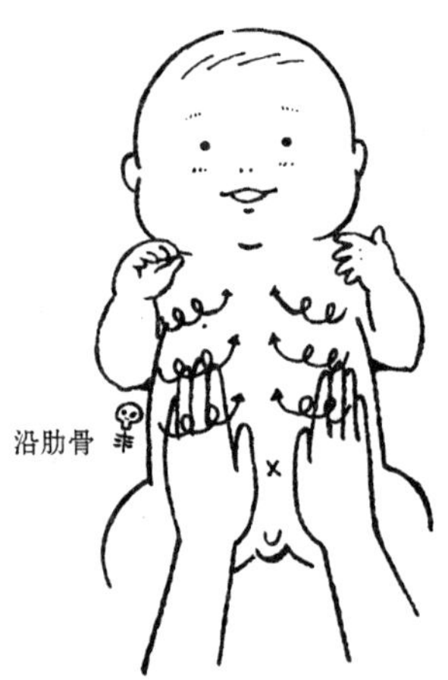

两手 4 指并拢，呈螺旋状按摩胸部的肌肉。在腋前线处，将手指置于胸廓的侧面，沿肋骨呈螺旋状从外侧向内侧按揉，直至胸骨。从第 9 肋按摩到第 4 肋，反复进行 4～6 次。

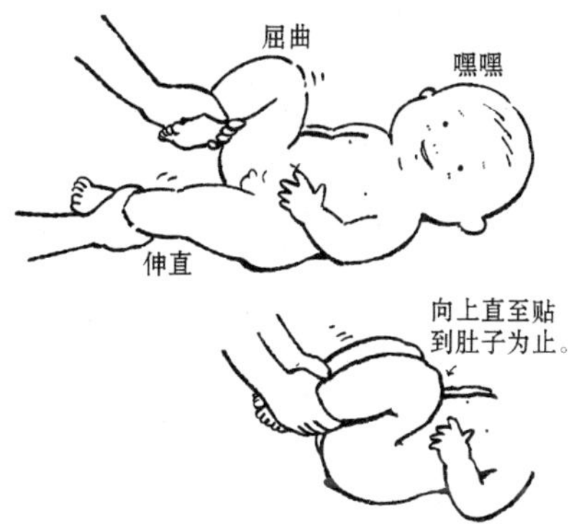

双手握紧婴儿踝部，将小手指卡在婴儿脚跟处，使之像踏步走的样子，左右腿交替进行膝关节的屈伸运动。开始慢些，逐渐加快，做6～8次。然后将两腿并拢伸直，再使大腿伸侧面贴到腹部，反复做6～8次。

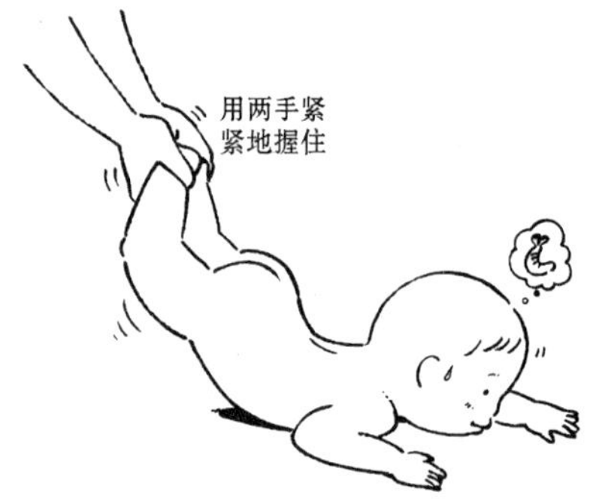

让婴儿趴着，双手紧紧握住踝关节，慢慢提起，使背部呈弓形弯曲4～6次。此时婴儿会反射性抬头。这项体操要在趴着头能抬起来时做，头还不能抬起时不做。

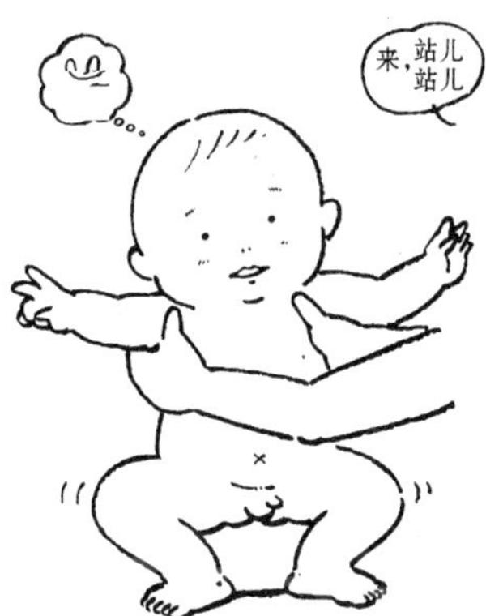

婴儿自己能进行的屈伸两膝的运动就是我们所说的“蹦”。用两手撑在婴儿两侧腋下，促使婴儿自己蹦6～8次，有的婴儿会蹦的早些，有的则晚些。支撑婴儿腋部的力量，要根据婴儿的体重来调整，注意不要过小或过大。

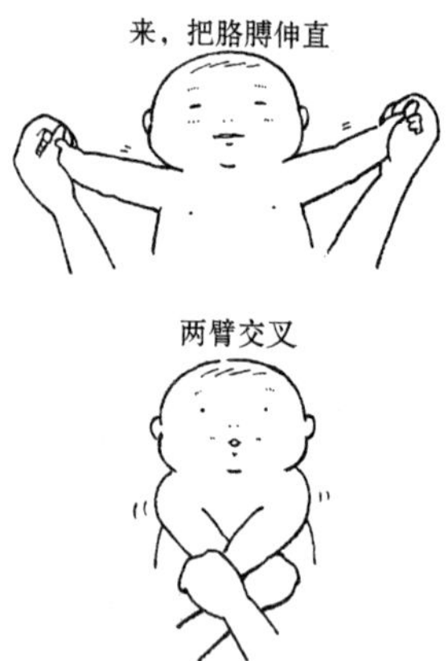

让婴儿两手分别握住保育员的拇指，先将上肢向两侧扩展伸直，然后再将两手交叉放到胸前。保育员一边喊着号子一边操作，反复6~8次。

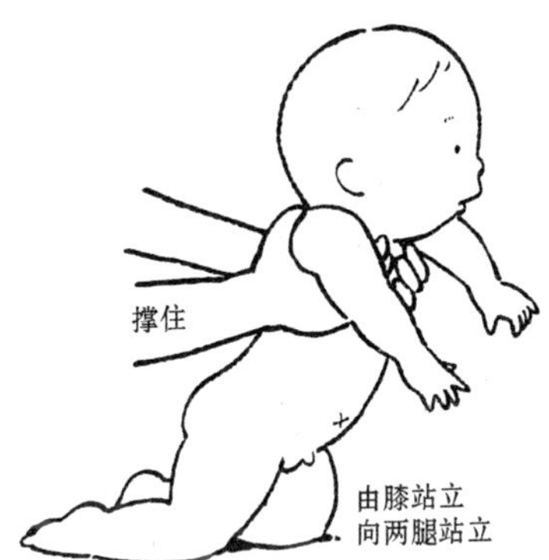

保育员把双手拇指放在婴儿腋下，其余 4 指放在婴儿的前胸，慢慢将其上身扶起。这时婴儿膝部用力试图站起来，要巧妙地用力，使婴儿首先跪立，然后再逐渐站立起来。当婴儿腿部的力量还很弱时，扶助婴儿的力量可大一些。反复做 1～2 次。

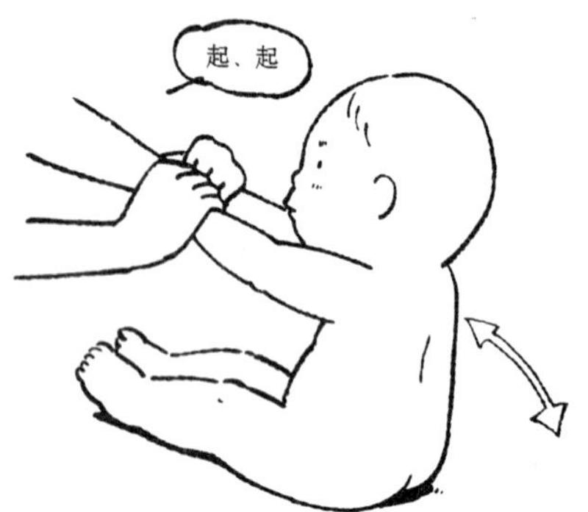

让婴儿仰卧，保育员双手握住婴儿双腕，大拇指放在婴儿的掌心里，让婴儿握住。先轻轻地将婴儿上身向上拉起，使其成坐姿，然后再轻轻地将婴儿上身向下放倒恢复原状。反复做 5～6 次。若婴儿头向后仰时，旁边的人帮助用手托住头。

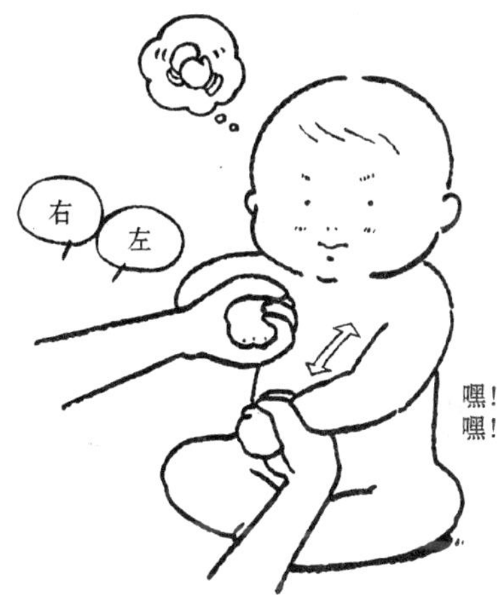

若婴儿能稳稳地坐住了，就在坐位时，紧紧握住孩子的两手，进行握臂运动，左右臂一前一后地摆向前方，再摆回去。开始缓慢，逐渐加快，反复10～15次。若加上“嘿！嘿！”等拟声语，孩子会非常高兴地做。

30

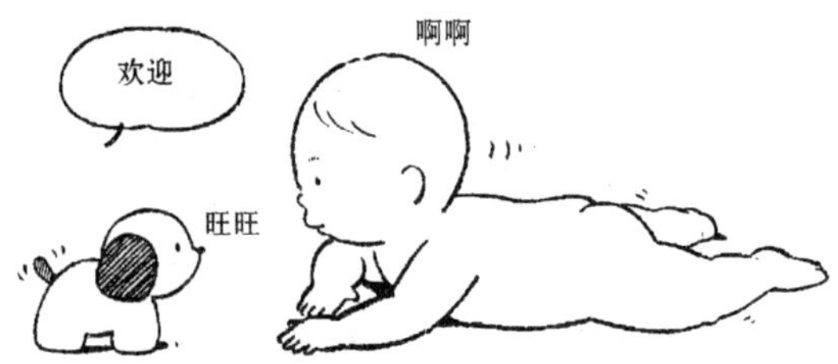

把很有趣的玩具放在婴儿前方，招呼婴儿说：“来，到这儿来”，婴儿会向前爬来拿玩具，此节体操可进行 1 分钟左右。但胖婴儿和不喜欢爬行的婴儿也许不向前爬，因此，不要只做 1 次就放弃，要每天反复练习。